LA REVOLUCIÓN DIETÉTICA DEL DR. ATKINS

El único y revolucionario método, rico en calorías,
que permite mantenerse siempre esbelto

Robert C. Atkins

La revolución dietética del Dr. Atkins

El único y revolucionario método, rico en calorías,
que permite mantenerse siempre esbelto

grijalbo

LA REVOLUCIÓN DIETÉTICA DEL DR. ATKINS
El único y revolucionario método, rico en calorías,
que permite mantenerse siempre esbelto

Título original en inglés: *Dr. Atkins Diet Revolution*

Traducción: Sebastián Martínez y Luis Vigil,
de la decimonovena edición de
David McKay Co. Inc.,
Nueva York, 1973

© 1972, Robert C. Atkins y Ruth West Herwood

© 1972, Ediciones Grijalbo, S.A.
Aragó, 385, Barcelona

D.R. © 1977 por EDITORIAL GRIJALBO, S.A. de C.V.
Calz. San Bartolo Naucalpan núm. 282
Argentina Poniente 11230
Miguel Hidalgo, México, D.F.

ISBN 970-05-0302-X

IMPRESO EN MÉXICO

*Este libro está dedicado
a todos los revolucionarios de la dieta
que no se contentan simplemente
con seguir la suya propia,
sino que se dedican
a propugnar el mensaje
de la revolución dietética
a un mundo que lo necesita.*

INDICE

AGRADECIMIENTOS

En primer lugar, me gustaría dar las gracias a Ruth West por su inestimable ayuda en la preparación de este libro.

Y también deseo dar las gracias a Fran Gare y Helen Monica por su labor creativa al preparar sus selectas y deliciosas recetas. Igualmente doy las gracias al doctor Ira Mason, mi asociado en el consultorio; al doctor Harvey Sadow, por su valiosa crítica; al señor Ernest Ash, mi consejero legal; a la señora Gloria Pann, mi consultora en alimentos; a la señorita Judy Schrumpf, enfermera jefe de mi equipo, y a la señorita Mary Pyzik, mecanógrafa.

AGRADECIMIENTOS

1

LO QUE ESTE LIBRO LE VA A REVELAR

Se han escrito y dicho millones de palabras acerca del exceso de peso. En estos momentos todo el mundo lo sabe todo al respecto... excepto qué es lo que lo causa y cómo eliminarlo.

Siempre me asombra el ver cuán pocos médicos se ocupan en tratar la *verdadera* causa de la obesidad. No es extraño que ésta no desaparezca.

REVOLUCIONE SUS IDEAS ACERCA DE LA CAUSA DE LA OBESIDAD. ¿Está usted pensando: «Es que acaso no está originada por comer en exceso»?

¡Ni hablar! Ésa es una de las ideas preconcebidas que siempre hemos dado por sentadas, uno de tantos mitos acerca de la obesidad, que ya es hora de que comencemos a olvidar.

EL DESEQUILIBRIO METABÓLICO CAUSA LA MAYOR PARTE DE LAS OBESIDADES. Durante cincuenta años, desde que apareció el primer libro de dietas de gran venta, los doctores y los expertos en dietética nos han estado diciendo que el perder peso es simplemente cuestión de ajustar la entrada de calorías y comer una dieta equilibrada.

Pero la mayor parte de la gente (y eso incluye a doctores y expertos en dietética) desconoce por completo los desequilibrios metabólicos que son la principal causa de *casi todos* los excesos de peso.

El resultado de cincuenta años de prescribir una sedicente «dieta equilibrada» para pacientes que, en realidad, sufrían un desarreglo metabólico es una extensa epidemia nacional de obesidad.

HACE YA TIEMPO QUE NECESITAMOS UNA REVOLUCIÓN EN NUESTRA FORMA DE PENSAR EN LAS DIETAS. El exceso de peso viene acompañado por muchos problemas. Nuestro mayor problema de salud de hoy en día, las enfermedades cardiovasculares, está íntimamente ligado al exceso de peso. Y lo mismo sucede con la diabetes, con el incremento de riesgos de accidente y quirúrgicos, con el hiperinsulinismo, con la artritis, con las enfermedades de los riñones, del hígado, de la vesícula biliar, e incluso con el suicidio.

¿POR QUÉ ES ESTO UNA REVOLUCIÓN DE DIETAS? Si una revolución es una revuelta, que ha tenido éxito, contra un orden atrincherado, entonces, los últimos ocho años de mis prácticas como médico representan una revolución. Les explicaré más cosas acerca de cómo surgió todo esto en los siguientes capítulos, pero, resumiendo, les diré que he tratado en este tiempo a unos diez mil pacientes de exceso de peso.

Todos ellos han perdido peso sin controlar las

calorías, sin píldoras de dieta, *y la mayor parte de ellos sin notar ni un solo retortijón de hambre.*

No han perdido peso comiendo menos o siguiendo una «dieta equilibrada». Para comenzar, esta dieta *no está* «equilibrada». Está deliberadamente *desequilibrada,* con objeto de contrarrestar el desequilibrio metabólico que hace que la gente engorde.

La mayor parte de las dietas equilibradas tienen un 50 por ciento de carbohidratos, un 30 por ciento de proteínas y un 20 por ciento de grasas. La gente obesa acostumbra tener un metabolismo de los carbohidratos desarreglado, así que no pueden absorber todos esos carbohidratos. En esta dieta empezamos por eliminar *por completo* los carbohidratos, y luego los mantenemos permanentemente a un nivel bajo.

ÉSTA NO ES UNA DIETA DE HAMBRE. Uno de los felices efectos secundarios de esta dieta terapéutica deliberadamente desequilibrada es el fantástico cambio que produce en sus costumbres alimenticias.

Mis pacientes pierden peso coman más o menos, porque ésta no es una dieta de hambre. La mayor parte de ellos come menos, pero es sólo porque lo que pueden comer en esta dieta satisface de un modo completo su apetito. Se encuentran con que no pueden comer tanto como acostumbraban.

Pero algunos han perdido diez, veinte, cuarenta o más kilos mientras consumían de dos a tres mil calorías o más por día, lo que es suficiente para demostrar que, si uno desea comer tanto, *aun así* puede perder peso.

Han perdido peso comiendo huevos con tocino para desayunar, acompañados de café con nata, poniendo mayonesa en sus ensaladas y salsa de mantequilla en su langosta; comiendo costillas, pato asado, pastrami y mi pastel de queso especial como postre. (Véase receta en la pág. 323.) Y, con esta dieta, los niveles de colesterol acostumbran a bajar y, lo que es aun más importante, también lo hacen los niveles de triglicéridos (ya se enterarán de esto en el capítulo de recetas), si no en todos, en casi todos los casos. Mis pacientes han perdido años con sus kilos. Han ganado energías, alegría, confianza en sí mismos. Son personas nuevas. Y ya no controlan las calorías.

Por eso no creo que perder peso sea una simple cuestión de contar calorías y de limitarse a hacer funcionar el cuerpo con un déficit de las mismas.

EL SISTEMA DE CONTROL DE CALORÍAS HA FRACASADO. La notoria falta de éxito de la medicina ortodoxa en el tratamiento del exceso de peso no ha hecho que la profesión buscase de una forma decidida alternativas al método de control de calorías.

En lugar de esto, se han producido otros acontecimientos. Ha nacido, y crecido de forma desmedida, una gigantesca industria de alimentos y bebidas de escasas calorías. La industria farmacéutica ha producido una catarata multicolor de píldoras de dieta. ¿Y han logrado todos esos supresores del apetito y todas esas vituallas y bebidas pobres en calorías transformarnos de una nación de gordos en una nación de delgados? ¡Ya saben la respuesta! Cada año hay más entre nosotros que se preocupan del exceso de peso, y con mucha razón, pues cada año hay más de entre nosotros que, en nuestra sociedad que se va volviendo más y más sedentaria, envejecen y mueren prematuramente de enfermedades ligadas a una dieta errónea y al exceso de peso.

El sistema de control de calorías ha fracasado en la resolución del problema de nuestra obesidad nacional. (Ya leerán más cosas acerca de esto en el capítulo 8.)

14

Hay dos razones principales que explican por qué el control de las calorías no ha logrado eliminarnos peso. En primer lugar, poca gente puede tolerar, durante el tiempo necesario para perder mucho peso, el hambre que acompaña a la dieta de escasas calorías.

Y, como ya he mencionado anteriormente, existe esa otra razón, aún más básica, que explica por qué ha fracasado el sistema de control de las calorías.

LA MAYOR PARTE DE LAS ENFERMEDADES DE HOY EN DÍA TIENEN UN FACTOR DE PREDISPOSICIÓN EN COMÚN: LA INTOLERANCIA HACIA LOS CARBOHIDRATOS. A lo largo de los años un gran número de doctores e investigadores médicos han observado que la persona obesa, el diabético, el hipoglicémico (que es una persona que sufre de un bajo nivel de azúcar en la sangre), el propenso a los ataques de corazón, tienen todos una cosa en común: algo anda muy mal en la forma en que sus cuerpos utilizan el azúcar y otros carbohidratos. Esas personas no toleran los carbohidratos... a causa de un desequilibrio metabólico.

Lo que ahora necesitamos es una revolución de dietas en las que la absorción de carbohidratos disminuya, para que sea acorde con la tolerancia de las personas que no pueden tolerar los carbohidratos. Entonces, y sólo entonces, podrá ser controlado el exceso de peso, con todos sus peligros.

¿POR QUÉ NO HA INVESTIGADO LA MEDICINA EL MORTÍFERO PAPEL DE LOS CARBOHIDRATOS? ¿Cómo es que existen tantos «expertos» en nutrición que no se dan cuenta de la intolerancia hacia los carbohidratos?

¿Por qué durante tanto tiempo las «autoridades» médicas han ignorado, en lugar de explorarla, esta pista lógica que les podía llevar al logro de un tratamiento del exceso de peso?

¿Cuál es la explicación para el desprecio con que han sido recibidos los numerosos informes médicos acerca del papel originario de los carbohidratos en la obesidad, que se vienen produciendo desde la publicación, en 1864, de la famosa «Carta sobre la corpulencia» de William Banting? ¿Podría estar esto relacionado, en parte, con las grandes aportaciones financieras entregadas a los diversos departamentos de educación nutritiva por parte de los fabricantes de nuestros alimentos de carbohidratos refinados?

SOMOS LAS VÍCTIMAS DE UN «ENVENENAMIENTO POR CARBOHIDRATOS». Las enfermedades más mortíferas del siglo XX provienen de lo que yo llamo «envenenamiento por carbohidratos». ¿Y qué es lo que lo causa? En primer lugar, el azúcar. En muchos casos se trata, virtualmente, de una entrega total al azúcar. Tal como exactamente señala el doctor John Yudkin, «consumimos ahora más azúcar en dos semanas que lo que se consumía en todo un año hace dos siglos».

Durante décadas, los estadounidenses han sufrido un lavado de cerebro por parte de la publicidad para que comiencen el día con cereales procesados y llenen las horas siguientes con refrescos no alcohólicos que no tienen ningún verdadero valor nutritivo y que sólo contienen carbohidratos.

En el tiempo de los cavernícolas, los humanos evolucionamos sobre todo a base de una dieta de carne. Y nuestros cuerpos están construidos para utilizar carne. Durante cincuenta millones de años nuestros cuerpos tuvieron que enfrentarse con sólo unas cantidades diminutas de carbohidratos... y que, además, eran carbohidratos *no refinados*. Hace siete mil años, cuando el hombre aprendió a arar el suelo, se incrementó la cantidad de carbohidratos que

16

consumía..., pero seguían sin ser refinados. En otras palabras, aquellos carbohidratos no habían sido concentrados de modo artificial por un proceso de molienda o refino. Sólo en el último siglo se ha producido un drástico cambio en lo que come y bebe el hombre, con la aparición y generalización de una dieta compuesta, *predominantemente*, de carbohidratos refinados.

El mecanismo destinado a metabolizar la pequeña cantidad original que consumía no ha podido resistir la avalancha asesina de nuestra cultura de cocacolas-pasteles-*catsup*-galletas-y-caramelos. El resultado: exceso de peso. Y también las enfermedades cardiovasculares, que representan el mayor número de muertes producidas por *todas* las causas. Además de una completa serie de enfermedades degenerativas, que eran por completo desconocidas con anterioridad.

LA FÓRMULA PARA PERDER PESO SIN PASAR HAMBRE: CORTE LA CANTIDAD DE CARBOHIDRATOS, Y NO LA DE CALORÍAS. El comprender la causa puede indicar el camino para un tratamiento correcto. Eliminar los carbohidratos de la dieta es el tratamiento que resulta efectivo de un modo más permanente para la obesidad. Una de las razones por las que es efectivo de un modo *muy señalado* es porque, cuando uno elimina los carbohidratos, uno elimina el hambre. (Hay una base biológica para este asombroso fenómeno, que podrán leer más adelante.) No hay necesidad de contar las calorías. Uno come y come. Hasta que está harto. Nunca pasa hambre, y siempre pierde peso.

Debe de estar usted pensando: «Pero mi cuerpo necesitará algunos carbohidratos, ¿no?».

Ésta es otra de las ideas preconcebidas tan profundamente enterradas en nuestra forma de pensar (y estoy pensando tanto en las mentes de los doctores como de sus pacientes), que parece increíble que no sea cierta.

NECESITAMOS OLVIDARNOS DE ESO. Pero con todos nuestros conocimientos, que han llegado a constituir un edificio de enorme tamaño, el gran problema que tenemos todos hoy en día es no el de aprender sino el de *olvidar* lo aprendido. La idea de que *necesitamos* carbohidratos es una de las viejas suposiciones que perdió valor, una de esa legión de «verdades» de ayer que hoy han resultado ser mentiras.

«Es muy probable que la gente y los animales puedan sobrevivir muy bien con dietas que no contengan carbohidratos, porque el cuerpo puede también usar las grasas y las proteínas *directamente,* como fuente de energía», nos dice el famoso libro *Composición de las comidas,* editado por el Departamento de Agricultura (revisado y reimpreso en diciembre de 1963).

Philip K. Bondy, presidente del Departamento de Medicina Interna de la Facultad de Medicina de la Universidad de Yale, y ahora director de *Enfermedades del Metabolismo,* el famoso libro de texto de Duncan, que es virtualmente una biblia para los doctores en este campo, escribe: «... no se requiere ningún carbohidrato en la dieta ... ha sido demostrado de un modo experimental que los seres humanos pueden sobrevivir, con buena salud, tomando durante meses una dieta de carnes y grasas».

Y, naturalmente, el hombre carnívoro sobrevivió durante millones de años en un mundo relativamente bajo en carbohidratos.

Este giro total en la dieta humana, hasta llegar a un punto en que los carbohidratos refinados la *dominan,* ha causado una inadaptación evolucionaria que se demuestra no sólo en los adultos, sino también en los jóvenes.

LOS DAÑOS PRODUCIDOS POR LOS CARBOHIDRATOS COMIENZAN A TEMPRANA EDAD. Las arterias muestran daños en una época sorprendentemente temprana de la vida. Las autopsias llevadas a cabo en muchos de los caídos tanto en la guerra de Corea como en la de Vietnam mostraban unos depósitos de grasa claramente visibles (ateromas) en las paredes de la aorta en la mitad de esos jóvenes. *¡Y su promedio de edad era de veintidós años!* En otras palabras, sus arterias mostraban ya signos de serios daños que muchos estudios recientes atribuyen a los años de sobreconsumo de carbohidratos refinados, junto con una predisposición genética a las enfermedades cardiovasculares.

Pues los carbohidratos, y no las grasas, son los principales elementos en la alimentación que engordan a la gente obesa. Y lo hacen tanto impidiéndole a uno que queme su propia grasa como estimulando al cuerpo para que cree más grasa y se acostumbre a ello. Las combinaciones de proteína y grasa solas no producen esto.

Así que esta dieta es una dieta anticarbohidratos, que reduce un peso que no sería afectado en lo más mínimo por las dietas pobres en calorías.

CUARENTA KILOS MENOS DE PESO, Y MÁS ENERGÍA. Lyn Duddy, que escribe la música del programa de Jackie Gleason, había probado, durante años, todas las dietas que le recomendaban, sin lograr éxito alguno. Pero luego perdió cuarenta kilos con su propia versión limitada de la dieta anticarbohidratos. «Odio el pescado. Me repugna el queso», dice. «Así que viví a base de filetes, pollo y ensalada. No me resultó difícil. Para desayunar ingería cuantos huevos con tocino podía tragar. Y podía poner mayonesa en la lechuga y mantequilla en la carne.

»Antes de comenzar no sabía que tenía poco azúcar en la sangre, pero lo que sí sabía es que no tenía muchas energías. Ahora tengo muchas más.»

LA DIETA QUE TRATA EL EXCESO DE PESO Y TODAS SUS CONSECUENCIAS MORTÍFERAS. *Pero esta dieta no es sólo una dieta para perder peso. Es el tratamiento médico más perfecto para la mayor parte de las personas con diabetes contraída cuando eran adultos, con problemas de colesterol, de úlcera, con migraña, con enfermedades en el corazón y las arterias, y especialmente para la fatiga y alteraciones emocionales que acompañan a la hipoglicemia.*

Todos estos males humanos, y media docena más, pueden tener su raíz en una causa común: un desarreglo metabólico resultante de la falta de capacidad del organismo para enfrentarse con los carbohidratos.

En el pasado hemos averiguado que el descubrir la causa de una enfermedad ha hecho posible su control. Esto no es menos cierto para estas enfermedades del siglo xx.

TRATA LA CAUSA TANTO COMO LOS SÍNTOMAS. Es posible, ahora mismo, controlar todas estas enfermedades, comenzando con ese estado tan poco agradable a la vista y que tanto contribuye a acortar la vida que es el exceso de peso.

Yo *sé* que esta dieta le irá bien a usted. Ha servido para millares de pacientes que han venido a verme para que los tratase. Y más que eso. Según parece, ha sido útil para millares de pacientes que no han venido a verme para tratarse, pero que han leído acerca de la dieta en las revistas y periódicos que han hablado de ella: *Vogue, Harper's Bazaar, Town and Country, Cosmopolitan, Mademoiselle* y *Fortune*, entre otros.

Sé que este libro puede cambiar su vida. Cada vez que ha aparecido la dieta, he recibido millares de cartas de todos los rincones del país y de todo el mundo. La gente me dice que han visto que la dieta era fácil de seguir, que se sienten asombrados y encantados por no tener nunca hambre. Me escriben que se encuentran absolutamente en forma, y que han sufrido un gran cambio de temperamento. Y me dicen que están perdiendo peso con alegría y sin esfuerzo, que ahora se *agradan* a sí mismos, y que la dieta ha cambiado sus vidas.

Incluso hay doctores que me comunican acerca de condiciones diabéticas e hipertensivas que ha corregido la dieta, acerca de niveles de colesterol y triglicéridos más bajos, aparte de las espectaculares pérdidas de peso.

Una cosa que he aprendido es que no existe una fórmula fija que sirva para todo el mundo. Lo que espero de este libro es que le sirva a usted para dirigirlo hacia unos hábitos de alimentación que sean los más adecuados para *usted*: para su metabolismo, gustos, hábitos, costumbres, para lo que le agrada o desagrada a usted en particular. Porque si usted tiene un problema de peso, entonces tiene un problema vital. Nosotros los doctores lo sabemos, pero es sorprendente cuán pocos pacientes pueden aceptar este hecho evidente.

2

LA REVOLUCIÓN DIETÉTICA
CAMBIARÁ SU VIDA

MILLARES DE PERSONAS HAN PERDIDO MUCHOS KILOS Y GANADO MUCHOS Y BUENOS AÑOS DE VIDA CON ESTA REVOLUCIÓN DE LAS DIETAS ANTICARBOHIDRATOS. He aquí lo más importante de la misma:

- Con esta dieta no tomará usted píldoras porque *nunca tendrá hambre.*
- Mucha gente «vuela alto», emocionalmente hablando, desde el mismo inicio.
- No tiene que contar las calorías.
- Puede comer *tanto* como quiera, *tan a menudo* como lo desee.
- Come *sibaríticamente:* nata, mantequilla, mayonesa, quesos, carne, pescado, volatería (*y también ensalada verde fresca*).

22

- La mayor parte de la gente pierde de dos a cuatro kilos la primera semana y de uno a dos kilos una semana más tarde.
- Perderá centímetros de un modo aún más espectacular que kilos.
- La segunda semana ya tiene algo de los carbohidratos que más ha echado a faltar (quizás olivas, vino, más vegetales).
- Irá recibiendo más carbohidratos en las semanas siguientes hasta que...
- Llegará hasta su *Nivel Crítico de Carbohidratos* (NCC). Sabrá usted cuándo llega a ello porque...
- Entonces, sus tiras de prueba de orina ya no se volverán de color púrpura. Esto significa que...
- Ha llegado el momento de reducir en unos pocos gramos su consumo de carbohidratos y entonces... *ya está*.
- Usted lleva a cabo una dieta tan normal para los estilistas de la comida que nadie tiene jamás que saber que está usted a dieta.
- Puede perder tantos kilos como desee y conservarse delgado el resto de su vida porque, por primera vez, usted sabe *exactamente* cuántos carbohidratos puede tolerar *su* cuerpo en particular, sin que esté siempre gordo, cansado y hambriento.
- Su apetito y sistema metabólico se han normalizado. Su figura ha cambiado y también lo ha hecho su vida.
- Y ahora que está usted *acostumbrado* a comer de esta forma, a tener este aspecto y a sentirse así: en forma, delgado y joven... es usted una persona nueva, mucho más alegre.

No se preocupe por las preguntas que habrán surgido en su mente a causa de lo que acaba de leer («¿Qué *tipo* de enfermedad metabólica?» «¿Cómo es posible que pierda peso tomando mayonesa y nata?» «¿Qué tira de prueba de la orina?»). Contestaré pronto a esas preguntas. En primer lugar, sepamos la diferencia entre ésta y otras dietas bajas en carbohidratos.

LA DIFERENCIA VITAL ENTRE ÉSTA Y OTRAS DIETAS BAJAS EN CARBOHIDRATOS. Ha oído usted hablar de las dietas llamadas «de pocos carbohidratos». ¿Ha probado alguna vez alguna? ¿La Dieta del Bebedor? ¿La llamada Dieta de la Fuerza Aérea? ¿Las dietas de pocos carbohidratos de Carlton Frederick? ¿La dieta del doctor John Yudkin (*Ese asunto de adelgazar*)? ¿La dieta del doctor Blake Donaldson (*Medicina fuerte*)? Hay muchas otras... y todas ellas son pasos en la dirección correcta.

Pero existe una diferencia vital entre esas dietas y ésta. La mayor parte de esas dietas le dicen que reduzca su dosis de carbohidratos a sesenta gramos por día. ¿No es así? Había una razón para esto. Con sesenta gramos de carbohidratos el cuerpo no emite cetonas (pequeños fragmentos de carbono que son subproductos de la combustión incompleta de las grasas). Los doctores que idearon estas dietas creían que las cetonas eran perjudiciales. Más adelante leerá más acerca de las cetonas. Es otro de esos temas acerca de los cuales tienen que olvidarse muchas cosas.

EN PRIMER LUGAR OLVIDE LO QUE HA OÍDO ACERCA DE LAS CETONAS. Cuando una persona emite cetonas en la respiración o en la orina, se dice que tiene cetosis.

Pues bien, para un señor gordo que no tolera los carbohidratos, el lograr tener cetosis, de modo deliberado, es una señal de regocijo. Es una señal de que la grasa indeseada está siendo quemada como

24

combustible. Es una señal de adelanto hacia la salud, la delgadez, un nivel estabilizado de azúcar en la sangre, un nivel inferior de triglicéridos, todo lo que su corazón desea... literal y metafóricamente hablando.

Claro está que si uno tiene cetosis tras un prolongado período de hambre o a causa de una diabetes incontrolada, las cosas tienen un aspecto distinto. Entonces eso indica la presencia de acidosis... y esa es una señal de peligro.

Demasiados doctores han acabado por equiparar ambas situaciones, aunque son tan distintas como la noche y el día, y como la salud y la enfermedad.

No hay acidosis cuando la cetosis ocurre como algo normal, concomitante a esta dieta.

HE ESTUDIADO MILLARES DE PERSONAS QUE TENÍAN CETOSIS. Los doctores que temen la cetosis en un programa de reducción de peso tal como éste no han tenido ninguna experiencia con la cetosis inducida por una dieta libre de carbohidratos. Yo sí, dado que ésta es mi especialidad.

Durante años he comprobado, de forma regular y cuidadosa, el bienestar de millares de personas que se mantenían en estado de cetosis durante meses y·meses. Y no he observado ningún efecto pernicioso, ni jamás he visto un estado de acidosis como resultado de esto.

Por el contrario, he llegado a la conclusión de que la cetosis es un estado muy deseable, dado que mientras uno se halla en este feliz estado (y lo digo de modo literal, pues, como regla, viene acompañado de una elevación de la moral) su grasa es quemada con un *máximo* de eficiencia y un *mínimo* de privaciones (¡ya que con la cetosis desaparece el hambre!)

NADA DE SESENTA GRAMOS DE CARBOHIDRATOS EN LA DIETA, SINO CERO GRAMOS. Aquí es donde mi dieta resulta diferente, de un modo significativo. Durante la primera semana de esta dieta uno disminuye el consumo de carbohidratos a lo que, biológicamente hablando, equivale a *cero*.

Esto crea una situación química única en el organismo: la más favorable a que se queme, del modo más rápido posible, la grasa en el mismo acumulada. Aparte que se eliminan cetonas, y desaparece el hambre.

El primer combustible que quema su organismo para obtener energía proviene de los carbohidratos que usted come y bebe. Si dispone de algún carbohidrato, su cuerpo lo quema en lugar de la grasa almacenada... y mantiene sus antiguos sistemas metabólicos. *Pero los carbohidratos, como tales, no son almacenados en el cuerpo más allá de cuarenta y ocho horas.*

Así que, cuando *no* se toma ningún carbohidrato, su cuerpo debe recurrir a la principal reserva de combustible: la grasa acumulada.

Se ve forzado a utilizar un camino metabólico distinto. En este proceso su cuerpo *se convierte de una maquinaria que quema carbohidratos a un motor que quema grasas.*

Ésta es la revolución de las dietas: una nueva situación química en la que se eliminan cetonas... y también todos esos kilos no deseados, y además sin pasar hambre.

ADICIONES GRADUALES DE CARBOHIDRATOS PARA HACER QUE SU CUERPO SIGA UTILIZANDO LA GRASA COMO COMBUSTIBLE. Si desea continuar perdiendo peso sin pasar hambre tenemos que *mantener* esta situación química. Y si añadimos carbohidratos de un modo *muy* gradual, en pequeñas cantidades, podemos lograrlo, es decir, *mantener* su cuerpo convertido ᴇ.ı un motor que quema grasas.

Así que es justamente eso lo que hacemos. La segunda semana usted puede añadir unos pocos gramos más de carbohidratos a su dieta. Cada semana subsiguiente podrá ir devolviendo a su dieta algo más de carbohidratos (alrededor de cinco gramos).

De este modo, por una especie de juego de manos químico, continuará quemando su propia grasa *de un modo tan profundo* como lo hizo en la primera semana de la dieta.

¿Cómo sabemos que esto es así? Lo sabemos porque usted está perdiendo peso. Lo sabemos porque no pasa hambre en ningún momento. Lo sabemos porque usted se halla en un estado que se podría definir entre más agradable y absolutamente maravilloso. Pero también lo sabemos por otra razón.

DIFERENCIA NÚMERO 2: «¡EH, ME ESTOY VOLVIENDO PÚRPURA CADA DÍA!» Mientras su cuerpo está quemando grasa a ese ritmo, las sustancias de las que hablé antes, llamadas *cetonas*, son expulsadas tanto por el aliento como por la orina. Para la gente que está a dieta esto es lo mejor que podía suceder. Muestra que la grasa corporal excedente está siendo quemada.

Es fácil efectuar un test de orina para averiguar si hay presencia de cetonas. Una tira de pruebas, que no resulta nada cara, se vuelve púrpura cuando se hallan presentes cetonas en la orina. (Las tiras de papel para prueba pueden adquirirse en cualquier farmacia, sin receta. Leerá más acerca de esto posteriormente.)

Es interesante, y muy importante, llevar el control a medida que uno va incrementando, poco a poco, los carbohidratos al ir pasando las semanas.

¿Cómo puede uno estar seguro de que su cuerpo *sigue* aún convertido en un motor quemador de grasa, tal como lo era durante la primera semana de este régimen?

Lo puede estar porque en esta dieta usted tiene un signo exterior, visible y comprobable: las tiras de prueba, y ellas le dirán que está usted quemando su grasa a un saludable ritmo máximo. No puede equivocarse acerca de cuándo su cuerpo está utilizando, de un modo vigoroso, todas esas calorías almacenadas en su interior.

Además, las cetonas le ofrecen un beneficio extra. Las cetonas que hay en su orina y en su aliento representan *calorías liberadas de un modo incompleto.* Eso significa que cuando usted emite cetonas *está eliminando calorías del cuerpo.* Ésta es una de las razones por las que puede usted comer más calorías de las que quema y, *mientras no haya carbohidratos en su dieta, seguir* perdiendo peso.

Las cetonas son el secreto de este aparente truco mágico de la bioquímica.

Cada día son eliminadas centenares de calorías de su cuerpo en forma de cetonas y toda otra serie de moléculas de grasa no utilizadas por completo. Está eliminando todas esas calorías *no* mediante el trabajo o ejercicios violentos, sino tan sólo con respirar y dejar que funcionen sus riñones. Y todo eso se logra con sólo disminuir la cantidad de carbohidratos.

DIFERENCIA NÚMERO 3: USTED NUNCA TIENE HAMBRE. PUEDE COMER, SIN LÍMITE ALGUNO, ALIMENTOS SÓLIDOS «QUE ENGORDAN». En esta dieta se le permite a usted comer alimentos sibaríticos, sin límite alguno..., por ejemplo: langosta con salsa de mantequilla, filete con salsa bearnesa, y no simples hamburguesas, sino maravillosas hamburguesas con queso o incluso, lo que aún es mejor, hamburguesas de verdadera carne de cerdo. El comer así podría ser la razón por la que usted nunca tiene hambre.

Y, aunque parezca extraño, no lo es. La pérdida de peso de millares de mis pacientes prueba que la razón básica por la que usted adelgaza tomando todos estos sabrosos alimentos es un hecho fantástico: *en tanto que usted no tome carbohidratos, puede comer cualquier cantidad de esos alimentos «que engordan» y no le añadirán ni un solo gramo de grasa a su cuerpo.*

UN GENIO CUYAS INICIALES SON HMG LE MANTIENE A USTED SIN HAMBRE MIENTRAS VA PERDIENDO PESO. La razón básica por la que usted pierde peso sin pasar hambre mientras utiliza esta dieta es la alteración de su metabolismo. Este tipo de *falta de apetito* es una experiencia totalmente nueva.

Al eliminar totalmente los carbohidratos, habrá llamado en su ayuda a un genio poderoso: una sustancia segregada por la glándula pituitaria y que se llama Hormona Movilizadora de Grasas (HMG), o SMG, como se la llamó al principio.

Este material de movilización no fue aislado como sustancia pura hasta 1960, cuando tres investigadores británicos, el doctor T. M. Chalmers, el profesor Alan Kekwick y el doctor G. L. S. Pawan, del Hospital Middlesex de Londres, pudieron aislar esta sustancia en la orina de los animales y humanos que se hallaban sometidos a dietas que no contenían carbohidratos.

¿POR QUÉ NO PERDIERON PESO LAS PERSONAS QUE SE-GUÍAN UNA DIETA DE MIL CALORÍAS Y TODA CLASE DE CARBOHIDRATOS? Buscando el mecanismo que causaba este resultado, analizaron la orina de los pacientes que se hallaban sometidos a diferentes dietas y no encontraron HMG (Hormona Movilizadora de Grasas) presente durante el tiempo de dieta en los casos que contenían carbohidratos, pero sí gran cantidad de la misma en la orina de los pacientes sometidos a dieta compuesta o bien exclusivamente de grasas o de grasas y proteínas, pero sin ningún carbohidrato.

En otras palabras, la HMG es una sustancia natural del cuerpo humano que sólo se produce cuando la dieta no contiene nada de carbohidratos, o muy poca cantidad. Y su presencia en la orina indica que el individuo está utilizando las acumulaciones de grasa de su cuerpo como combustible corporal. Lo que se halla en la orina es lo que sobra después de haber hecho su trabajo de utilizar las reservas de grasa.

Ahora bien, no sabemos de un modo exacto cómo funciona esta (o cualquier otra) hormona. Sólo podemos observar lo que sucede.

¿CUÁL ES LA SEÑAL QUE HACE ACUDIR AL GENIO? Aparentemente, la señal para que la glándula pituitaria segregue la hormona movilizadora de grasas al riego sanguíneo es la ausencia en la dieta del combustible ya preparado: en otras palabras, los carbohidratos. Cuando no se dispone de ningún carbohidrato, el organismo le dice a la pituitaria: «Necesito combustible. Utiliza mi grasa para darme un poco».

Eliminando los carbohidratos, esta maravillosa sustancia natural del cuerpo, la HMG, es lanzada cual bala mágica por la pituitaria, para que circule por el riego sanguíneo.

Y la producción de HMG es el propósito básico de esta dieta... y la razón por la que tiene éxito, cuando todas las demás fracasan. La presencia de HMG circulando en su riego sanguíneo garantiza que está usted recibiendo *continuamente* un combustible que se origina en sus propios almacenamientos no deseados de grasa. Y esto sucede así porque la HMG hace que, *de continuo*, sus depósitos de grasa puedan ser utilizados por su cuerpo como combustible.

Pero, recuerde, la clave mágica es que al inicio *no tome carbohidratos*... y luego, que los añada sólo de modo muy gradual, y en pequeñas cantidades, tal como se ha indicado ya anteriormente en este mismo capítulo, y como se explicará de un modo más completo más adelante.

LA CUARTA DIFERENCIA: INCLUSO EL MÁS REACIO PIERDE PESO. Casi nunca me ha sucedido que un paciente haya regresado al final de la primera semana de dieta y me haya dicho: «Doctor, he seguido su dieta, y no he perdido peso». En las raras ocasiones en que esto ha sucedido, siempre hemos podido hallar una fórmula de corrección (véase capítulo 14).

Pero existe una enorme diferencia en la facilidad y rapidez con que pierden peso las distintas personas. La cantante Leslie Uggams es una de las personas que lo pierde rápido. Sólo necesita unos pocos días para comenzar a perder kilos mediante la dieta anticarbohidratos.

Doris Lilly, la autora y articulista, es otra perdedora fácil. Perdió nueve kilos el primer mes... y se ha mantenido delgada durante cinco años. Uno de mis asociados la entrevistó utilizando un magnetófono. Así es como ella narra su pérdida de peso:

«*Luchaba* por introducirme en un vestido talla 16, y no existe la talla 18, excepto en la sección de tiendas de campaña. Pero salía con mucha gente, así que no me daba cuenta de cómo estaba. Luego, una noche, aparecí en el espectáculo de Merv Griffin, llevando un nuevo vestido brillante de Norell. Era un programa grabado. Cuando me vi en la pantalla, me eché a llorar. Parecía una cuba plateada. ¡Gorda, gorda, gorda! Fui a cenar con los Uchitel (en aquel tiempo él era dueño de El Morocco) y aún seguía llorando, y él me habló del doctor Atkins.

»Así que fui a verle y perdí dieciocho kilos, la mitad el primer mes. Sin inyecciones. Sin píldoras, excepto que el doctor Atkins me dio grandes dosis de vitaminas, incluyendo la vitamina C. Supongo que es porque no tomo jugo de naranja para desayunar.

»Lo único que se necesita son muchas agallas. Desde luego, le da a una mucho que comer. Y, claro está, yo no bebo. Eso ayuda. O me tomo un whisky de vez en cuando. Nada más.

»Cambié completamente mis hábitos alimentarios. Desde entonces no he vuelto a tener una sola hogaza de pan en mi casa. Como tantos estadounidenses, acostumbraba a tomarme un bocadillo al mediodía. Ahora tomo carne y pescado a la plancha. Ya no tengo problemas. Uso la talla 10. Y mi talla de sujetador pasó del 40D al 36C. Incluso mis pies son más pequeños. Regalé todos mis zapatos, en realidad toda mi ropa excepto mis bolsos y abrigos de pieles. Ya han pasado cinco años, pero jamás he vuelto a ganar peso.»

EL CONTAR LAS CALORÍAS NO PUEDE AYUDAR A LAS PERSONAS QUE NUNCA HAN PODIDO ADELGAZAR. Sólo conozco a unas pocas personas afortunadas que pueden perder peso con rapidez y casi sin esfuerzo. La mayor parte de los pacientes obesos han pasado sus vidas totalmente dedicadas a una serie descorazonadora de dietas que no han surtido efecto.

Me encanta ver a esos pacientes al final de la primera semana de mi dieta. No cambiaría esa satisfacción por nada del mundo. Han perdido peso de modo invariable, y sin pasar hambre. Ha sucedido un milagro bioquímico. De nuevo se atreven a tener esperanzas. Para muchos de ellos esta semana marca el inicio de una nueva vida: es un verdadero renacimiento.

Usted puede perder peso con esta dieta…, lo hace incluso la gente que no ha podido lograrlo viviendo mes tras mes a base de sólo 800 ó 900 calorías diarias. Yo creo que la gente que tiene esta resistencia metabólica a la pérdida de peso es gente *impedida*. Esta dieta acaba con esa resistencia, mientras que una dieta a base de pocas calorías no puede hacer nada al respecto. Uno de mis pacientes, Perry Zenlea, es una de esas personas impedidas. Pero en cuanto dejó de contar calorías y *empezó* a contar gramos de carbohidratos salió de esa categoría.

PERRY ZENLEA ERA UN HÉROE DE LAS DIETAS…, PERO, DE TODOS MODOS, SEGUÍA SIENDO GORDO. Perry Zenlea, que tiene 45 años, es ingeniero, y uno de los hombres más disciplinados con los que jamás me he encontrado en la práctica de mi profesión. Incluso cuando tenía nueve años de edad tenían que confeccionarle una ropa especial para él, por lo gordo que estaba. Ha sido obeso toda su vida.

Y es tal su disfunción metabólica, *que gana peso si come más de 1.100 calorías por día.* Eso es inusitado para el hombre, dado que el metabolismo masculino es más alto que el femenino.

La mayor parte de su vida se la ha pasado hambriento, a base de 900 calorías por día. Así que ganaba y perdía peso, lo volvía a ganar y lo volvía a perder, casi siempre hambriento, sintiéndose mal, y con una pésima perspectiva para el futuro. Nadie puede vivir indefinidamente de ese modo.

PASABA HAMBRE, MES TRAS MES, A BASE DE 900 CALORÍAS DIARIAS. Había perdido veintidós kilos, viviendo de modo mísero durante meses, a base de una dieta de 900 calorías por día, cuando vino a verme. Había recuperado ya once de esos kilos y pesaba 121. Apenas nunca tomaba un trago. Jamás había sido un comedor de dulces. ¿Cómo podía seguir estando tan gordo?

Ahora ha permanecido en una dieta de cero carbohidratos durante un año, y ya ha perdido 44 kilos. Su talla de traje pasó del 56 al 40.

Su resistencia metabólica a perder peso es tan grande, que jamás le ha sido posible el perderlo cuando intentamos añadir algo de carbohidrato, por poco que fuera, a su dieta. Así que sigue, básicamente, con la dieta de la primera semana: una dieta biológicamente libre de carbohidratos. Y aún tiene peso que perder. Pero no lo lamenten por él.

¡PERDIÓ ESOS CUARENTA Y CUATRO KILOS SIN PASAR HAMBRE Y SIN CONTAR CALORÍAS! «Es la cosa más maravillosa que jamás me ha sucedido», no deja de decirme. «Es una nueva forma de vida. Nunca tengo hambre. Es maravilloso. ¡No deseo abandonar esta dieta… jamás! ».

Perry Zenlea come una cena tan abundante (a veces hasta 700 gramos de carne, ensalada o media taza de vegetales verdes y D-Zerta) que no puede tomar desayuno (excepto una taza de café con nata y un endulzador). Su comida acostumbra a ser dos huevos revueltos con tocino. Y, si le viene en gana, come queso entre las comidas y antes de irse a la cama.

«He ido rejuveneciendo, semana tras semana, desde que vine aquí», dice. «Y no es que me sienta más joven o lo parezca. Es un hecho físico. Soy más joven.» Y tiene razón.

Zenlea, hijo de padres diabéticos, era un diabético reconocido. Estaba medicándose contra esta

34

enfermedad cuando vino a verme. También era hipertenso, y necesitaba medicación contra ello. Pude eliminar todas esas medicaciones. Su presión sanguínea y azúcar en la sangre son ahora normales. Su colesterol, que estaba en 335 en su primera visita, bajó a 215, que es una lectura normal.

Si, como Perry Zenlea, usted se ha dedicado a las dietas de pocas calorías a pesar del hambre y privaciones que las acompañan, puedo asegurarle que han terminado todas sus preocupaciones. Ha demostrado que tiene usted las cualidades personales necesarias para lograr la victoria. Y éstas, combinadas con los conocimientos técnicos que encontrará en este libro, deben permitirle pesar lo que desee pesar, durante el resto de su vida.

3

CÓMO LLEGUÉ A ESTA REVOLUCIÓN DIETÉTICA

Espero que este libro sirva para cambiar su peso, su forma de contemplar la vida, su vida misma. El descubrir esta dieta me dio todas estas cosas a mí. Déjeme que le explique cómo sucedió.

Al principio yo era un chico muy delgado. Cuando salí de la escuela medía 1,80 metros y sólo pesaba 61 kilos. Era el chico más delgado de toda la manzana. Mis padres habían tratado de conseguir que comiese por todos los medios, y todos nos sentimos muy dichosos cuando, al fin, desarrollé un apetito infernal. En la universidad me convertí en el mayor comilón del campus.

Por fin, comenzó a tener efecto. Para cuando me gradué había ganado 18 kilos. Luego gané aún más peso en mis estudios de posgraduado y durante mi tiempo como interno y residente. Tenía la reputación de ser el mayor tragón del hospital. Pasaba de mi peso, pero la imagen que tenía de mí mismo era de delgado, así que aquello no me preocupaba.

No fue sino hasta 1963, tras otros diez años de ganar peso, cuando, de repente, me di cuenta, al verme en una fotografía, de que tenía una papada triple. La foto estaba en mi placa identificatoria para mi nuevo trabajo como consultor médico de la AT&T. Sabía que era yo porque en ella estaba escrito mi nombre, pero pensé que sería mejor comprobar aquello. «¿Tengo realmente una triple papada?», le pregunté a la enfermera. Ella asintió con la cabeza. Así que era cierto. Yo ya no era ningún chico delgado. Era un hombre gordo, y parecía tener quince años más de los que realmente tenía.

INCLUSO ME ATERRORIZA LA IDEA DEL HAMBRE. Bueno, supongo que hacía bastante que conocía la situación. Pero me había visto enfrentado con otro problema. Realmente, tenía pánico a la dieta. Tenía miedo de pasar hambre. Creo que mucha gente no sigue dietas porque teme al hambre. Debe de haber millones de personas que reaccionan en la forma en que lo hago yo. Cada persona obesa ha probado, en algún momento de su vida, a comer menos... y ha sido derrotada por el hambre. Para ella, este tipo de dieta es una adaptación biológicamente no adecuada.

Yo conocía las dietas. Pero el problema era que todas me decían que me detuviese cuando había comido 200 gramos, o poco más, de mi filete. Eso es sólo media porción. Yo sabía, por mi experiencia, que a medio comer un filete tenía más hambre que antes de empezar. Estaba seguro de que nunca podría seguir una dieta de bajo contenido calorífico, ni aunque sólo fuera por un día.

Y CASI NO TENGO FUERZA DE VOLUNTAD. Tengo un gran apetito, pero muy poca fuerza de voluntad. Si estoy con un grupo de personas esperando en un restaurante en el que el servicio es lento, siempre llamo al camarero y le digo: «Oiga, déme algo para comer mientras esperamos a que nos sirvan». No tengo tolerancia alguna para el hambre. No obstante, dado que tenía que llevar esa placa y contemplar cada día aquella triple papada, decidí que sería mejor tratar de hacer algo acerca de mi exceso de peso.

Recordando ese período de mi vida me doy cuenta de lo afortunado que fue que me hubiera especializado en cardiología y no en metabolismo. Si me hubiera especializado en nutrición y metabolismo, hubiera estado repitiendo como un loro las mismas ideas falsas, pero clásicas, a las que siguen aferrándose tantos de mis colegas. Pero, estando libre de esas ideas falsas, permití a mi mente (y aún sigo haciéndolo) que se acercase a los hechos observables sin prejuicio alguno. De cualquier modo, empecé por investigar la literatura médica en busca de algún tipo de pista acerca de lo que podía hacer por mí mismo.

¿PUEDE UNO AYUNAR... Y A PESAR DE ESTO NO TENER HAMBRE? Una tarde leí acerca del trabajo que el doctor Garfield Duncan había realizado en el campo de la nutrición, en la Universidad de Pennsylvania. Según informaba, los pacientes que ayunaban perdían toda sensación de hambre tras pasar cuarenta y ocho horas sin comida. *Eso me anonadó*. Me resultaba increíble que pudiera no sentir hambre tras estar sin comida durante 48 horas. ¿Cómo iba a ser posible aquello? Iba en contra de la lógica. Y deseaba saber el motivo.

ESTABA BUSCANDO LA «DIETA DEL HAMBRIENTO». Mientras la buscaba, añadí nuevas piezas al rompecabezas. Leí la obra de dos de esos brillante investigadores británicos, el profesor Kekwick y el doctor Pawan, que habían demostrado que en la orina se hallaba presente una sustancia movilizadora de las grasas cuando se estaba sometido a una dieta libre de carbohidratos desde hacía 48 horas. Esto y la presencia de cetonas en la orina significaba *que el cuerpo satisfacía su hambre quemando su propia grasa como combustible.*

¡LA AUSENCIA DE CARBOHIDRATOS SIGNIFICA TAMBIÉN LA AUSENCIA DE APETITO! Aquello era una gran noticia, pensé. Si la ausencia de carbohidratos podía hacer que el motor corporal pasase de ser un motor quemador de carbohidratos a uno que quemase grasas, entonces quizá pudiese comer todo mi filete (que se hallaba libre de carbohidratos) y, al mismo tiempo, perder mis grasas. Y un maravilloso efecto secundario de esto podría ser que, como los pacientes ayunadores de Garfield Duncan, no pasaría hambre.

Al mismo tiempo, me hallé con una información importante, dada por el fallecido doctor Alfred W. Pennington, de la Compañía DuPont, que postulaba que la obesidad viene frecuentemente explicada por un defecto metabólico intrínseco. Sugería un tratamiento para esto que no restringía las calorías.

EL DOCTOR PENNINGTON LO HABÍA PROBADO CON LOS EMPLEADOS DE LA DUPONT. Había probado que este tratamiento funcionaba, poco después de la Segunda Guerra Mundial, cuando la división médica de la Compañía DuPont le dio el encargo de tratar de averiguar por qué las dietas pobres en calorías no surtían efecto para tantos de los miembros de su nómina. Como resultado de estos estudios, Pennington decidió que la obesidad podía ser causada, no por comer con exceso, sino a causa de un defecto metabólico: la falta de capacidad del cuerpo de utilizar los carbohidratos para otra cosa que no sea la producción de grasas.

Así que preparó una dieta test. Veinte personas se presentaron voluntarias para probarla. La dieta eliminaba el azúcar y el almidón y, en cambio, suministraba proteína y grasas. Naturalmente, era una dieta cetogénica... lo que significa que la ausencia de carbohidratos hacía que en la orina apareciesen cetonas, signo de que la hormona movilizadora de las grasas está circulando por el riego sanguíneo.

En la dieta del doctor Pennington no estaban contadas las calorías. La dieta básica permitía 3.000 calorías por día, pero cualquiera que sintiese hambre podía comer sin límite alguno.

Durante el período de prueba, los veinte individuos sometidos a dieta le informaron de que se sentían bien y que nunca tenían apetito y, al final, habían perdido un promedio de unos diez kilos, en una medida de 3,5 meses. Aquellos que tenían una alta presión sanguínea descubrieron, para su felicidad, que había bajado, paralelamente a su descenso de peso.

Leí acerca de una dieta que creí que tenía que probar por mí mismo. Al fin leí acerca de la dieta cetogénica de la que hablaba el doctor Walter Lyons Bloom, de Atlanta, Georgia. El propósito de la dieta era, simplemente, averiguar los cambios metabólicos de una dieta sin carbohidratos y *no* tratar a los pacientes. Le fue posible demostrar que la misma curiosa desaparición del hambre que ocurría durante un ayuno se producía también en una dieta sin carbohidratos. Y, dado que lo que andaba buscando era una ausencia de hambre, me fascinó la dieta del doctor Bloom.

A mí me sonaba a deliciosa: huevos con tocino para desayunar, mucha carne, e incluso ensalada para la comida y la cena.

Después de que apareció cada uno de los informes que he mencionado, siempre fue seguido por una masa de otros que rebatía fieramente estos hallazgos. Pero, a pesar de sus críticas, aquellos nuevos conceptos me sonaban a lógicos y me parecían unas alternativas prometedoras a la dieta de bajo contenido calorífico.

En 1963 me decidí a probar la dieta de Walter Bloom. Me resulta muy fácil recordar cuándo sucedió esto. En aquel tiempo yo había estado trabajando en Nueva York en una clínica de diagnósticos que creía que iba a dar una enorme contribución a la medicina. Luego, el hospital en donde estábamos practicando fue vendido, y la clínica cerrada. Todo parecía ir mal en mi vida. Fue en medio de esta depresión cuando decidí comenzar con la dieta. No sé dónde hallé el valor para ello. Supongo que no fue valor, que en realidad fue desesperación: Comencé con aquella dieta cetogénica a pesar de haber leído una gran cantidad de informes médicos que afirmaban que no era seria, que no funcionaba.

COMENCÉ CON MI DIETA DEL HAMBRIENTO... COMPROBANDO LA PRESENCIA DE CETONAS. Naturalmente, me resultaba fácil comprobar la presencia de cetonas en la orina. Sabía cómo hacerlo desde mi segundo año en la Facultad de Medicina. Una vulgar tira de papel çon que comprobar la orina, o una tableta destinada a este propósito, que se encuentran en cualquier farmacia, se volvían púrpura al hacer la prueba, si se hallaban presentes las cetonas.

41

Pronto descubrí que, incluso si añadía diez o quince gramos de carbohidratos, tras un inicio con cero carbohidratos, la tableta de comprobación seguía volviéndose púrpura. Eso significaba que mi cuerpo seguía quemando mis grasas. Podía comer queso, fiambre, gambas, y tomar una ensalada que me llenase, con cada comida. Para el postre descubrí una queso cremoso al que le añadía edulcorantes artificiales y al que daba sabor de muchas maneras diferentes (véase la sección de recetas, en la que hay algunas).

NI SIQUIERA TENÍA HAMBRE CON CUARENTA GRAMOS DE CARBOHIDRATOS. Al ir pasando el tiempo averigüé, a base de pruebas, que podía tomar de treinta y cinco a cuarenta gramos de carbohidratos por día y aún seguir perdiendo peso, sin pasar hambre, si los añadía de un modo lo *suficientemente gradual*. Eso significaba poder tomar algunas verduras, a veces melón, y fresones frescos con nata batida. Incluso averigüé que podía volver a tomar algún que otro whisky con agua, antes de la cena.

Y estaba comiendo todo el día. Eran comidas pequeñas... pero eran comidas. Tomé la decisión de ir tres veces diarias a casa, desde el hospital, para llenarme de nuevo.

Cuando comencé a ser mi propio conejillo de Indias, supe que iba a comer mucho y creía que sería muy afortunado si perdía un kilo y medio o dos por mes. Me sorprendí mucho..., probablemente fue la sorpresa más grande de mi vida, *¡cuando al final de las primeras seis semanas a esta dieta comprobé que había perdido doce kilos y medio!*

NOTABA UNA EXTRAÑA SENSACIÓN DE EMOCIONES ENTREMEZCLADAS AL PERDER TANTO, TAN DE PRISA. Como es natural, estaba encantado; pero aquello no era todo. Lo que en realidad sentía era una combinación de alegría y resentimiento: alegría por la agradable cantidad de peso que había perdido, y resentimiento por el haber sido engañado durante tanto tiempo por la mala información dada por la literatura médica.

Lo que había leído eran los mismos dogmas sobre nutrición, de hace más de cincuenta años, que siguen siendo aplicados hoy en día: que sólo hay una forma de perder peso... la dieta de pocas calorías.

Naturalmente, con mi gran apetito aquello siempre estuvo fuera de mi alcance. Ahora, pensaba, «¿cómo pueden estar equivocados tantos expertos, durante tanto tiempo? Porque perdí todo ese peso no mediante una dieta de pocas calorías, sino gracias a una dieta libre de carbohidratos y compuesta por alimentos de muchas calorías, y comiendo todo lo que deseaba».

CUANTO MÁS COMÍA, MÁS PESO PERDÍA. En realidad perdí peso a base de comer. Pasé más tiempo de lo habitual comiendo durante aquellas seis semanas. Esto se debía a que la misma idea de estar a dieta me hacía temer el hambre. Nunca tuve hambre. Sólo tenía miedo de tenerla, y por eso siempre estaba comiendo. Y eso no parecía detener mi pérdida de peso.

Lo que más recuerdo de aquellos días es que me despertaba por la mañana, una hora o así antes de que sonase mi despertador, porque deseaba palparme la tripa, notar cómo cada día aparecía más reducida. Acostumbraba a saltar de la cama a las seis de la madrugada, en un frenesí de excitación, para averiguar si había perdido otro medio kilo o más. E, invariablemente, la báscula me decía que sí.

Más tarde averigüé que este temprano despertar podría ser debido no sólo a la excitación de ver cambiar mi imagen corporal. Es probable que se debiera a que el azúcar de mi sangre estaba siendo estabilizado gracias a mi dieta muy baja en carbohidratos. Esto siempre da como resultante un gran incremento en la energía y el estado de ánimo.

Pensando en aquellos tiempos, recuerdo que no me daba cuenta de lo cansado, adormilado y perezoso que había sido siempre hasta que inicié mi dieta. Había creído sentirme bien antes de comenzar con la misma. Fue sólo después de haber estado a dieta cuando me fijé en la mejora y, de repente, me di cuenta de que en realidad no me había sentido en plena forma. Ése es un fenómeno que invito a experimentar a todos los lectores.

SESENTA Y CINCO EMPLEADOS DE LA AT&T PRUEBAN MI DIETA Y PIERDEN PESO. Naturalmente, mis nuevos colegas en el departamente médico de la AT&T se fijaron en esta pérdida de doce kilos y medio. Y se dieron cuenta de cuánto comía, de lo bien que me sentía. No resultó difícil convencer a todo el mundo de que un estudio piloto de control de peso sería una buena medicina preventiva para nuestro personal.

Acabamos teniendo sesenta y cinco personas en mi dieta. Los resultados fueron asombrosos. Sin una sola excepción, cada persona que inició el programa no sólo logró su peso ideal, sino que se quedó en él. Nadie se quejó nunca de sentir hambre. Algunos llegaron a decir que jamás habían comido tanto. La mayor parte de ellos promedió una pérdida de ocho kilos en el primer mes.

Un ejecutivo perdió treinta kilos en cuatro meses y afirmó que se sentía «física y mentalmente rejuvenecido». Otro, que perdió veinticuatro kilos en cinco meses, decía que lo que más le gustaba era el que la pérdida de peso había «acabado con los problemas que tenía con mis pies, que me impedían caminar más de media hora sin notar grandes dolores. Ahora, puedo hacer caminatas por la montaña...». Y otro, que perdió doce kilos y medio en cinco semanas, dijo que se sentía «como un hombre nuevo. Camino, corro, me ejercito mucho más que nunca».

EN QUÉ DIFIERE ESTA DIETA DE LAS OTRAS DIETAS DE «POCOS CARBOHIDRATOS». En 1964, mientras yo hacía las pruebas de esta dieta en la AT&T, fue cuando surgieron toda una serie de dietas que, con un promedio de sesenta gramos de carbohidratos, se hicieron muy populares: la Dieta de la Fuerza Aérea, la Dieta del Bebedor, la Dieta de los Martinis y la Nata Batida. Carlton Fredericks popularizó una dieta de sesenta gramos. Y también un hombre del que ya he dicho que lo admiro mucho: John Yudkin.

Todo el mundo decía: «Eh, mira, tienen tu dieta, doctor». Y yo contestaba: «Bueno, no sé».

Sabía que si quería que mis pacientes siguieran perdiendo peso, tenía que mantenerlos en cetosis, de modo que las tiras de prueba de la orina siguiesen siendo púrpura. Por el contrario, todas las dietas de sesenta gramos estaban diseñadas específicamente para disminuir la toma de carbohidratos, pero para *impedir* la cetosis. Mucha gente puede usar una dieta de sesenta gramos para su mantenimiento después de que ha perdido peso y, claro está, la persona que corta de repente su toma de carbohidratos (de los habituales cuatrocientos o quinientos gramos a sesenta) va a conseguir una respuesta bastante espectacular, al principio. Pero para la persona con dietas estudiadas o para quien come de un modo razonable y ha estado ya recortando la cantidad de carbohidratos, no hay demasiada pérdida de peso en una dieta de sesenta gramos.

¡Esta dieta actúa durante todo el tiempo! Creo que lo importante era que, desde el principio, supe que estaba trabajando con una dieta que actuaba de un modo espectacular, y durante todo el tiempo. Naturalmente, esto me ha dado mucha fuerza personal para tratar con mis pacientes. Cuando un paciente me dice que la dieta no sirve, yo sé que sí sirve. Que *tiene* que ir bien. Y, por consiguiente, que algo está siendo hecho mal. Por lo general, los pacientes aceptan esto. Descubrimos lo que está siendo hecho mal y la dieta siempre sirve.

Espero que lo mismo le sucederá a usted cuando lea este libro. Es usted un experto en dietas, ya lo sé. ¿Por qué no prueba con esta idea y compara sus reacciones? Juzgue por usted mismo si se encuentra mejor o no mientras la sigue, si tiene más energía y se siente menos hambriento... si, en general, disfruta más de toda esa experiencia. Yo interrogo a todos mis pacientes acerca de esta cuestión. He aprendido de ellos que cuando la gente ha probado una buena dieta de pocos carbohidratos y una buena dieta de bajo nivel calorífico el noventa y cinco por ciento declara que es mucho más fácil mantenerse sin carbohidratos que sin calorías.

Desmenucé la dieta de Bloom, para que usted pueda comer de esta manera toda su vida. Esto no es un experimento a corto plazo: es una forma en que comer durante toda la vida. Acabará usted con una dieta que será tan de su uso personal como un par de lentes de contacto. Es una agradable forma de comer: mucha comida, variada y exquisita.

46

De un modo muy deliberado, desmenucé la dieta de prueba de Bloom, para que esto fuera así. La suya era una dieta de tres días. Y, como ya dije antes, estaba concebida simplemente para observar el efecto metabólico de una dieta sin carbohidratos. Constaba de huevos con tocino, carne y ensalada, y nada más.

Éste era su propósito, que está muy bien para una dieta experimental, a corto plazo. Pero lo que yo deseaba era una dieta con la que pudiera vivir y disfrutar durante el resto de mi vida. Así que fui desarrollando esta dieta, experimentalmente. Le añadí mayonesa, mantequilla y las otras grasas que a mí me gustaban.

También añadí el concepto de ir aumentando la cantidad de carbohidratos, hasta que se llega al punto de ruptura: *el Nivel Crítico de Carbohidratos.*

Psicológicamente es muy importante el poder comer de un modo sibarítico y sustancial en la dieta: el tomar nata con el café, nata batida con las fresas, mayonesa, alimentos fritos, carnes grasosas como el pastrami y el foi-gras, salsas de mantequilla... y el poder tomar todos los excelentes postres que podrán ver en la sección de recetas de este libro (¡especialmente mi pastel de queso, que es un verdadero maná para la mayor parte de mis pacientes!).

SU FLEXIBILIDAD ES PRÁCTICAMENTE INFINITA. No hay límite para su flexibilidad. Y es la única forma de comer que lo mantendrá a usted delgado, sin pasar hambre, durante el resto de su vida. Para su páncreas sobresaturado de trabajo (o su obesidad recurrente) los carbohidratos son un veneno. Quizá tenga usted que *racionar* su veneno durante el resto de su vida. Pero, con las lecciones que podrá aprender en este libro, verá que esto puede hacerse con menos sacrificio, menos fuerza de voluntad de lo que usted se cree. Ya le he dicho la poca fuerza de voluntad que yo tengo y, a pesar de ello, he podido seguir con mi dieta durante todos los años después de que la desarrollase.

No hay ninguna necesidad de establecer un récord de velocidad en la pérdida de peso. A lo que vamos es a un récord de comodidad: una forma en que comer, para toda la vida.

Y la razón por la que esto es una revolución en las dietas es que usted *puede* comer de forma agradable, sibarítica, sin privaciones, sin sentir un solo retortijón de hambre en toda su vida, *perdiendo* kilos y centímetros, *ganando* energía, felicidad y salud.

4

LE PROMETO QUE NUNCA SENTIRÁ UN RETORTIJÓN DE HAMBRE

«No tengo ninguna fuerza de voluntad. ¿Es realmente cierto que uno puede perder peso con esta dieta, sin sentir hambre? ¿Y además sin píldoras?»

Oigo estas preguntas muy a menudo. Mi respuesta es: ¡desde luego! De eso no cabe la menor duda. El sentir hambre es lo que sucede cuando la gente trata de cortar la cantidad de alimentos que toma, con el fin de perder peso.

Pero el cortar la cantidad no es la única forma de perder peso. La otra forma, la manera más natural, es la simple eliminación de los carbohidratos. Entonces, no es necesario preocuparse acerca de cuánto se come. Y cuando uno puede comer tanto como le apetece, a cualquier hora del día y de la noche, ¿cómo puede sentir hambre?

¡En caso de duda... coma! «¿Cómo puedo comer tanto como desee y aun así perder peso?» También oigo esta pregunta, hecha por los nuevos pacientes. Y les explico que si comprendieran más la psicología de la obesidad entenderían el motivo. Prácticamente todos los obesos tienen una alteración muy importante en su metabolismo. Producen demasiada insulina. Y es la insulina lo que disminuye el azúcar de la sangre y hace que la gente sienta hambre. Si se eliminan de modo selectivo aquellos elementos que originan la secreción de insulina desaparece el apetito excesivo de la persona obesa. Por eso digo: coma todo lo necesario para satisfacer su apetito... excepto las comidas estimuladoras de la insulina, y, si no está muy seguro sobre si tiene apetito o no, ¡coma de todos modos!

Lo que la gente acaba por comprender es que, mientras las proteínas y las grasas tienen un valor saciante, los carbohidratos provocan en realidad el apetito al estimular la secreción de insulina, que hace que disminuya la cantidad de azúcar que hay en la sangre.

Incluso un gran comilón que evite los carbohidratos se dará cuenta de que come menos, sin realizar esfuerzo alguno, simplemente porque ya no tendrá su viejo apetito, al seguir mi dieta. Así de espectacularmente saciante es esta forma de comer.

Bueno, estudiemos el caso de Ruth S.

Ruth estaba tan desesperada por perder peso que había acudido a un hospital. Ruth tenía veintisiete años cuando vino a verme, hace dos años; era una morena de buen ver que pesaba ciento veintiocho kilos. Tenía un buen empleo, buenos amigos, un buen psiquiatra, pero una triste historia por su exceso de peso. Ya en el colegio pesaba ochenta y dos kilos. Durante seis años había ganado y perdido, ganado y perdido peso mediante el uso de píldoras. Cuando pesaba ciento veinte kilos fue a inscribirse en la asociación de los Vigilantes del Peso, perdió trece kilos y medio con lentitud, y los recuperó con toda rapidez. Entonces, cayó en la desesperación. Entró en un hospital. En seis meses pasó de ciento diecinueve kilos a ochenta y nueve. Seis meses más tarde volvía a pesar ciento veinte kilos.

Casi no tenía esperanzas cuando vino a verme para preguntarme si tenía sentido que iniciase un nuevo programa de dieta. Cuando la conocí, pesaba más que nunca en toda su vida. No tenía historial de diabetes. Simplemente, era gorda. Tenía una hermana que pesaba ciento treinta y seis kilos, una madre que pesaba ciento cuatro y una capacidad casi ilimitada para tragar patatas fritas y Coca-Colas.

—Cuando vine a verle me sentía disgustada, deprimida y muy desmoralizada —dice ahora.

Sin embargo, yo tenía esperanzas. Resultaba claro que Ruth tenía buena disposición. Para apartarse de la comida y de los amigos a los veinticinco años, ingresando en un hospital, se necesita tener muchas agallas.

¿QUIÉN SE IBA A CREER QUE ESTABA A DIETA? «Al principio, me costaba comer de aquella nueva forma», dice. «Era por el cambio que representaba; pero, a medida que se va siguiendo la dieta, una se torna más flexible. Pude hacer el cambio porque siempre estaba totalmente satisfecha. Jamás tenía hambre. Nunca contaba las calorías.

»Sin embargo, me sentía culpable. Entraba en un restaurante, con mis ciento veintisiete kilos de peso, lo que no es ninguna tontería. Y pedía gambas de entremés, luego una ensalada y quizás ancas de rana con mantequilla de ajo. Y luego tomaba café con leche. Y la gente que me contemplaba debía de pensar: "¿Por qué no se pone a régimen?" ¡Y yo *estaba* a régimen!

»Sin embargo, aquello no me parecía una dieta. Es sólo una forma distinta de comer, que ahora me encanta. Siempre estaba exhausta y deprimida. Mi peso me provocaba depresión tras depresión. Ahora, tengo mucha más energía. Todavía tengo mucho que perder, pero siento una gran confianza en mí misma. Ya no siento esa presión. Me encanta caminar por la calle y ver cómo los hombres se vuelven para mirarme. Es una gran sensación.»

PERDIÓ CINCUENTA Y CUATRO KILOS SIN NOTARSE JAMÁS PRIVADA DE COMIDA. Los cincuenta y cuatro kilos que perdió no desaparecieron de un día para otro. Pero lo importante es que ahora sabe lo que debe hacer: «Nunca podré volver a comer de la forma en que lo hace la mayor parte de la gente», dice. «Pero disfruto de la forma en que como. Jamás me he apartado de la dieta. No podría hacerlo. De hecho, como mejor que la mayor parte de la gente. Y eso es algo en lo que puedo creer. Jamás me como una hamburguesa a secas... me la como con queso; y cuando como pechuga de pollo es con mozzarella, y salsa bearnesa con el filete. Y me encanta el queso suizo y otras cosas similares. ¿Cómo puedo sentirme privada de alimentos, si como así?»

TAN FUERTE COMO LAS PÍLDORAS DE DIETA... SIN SUS NOCIVOS EFECTOS SECUNDARIOS. Esta desaparición del apetito es una de las principales ventajas del régimen libre de carbohidratos. Los pacientes informan de que la acción de la dieta es tan fuerte como la de las píldoras de régimen, en lo referente a la supresión del apetito. Y sin embargo, no se dan los efectos secundarios, muchas veces productores de dependencia, de las píldoras, efectos que eliminan el sueño y producen nerviosismo. Se sabe que al menos el noventa por ciento de todos los pacientes que siguen una dieta libre de carbohidratos notan, sin embargo, un descenso uniforme y espectacular en su apetito. Y estos pacientes comentan, de modo voluntario, que no pueden imaginarse qué ha sucedido con su apetito: «Hoy en día, ni siquiera puedo acabarme lo que tengo en el plato, y eso que antes siempre repetía».

No creo que la mayor parte de las veces que se come en demasía sea debido a causas «psicológicas». Opino que el comer con exceso no tiene un origen psicológico, como se cree normalmente. No creo que mucha gente desee comer grandes cantidades de alimentos por necesitar el bálsamo psicológico que la comida les ofrece. Comen con exceso sólo porque su propia anormalidad metabólica les hace sentir ese grado de apetito.

Cuando las rutinas metabólicas son alteradas gracias a esta dieta especial, desaparece ese apetito excesivo. Entonces, muchas de estas mismas personas tienen, según he averiguado, un apetito muy moderado.

A menudo, el ansia de comer algo dulce es síntoma de ello. ¿Se ha tomado alguna vez una buena comida con un enorme postre y, casi en seguida, ha sentido deseos de tomar algo dulce? El sentir ansia en un momento tan poco justificado en cuestiones de apetito es (como la fatiga) uno de los síntomas de un metabolismo que sufre un desarreglo con respecto a los carbohidratos. Siguiendo el régimen de este libro esas ansias desaparecen.

Y ese liberarse del hambre no justificada es otra de las características que hacen tan fácil el seguir este régimen, ya que lleva en sí mismo castigos y recompensas. Es muy bueno el poder disfrutar de la comida, pero no sentir jamás un retortijón de hambre mientras se van perdiendo kilos. Y, si uno cumple escrupulosamente con la dieta, así es como vive.

Por otra parte, si usted hace trampas, si comienza a llenarse de carbohidratos, sentirá, repentinamente, apetito. Se odiará a sí mismo, pero no podrá dejar de comer. Los kilos, las redondeces y la grasa volverán a acumularse. Subirá su peso y bajará su energía.

¿Y QUÉ HAY DE LOS TRAGONES COMPULSIVOS? En su primera visita los pacientes acostumbran a decirme: «No puedo dejar de comer. Cada vez que me siento nervioso, voy a la nevera y como. ¿Es posible que pueda usted ayudarme, siendo como soy?».

Y yo contesto: «¡Excelente!». Pues eso es exactamente lo que quiero que siga haciendo. Cada vez que esté usted nervioso, quiero que vaya directamente a la nevera y coma algún alimento proteínico. No quiero eliminarle la comida cómo bálsamo para sus sentimientos irritados o como eliminadora de la depresión. Sólo deseo que se asegure de que el alimento no lleva carbohidratos. Pero creo que el ir a la nevera y comer un trozo de pollo frito frío que quedó de ayer, o comer algo de su queso favorito, o uno de los postres «seguros» que más tarde le explicaremos cómo preparar... es, exactamente, lo que tiene que hacer cuando esté nervioso.

DEJE DE SER «UN HAMBRIENTO DE CUALQUIER TIPO». La gente que come cuando está nerviosa no me preocupa, porque en una dieta de proteínas y grasas hay un remanente de saciedad que dura veinticuatro o incluso cuarenta y ocho horas. Así que tampoco es tan terrible el que un día se harte de proteínas y grasas, porque, invariablemente, al día siguiente comerá menos; eso es algo que he descubierto.

Lo que es malo es tener hambre: «cualquier tipo de hambre», emocional o física. Cada vez que una persona tiene que enfrentarse con el hambre se torna muy discutible la posibilidad de que logre una pérdida de peso a largo plazo.

Ningún paciente puede pasar hambre con esta dieta. Cuando un paciente regresa tras la primera semana y me informa de que tiene hambre le digo: «¡Entonces, coma más! Coma las suficientes proteínas como para que ya no tenga hambre». Y, naturalmente, a la siguiente semana vuelve para decirme que comió más, no tuvo hambre... y, sin embargo, ha perdido peso.

VIGILE LAS SEÑALES INDICATIVAS DEL HAMBRE. Oigo que la gente dice: «Bueno, yo no tengo nunca apetito, lo que pasa es que soy un tragón compulsivo». La mayor parte de esas personas cuando más comen es entre comidas, especialmente después de la comida principal. Yo afirmo que ese comer al que llamamos compulsivo es, en realidad, una respuesta a una señal indicativa del apetito: un ansia interior que no es reconocida con facilidad como apetito, porque el estómago está repleto... a pesar de que vaya disminuyendo la cantidad de azúcar en la sangre. Cuando esos tragones «sin apetito» comienzan el régimen libre de carbohidratos, cesa bruscamente su necesidad de comer sin detenerse. Según parece esta señal indicativa del apetito es eliminada por el efecto anulador del apetito y estabilizador del azúcar en la sangre de la dieta.

«Es un misterio», me dicen los pacientes. «Durante toda mi vida he comido entre las comidas.

Y, de repente, ya no lo hago. Es sobrenatural. ¿Acaso me hipnotizó usted, en mi primera visita? ¿Está usted seguro de que esas vitaminas que me recetó no son píldoras contra el hambre?».

¿ES QUE LAS CALORÍAS NO JUEGAN NINGÚN PAPEL EN UNA DIETA LIBRE DE CARBOHIDRATOS? En este contexto el contar calorías sirve de bien poco. Por el contrario, únicamente aumenta la posibilidad de que quiebre el régimen (como leerá en el capítulo 8). Es obvio que una dieta de 1.500 calorías y diez gramos de carbohidratos eliminará el peso con más rapidez que una de 2.000 calorías y diez gramos de carbohidratos. Si los niveles de carbohidratos permanecen inalterados, entonces la recepción de calorías extra tiene una cierta importancia, pero no demasiada.

La gente que por hábito come raciones dobles continúa a veces asimilando muchas calorías. Los tragones, no familiarizados con el nuevo nivel de saciedad que se logra con esta dieta, piensan a veces que aún deben seguir comiendo raciones dobles. Si tratasen de comer menos, se darían cuenta de que se siguen sintiendo igual de satisfechos.

Si tiene usted mucha prisa por perder peso, será mejor que restrinja la cantidad de lo que come, pero no llegando a un punto en el que tenga usted que sentir que se está privando de comida. Eso no sirve de nada.

PERDIÓ DIEZ KILOS Y MEDIO TOMANDO 2.500 CALORÍAS POR DÍA. Sin embargo, existen estudios que muestran que, incluso si usted come 2.500 ó 3.000 calorías, puede perder peso si sigue una dieta sin carbohidratos... y no se tratará de una pérdida pasajera.

Recuerdo a uno de mis primeros pacientes. Era contable: llevaba la contabilidad de todo lo que

56

comía, hasta el gramo, efectuaba su conversión a calorías y me facilitaba una nota detallada de todo ello. Al cabo de un mes (veintiocho días) de comer 2.500 calorías por día perdió diez kilos y medio.

Esto es algo que no puede llamarse pérdida pasajera, y no se trataba de sólo una pérdida de fluidos. Ese hombre había tenido que comprarse unos trajes de dos tallas menores, en sólo veintiocho días. Y éste no es un caso aislado. He tratado a millares como él. Por ejemplo, fíjese en Max S.

PERDIÓ VEINTIDÓS KILOS Y MEDIO TOMANDO 5.000 CA-LORÍAS POR DÍA. Tratándose de una persona de ciento treinta y seis kilos de peso, cuyo trabajo en un restaurante le daba un acceso libre y gratuito a la comida, Max me siguió al pie de la letra cuando le dije: «Coma lo que quiera». Cuando mi curiosidad me hizo pedirle que pesase las cantidades que estaba consumiendo, resultó que eran dos kilos de carne por día: al menos 5.000 calorías. ¡Y, a pesar de esto, Max perdió veintidós kilos!

PERDIÓ CUARENTA Y CINCO KILOS MIENTRAS COMÍA LO BASTANTE COMO PARA ALIMENTAR A CUATRO PERSONAS. Todos los días hablo con otros muchos pacientes que pierden peso mientras ingieren unas cantidades de alimentos realmente fantásticas. Marc Eletz es uno de ellos. Un joven consultor de impuestos, bastante alto (1,77 metros), tenía veintiséis años cuando vino a verme en noviembre, hace un año, y pesaba ciento treinta y siete kilos. A los diecisiete años pesaba ochenta y seis kilos. Había acudido a seis doctores. Su peso subía y bajaba, subía y bajaba...

Unos cuatro años antes había pasado casi nueve meses en la Universidad de Duke siguiendo una dieta a base de arroz: una verdadera prueba de fuerza moral y sincera dedicación para cualquier joven, y en especial para uno que le guste tanto comer como a Marc. Le costó nueve dolorosos meses el perder veintidós kilos y, claro está, los recuperó luego.

Entonces, probó con su sexto doctor especialista en dietética, uno que es el que más píldoras da de todos. Perdió, y luego ganó. En las seis semanas antes de que viniera a verme había recuperado trece kilos y medio.

—¿Cuánto tiempo espera usted vivir? —le pregunté—. ¿Por qué come por cuatro?

—Porque si comiese sólo por tres, seguiría teniendo hambre —me dijo—. Y no puedo soportar el tener hambre.

Marc aún no ha acabado de perder peso, pero en el año que lleva conmigo ha perdido cuarenta y cinco kilos. Eso no es demasiado espectacular. Lo que sí es espectacular es la contabilidad que le pedí que realizase de lo que iba comiendo mientras perdía esos cuarenta y cinco kilos.

Normalmente, Marc sólo toma dos comidas diarias. Desayuna hacia las once de la mañana. Los días de entre semana acostumbra a tomar una tortilla de queso de tres o cuatro huevos, más una taza de queso blando con nata agria. La comida principal de esos días la toma hacia las cinco de la tarde. He aquí algunas comidas tomadas al azar de su contabilidad diaria:

22 de junio de 1970: Seis costillas de cordero, ensalada.

23 de junio de 1970: Siete salchichas de Frankfurt con chucrut.

24 de junio de 1970: Un kilo cien gramos de langosta con habichuelas verdes.

24 de julio de 1970:	Dos docenas de costillas, filete, queso y una gran ensalada.
25 de julio de 1970:	Tres huevos con queso blando, una docena de costillas, medio kilo de pollo.
26 de julio de 1970:	Setecientos gramos de mollejas con cebolla frita.

Los fines de semana ambas comidas las efectúa más tarde y son considerablemente mayores.

Marc Eletz no es un producto de mi fantasía. Es una prueba viviente, una muestra de que no es el *número* de calorías sino el *tipo* de calorías lo que cuenta.

Puede seguir esta dieta porque jamás tiene hambre. Puede contentar su desmedido apetito y perder peso de una forma constante porque se mantiene por debajo de su *Nivel Crítico de Carbohidratos*. Y eso significa que no está acumulando grasas, sino que está usando las suyas propias a un promedio de un kilo por semana, a pesar de tomar esas comidas realmente pantagruélicas.

Lo que hace que esta dieta le vaya bien a él no es su naturaleza, sino su flexibilidad.

Pero ésos son casos extremos. Un historial más típico podría ser el de Milton Braten.

PIERDE PESO Y REDUCE SU COLESTEROL TOMANDO HUEVOS Y GRANDES FILETES. Milton Braten (1,76 m. y treinta y seis años de edad) es una de esas personas que nacieron hambrientas, y continúa comiendo muchísimo a pesar de que sigue una dieta apaciguadora del apetito, casi libre de carbohidratos. Aunque ni su padre ni su madre son obesos, él casi siempre lo ha sido.

Su desayuno de régimen de cada mañana: una

tortilla de queso de dos huevos y café con nata. Al mediodía efectúa la comida principal: un filete realmente grande, a menudo de medio kilo, con lechuga y roquefort. Para cenar come algo más de carne de vaca: habitualmente trescientos gramos de milanesa con más ensalada (o algo de verdura), a veces D-Zerta y café.

Milton perdió nueve kilos comiendo todo esto durante dos meses... y los perdió con lentitud, seguridad y, casi no vale la pena decirlo, sin pasar hambre.

Y lo que es más importante para sus perspectivas futuras es que, durante esos dos meses de comer todos esos huevos y toda esa carne de vaca, su nivel de triglicéridos descendió de 180 a 90 y el de colesterol de 317 a 213.

MILTON BRATEN COME MUCHO, SUSAN HEILBRON COME MUY POCO... PERO NINGUNO DE ELLOS PASA HAMBRE CON MI DIETA. La joven Susan Heilbron siempre ha sido gorda. Siendo paciente mía ha perdido cuarenta y un kilos y medio en siete meses. Y ésta es la primera vez que ha perdido algo más de dieciséis kilos. No obstante, a mí me gustaría que comiese más, pero es una de esas chicas que sólo comen una vez al día (nada de desayuno, una lata de bebida de cola de régimen para comer, y luego pescado o carne con ensalada, la cantidad que quiera, para cenar). Pero ella es feliz y dice: «Sé que puedo comer si lo deseo, y por consiguiente nunca me siento privada de alimentos. Pero lo que sucede es que no tengo apetito».

En siete meses se ha estabilizado su hábito alimentario. Goza de buena salud (la diabetes que tenía cuando vino a verme ya no es detectable), y tiene muchas energías. Así que acepto el hecho de que ella es como es, y que no hay dos personas que se parezcan. Ella comenta: «Esto hace que el comer como antes me parezca una locura. Me siento realmente culpable por perder peso, pues soy muy feliz por la forma en que como». Y luego: «Es como si me hubiese pasado toda la vida en una silla de ruedas y, de repente, hubiera descubierto que podía caminar y correr. Ahora amo tanto la vida, que me resulta casi increíble.» Y añade: «Ahora ya no pienso en la comida, y antes era en lo único en que pensaba.»

Bueno, de todos modos no puedo dudar de que Susan, con su comida diaria, no siente hambre, tal como Milton tampoco la siente con sus tres grandes banquetes diarios. La conclusión: usted puede comer mucho o poco y perder peso sin pasar ni un instante de hambre, siempre que disminuya lo suficiente la cantidad de carbohidratos que absorbe.

5

SI ESTÁ USTED LUCHANDO SIEMPRE CON LA OBESIDAD, ES MUY POSIBLE QUE SEA USTED «ALÉRGICO» A LOS CARBOHIDRATOS

DEFINICIÓN DE ÉSTA, QUE ES LA MÁS COMÚN DE LAS «ALERGIAS». ¿Cómo defino esta frase que tan adecuada me parece: «Una alergia a los carbohidratos»? No se trata de una verdadera alergia, tal como las consideramos los médicos, pero es una sensibilidad hacia la existencia de carbohidratos en la dieta, que tiene como resultado una superproducción de insulina (hiperinsulinismo). En otras palabras, y recuerde esto, porque es la razón básica de su obesidad, si es usted «alérgico» a los carbohidratos, *los carbohidratos que penetran en su cuerpo liberan una marea* de insulina excedente, que pasa a su riego sanguíneo.

Esto no significa que esté usted gravemente enfermo. Sólo quiere decir que su cuerpo tiene una reacción excesiva hacia los carbohidratos, tal como otras personas pueden tener una reacción desmesurada hacia el pescado. A usted no le salen sarpullidos, sino acumulaciones de grasa (y quizá también esto le produzca fatiga, depresión, un ansia desmesurada por los alimentos dulces, y un nivel más alto de triglicéridos).

AQUÍ LA «ALERGIA» INDICA UN METABOLISMO DE CARBOHIDRATOS ALTERADO. La mayor parte de las personas obesas tiene un metabolismo alterado. (El metabolismo es el proceso por el que la comida es transformada en los productos químicos que su organismo puede usar como energía para formar los tejidos corporales.)

El metabolismo tiene muchas subdivisiones. Existe el ritmo metabólico basal: la parte que está gobernada por la glándula tiroides. Pero también hablamos, por ejemplo, del metabolismo del agua y de la sal, del metabolismo de las proteínas, del metabolismo de las grasas... que describen los procesos mediante los que su organismo manipula esas sustancias. La categoría de metabolismo que parece más sensible en el caso de la persona obesa es el metabolismo de los carbohidratos. Si está usted luchando continuamente con su grasa, la causa principal es, probablemente, un metabolismo de carbohidratos alterado.

Un doctor conservador que conozco no está de acuerdo conmigo al respecto. Afirma que es la obesidad lo que origina el metabolismo alterado. «Pone usted el carro delante del caballo», me dice.

—Bien —le digo—, cuando los pacientes vienen a verme, tanto el carro como el caballo entran en el despacho al mismo tiempo. ¿Qué diferencia tiene para mí el que uno haya llegado antes que el otro?

Llegara cual llegara primero, dado que son los carbohidratos los que originan el problema, hay sólo un tratamiento con un máximo de efectividad para estas personas: eliminar totalmente, o casi, la absorción de carbohidratos.

ME IRRITA LO INNECESARIO QUE ES LA OBESIDAD. Es una tragedia, para los millones de personas que sufren de las innumerables desdichas, físicas y emocionales, de ser gordos, el que haya tan pocos expertos que comprendan lo que es en realidad la mayor parte de los casos de exceso de peso: un metabolismo de carbohidratos alterado, que afecta a algunas personas, y no a otras, y que no tiene nada que ver con la cantidad de comida o calorías consumidas. Me irrito cuando pienso en las inútiles e innecesarias privaciones que son impuestas a los gordos por la mayor parte de las dietas.

Las privaciones no son lo único que han de soportar la mayor parte de las personas obesas que tienen un metabolismo de los carbohidratos alterado. Habitualmente, sufren también de períodos de energías muy escasas, que es el síntoma más corriente del tener poco azúcar en la sangre. Por desgracia el habitual «remedio» más a mano para esa sensación de impotencia es una rápida dosis del mismo veneno al que las personas obesas acostumbran a ser, a un tiempo, «alérgicas» y adictas: el azúcar. (En algunas personas, y en algunos momentos, es el alcohol.)

CÓMO FUNCIONA ESTE CÍRCULO VICIOSO. ¿ES ÉSTE SU CASO? Supongamos que ha aprendido usted, por experiencia, que acostumbra a llegar a un punto bajo hacia las cinco de la tarde, de tal modo que necesita algo que lo anime. Y también ha averiguado que un dulce le aporta una dosis inmediata de energía. Es algo muy normal, ¿no? Se equivoca. Se supone que la persona normal debe tener los mecanismos biológicos adecuados para mantener su azúcar sanguíneo fuera del nivel en que se producen esos síntomas. El que el azúcar del dulce haga variar la forma en que usted se siente muestra lo bajo que está el nivel de azúcar de su sangre.

Pero, ¿qué pasa después de ese dulce? ¿Por qué no dura demasiado tiempo ese incremento de energía? He aquí lo que sucede: el dulce hace que el nivel del azúcar de la sangre se incremente sólo por un breve período de tiempo, el suficiente para que sirva de señal para que su páncreas, supersensible, segregue un suministro excesivo de insulina.

COMPRENDER LA INSULINA ES LA CLAVE PARA COMPRENDER SU OBESIDAD. Dado que la insulina tiene un papel tan vital en su metabolismo, hablemos un momento de ella. La insulina es la hormona producida en los pequeños racimos de células situados dentro del páncreas, llamados isletas de Langerhans. Su función principal es actuar sobre los carbohidratos del riego sanguíneo, que se hallan en forma de glucosa, y suministrárselos químicamente a los tejidos corporales para que sean usados como energía o convertidos en grasa, que será almacenada para su posterior uso como energía. Si hay un excedente de glucosa es convertida en energía almacenada, o sea, grasa. Es útil al suministrar la cantidad correcta de glucosa a los tejidos, para que la conviertan en energía. Es mala al suministrar un excedente, en las personas que tienen un problema de peso.

Es importante saber que la insulina difiere de las otras hormonas en que la cantidad que circula por el riego sanguíneo cambia minuto tras minuto (la mitad de la insulina desaparece de la sangre al cabo de siete minutos de su secreción). De este modo, el nivel del azúcar en la sangre puede cambiar de minuto en minuto. Cuando la gente le dice a uno que tiene mucho o poco azúcar en la sangre, la respuesta debería ser: «¿Cuándo?» Mucha gente varía de uno a otro extremo en un período de pocas horas.

Cuando uno come su dulce de las cinco, para que lo anime, la insulina producida hace que el azúcar de la sangre descienda... hasta un nivel inferior al que tenía antes de comerlo. Habitualmente, sólo se necesita una hora para que su energía caiga en picado de este modo, y, en algunas personas, el efecto es aún más rápido y dramático.

Cuando el nivel de azúcar de su sangre es demasiado bajo, desciende su energía. El dulce le proporciona un pequeño intervalo de energía, pero el precio es demasiado alto. Le deja a usted en peor forma que antes de comerlo. *Ahora* está usted *tan* exhausto que piensa: «Necesito *dos* dulces y tal vez un trago.» Bueno, ésa no es forma de perder peso, ¿verdad?

Pero aún hay una penalización más grave. Es ésta: cada dulce (y el flujo de insulina que origina) agrava su sensibilidad permanente a los carbohidratos. En otras palabras: cuanto más azúcar coma en su vida, más anormal será su respuesta al azúcar. Esto ha sido demostrado de muchos modos por una gran variedad de estudios médicos.

ADEMÁS DE DISMINUIR LA CANTIDAD DE AZÚCAR EN SU SANGRE, LA INSULINA INCREMENTA SUS TRIGLICÉRIDOS. Durante años, algunos de los investigadores médicos más eminentes (entre los que se hallan el doctor John Yudkin, el doctor Peter T. Kuo y el doctor D. R. Basset, ambos de Filadelfia, y la profesora Margaret J. Albrink, de la Facultad de Medicina de West Virginia) han estado advirtiéndonos de que el azúcar en la dieta lleva a las enfermedades del corazón; pero la mayoría de los médicos, atrincherados en sus creencias, ha ignorado la masa de evidencias que le era presentada.

Sin embargo, existe una creciente aceptación de que hay una fuerte correlación entre los niveles altos de insulina y los niveles altos de triglicéridos en la sangre. La grasa que acumulamos en nuestras células va siendo almacenada en forma de triglicéridos. También se ha observado que existe una estrecha correlación entre los altos niveles de triglicéridos y las comúnmente llamadas enfermedades coronarias.

No hace mucho, se creía que el gran villano era el colesterol. Pero ahora parece ser que la correlación con los ataques al corazón puede aún ser más alta con los niveles elevados de triglicéridos que con los de colesterol. La insulina es una mediadora en la producción de los triglicéridos, por lo que, cuanto mayores sean los niveles de insulina, mayores serán los niveles de triglicéridos.

A LA INSULINA SE LA HA LLAMADO «LA HORMONA QUE HACE ENGORDAR». Y, lo que es más importante, llegamos al papel que tiene la insulina en el metabolismo de las grasas. A la insulina se la ha llamado «la hormona que hace engordar». Promueve la conversión del azúcar (glucosa) en grasa, iniciando la síntesis de los ácidos grasos. Y de algún modo *impide que la grasa se descomponga de forma que no pueda ser usada como la fuente de reserva de energía que se supone debería ser.*

Existe la teoría de que la insulina reduce, de modo indirecto, la actividad de un grupo de sustancias llamadas movilizadoras de los lípidos. Éstas controlan el movimiento de las grasas, sacándolas de las nada estéticas protuberancias en el cuerpo en que son almacenadas. Ya se mencionó con anterioridad uno de esos movilizadores de grasas: la HMG (Hormona Movilizadora de Grasas) de la glándula pituitaria.

Lo que esto representa para quienes combaten con la grasa es que, cuanto más insulina produzcan (es decir, cuanto más alterado esté su metabolismo), *mayor resistencia tendrán a la descomposición de sus grasas.*

Por consiguiente, si a usted le resulta más difícil perder peso de lo que lo es para la mayor parte de las personas, es probable que pueda echar las culpas a una tendencia a sobreproducir insulina. Pero no abandone la lucha. Quizá le resulte a usted más difícil perder peso, pero nunca resulta imposible con una dieta lo bastante baja en carbohidratos. Casi la mitad de mis pacientes que han tenido éxito en la pérdida de peso han mostrado esta resistencia metabólica al adelgazamiento, pero, en cualquier caso, todos ellos han perdido peso.

¿CUÁLES SON LAS COMPLICACIONES INMEDIATAS DEL ENVENENAMIENTO DE CARBOHIDRATOS? Probablemente no estaría usted leyendo este libro si la ganancia de peso no fuera la complicación inmediata del envenenamiento de carbohidratos que más le preocupa. Quizá no le guste la idea de que, para perder sus grasas, va a tener que cortar, de un modo notable, su consumo de carbohidratos (¡y quizá sean sus alimentos favoritos!). Tal vez se trate de una idea que le resulte nueva, y es posible que incluso la horrible alternativa de morirse de hambre le parezca preferible, al principio. Pero eso es sólo a causa de que no conoce las ventajas que presenta una dieta baja en carbohidratos.

Pero le prometo una cosa: dada mi experiencia con millares de pacientes, puedo asegurarle que el eliminar los carbohidratos es infinitamente menos doloroso que el eliminar calorías. Eso es lo que me dicen mis pacientes. Eso es lo que he averiguado por mí mismo... y en lo que he basado mi vida. Es, en parte, porque usted nunca tiene hambre, y en parte porque cambian sus preferencias en cuestión de comida, y también porque comprende lo que le hacen los carbohidratos y éstos se convierten, para usted, en su enemigo. No sólo no los desea, sino que llega a notar una verdadera hostilidad hacia ellos. «Nadie podría obligarme a comer de nuevo esas porquerías», oigo decir, una y otra vez, a los ex-devoradores de carbohidratos.

INCLUSO LOS COMILONES QUE NO PARAN NI UN INSTANTE PUEDEN PERDER PESO, CUANDO ELIMINAN LOS CARBOHIDRATOS. Selma Zisk es una de esas ex-comedoras de carbohidratos. Ha perdido veintisiete kilos. Tiene treinta y ocho años y mide 1,60 de altura; es una morena alegre que pesaba cincuenta kilos cuando se casó, pero que fue ganando peso después de que naciese cada uno de sus cuatro niños hasta llegar a pesar noventa y cuatro kilos y medio cuando vino a verme. Había perdido peso en exactamente veinte ocasiones gracias a las píldoras de dieta. Tras cada una de esas dietas recuperaba más peso del que había perdido. Como paciente mía perdió diecisiete kilos en las primeras doce semanas. Luego, continuó perdiendo peso con mayor lentitud, pero de un modo continuo, semana tras semana, hasta que consiguió de nuevo un peso adecuado.

A menudo me ha recordado lo que le dije en su primera visita: «Con la forma en que está ganando peso, jamás vivirá para ver crecer a sus hijos.»

Ahora, me dice: «Nunca tuve fuerza de voluntad,

pero seguí con la dieta por tres razones: porque es muy fácil la vida con este régimen, porque me dio un susto de muerte en mi primera visita, y por los cumplidos que me han hecho por lo que he perdido. Mi familia está alucinada. Es una forma de vida fantástica para mí.»

SELMA NO HABÍA PODIDO JAMÁS MANTENERSE CON LAS DIETAS HABITUALES. Como la mayor parte de las personas obesas, Selma tiene poco azúcar en la sangre, a causa de la diabetes. Aparte de las píldoras de régimen, probó con inyecciones, la dieta de la carne y el agua, así como con terapia dietética de grupo. Sus debilidades son las bebidas de cola, los pasteles y las galletas.

—Soy del tipo de personas a las que les gusta comer durante todo el día —dice—. Lo que comí entre comidas en las otras dietas: zanahorias, apio, variantes en vinagre, jamás me satisfacía emocionalmente. Me encantaba poder tomarme en lugar de eso un gran plato de gelatina de dieta Jello-O con nata batida y almendras. O ensalada de pollo con mucha mayonesa.

Tiene buenas ideas para variar su dieta: schish kebab, bien macerado antes con aderezo italiano y vino blanco; croquetas de salmón hechas con huevos y 'sin pan rallado; pinchitos de ternera. Uno de sus canapés favoritos son castañas de agua envueltas en panceta.

—Todo me parece maravilloso —dice—. Acepto cada día tal como viene. «Hoy te has portado maravillosamente, chica», me digo a mí misma. «Acepta el mañana cuando estés en él.»

Lo que Selma ha aprendido en sus muchos días de hoy ha hecho que el mañana se convierta en un hábito. Ella, con su desarreglo en el azúcar sanguíneo, es un ejemplo de exceso de peso metabólico.

70

CON UN METABOLISMO ANORMAL, PUEDEN PRODUCIRSE GRASAS SIN QUE HAYA SIQUIERA ALIMENTOS. El doctor Jean Mayer, de Harvard, afirma, con respeto a esto, que «un animal con un exceso de peso metabólico sigue produciendo grasas aun a pesar de que no se alimente con exceso. De hecho, llega a producir grasas *incluso cuando está ayunando*».

Piense un poco en esto. Desde luego le hace a uno darse cuenta de que, si se tiene el metabolismo alterado, no se solucionan las cosas comiendo menos, ¿no es así?

Pero esto no es una mala noticia. Es buena. En cuanto comprenda usted por qué sucede esto, entonces, y por primera vez, podrá esperar triunfar en su lucha contra la obesidad.

QUÉ ES LO QUE SIGNIFICA ESTO PARA USTED. La obesidad no es sólo una enfermedad en sí misma, sino un síntoma de diversas enfermedades que van, en gravedad, desde muy poca hasta las que son fatales. A veces, doy un buen susto a los pacientes cuando les digo: «Estará muerto antes de dos años si sigue comiendo y ganando peso tal como hasta ahora.» De acuerdo con los estudios realizados por la Compañía Aseguradora de Vida Metropolitan, el índice de mortalidad para los hombres gordos es superior en un 75 por ciento al que tienen los de peso normal. El índice de mortalidad para las mujeres obesas es superior en un 61 por ciento.

Quizás usted crea que le gustaría perder algún kilo sólo para tener un mejor aspecto, pero lo cierto es que hay algo mucho más importante en juego.

UN ÁRBOL CON MORTÍFERAS RAMAS. Existe un árbol, no vamos a darle nombre, por el momento. Sus ramas se llaman Diabetes, Enfermedades del Corazón, Obesidad, Falta de Azúcar en la Sangre, Úlcera Péptica, Migraña, Alergia y otra media docena de enfermedades tan comunes hoy en día.

El nombre del árbol podría ser: Una Forma Equivocada de Manejar los Carbohidratos.

SI LOS CARBOHIDRATOS SON SU VENENO PARTICULAR... Sabemos que algunos de nosotros somos susceptibles a las complicaciones del consumo de los carbohidratos, especialmente del azúcar, y que algunos otros se hallan claramente libres de ellas.

Pero suponga que es usted una de las personas sensibles a los carbohidratos, y que los carbohidratos que toma estimulan en usted una sobreproducción de insulina. Sabemos, gracias a experimentos hechos con animales por el doctor R. W. Stout, de Belfast, que la adición de insulina acelera la formación de depósitos arterioescleróticos en los principales vasos sanguíneos. Y sabemos que esto puede ser el paso previo a muchas enfermedades graves.

EL HIPERINSULINISMO Y LAS ENFERMEDADES DEL CORAZÓN. Naturalmente, el hiperinsulinismo no es el *único* factor que contribuye a las complicaciones cardiovasculares. Éstas también son agravadas por la tensión nerviosa, el fumar, la falta de ejercicio, y quizás, en algunas personas, sean el resultado psicológico de una sensibilidad especial hacia las grasas en la dieta.

No obstante, el doctor Yudkin ha indicado que un creciente consumo de azúcar sea quizás el factor más importante. Afirma que incluso cuando se ha acusado a las grasas de ser el principal culpable en los problemas coronarios, la dieta de comidas de los sujetos estudiados también resultaba ser muy alta en azúcar.

CUANTO MÁS AZÚCAR EN LA DIETA, MÁS ENFERMEDA-DES DEL CORAZÓN. Cita a las tribus massai y samburu del África Oriental, en donde la dieta es muy alta en grasas pero baja en azúcar. Allí es tremendamente bajo el índice de enfermedades coronarias. Por otra parte, entre los residentes de la isla de Santa Elena, en la que la dieta es alta en azúcar y baja en grasas, el índice de enfermedades coronarias es muy alto.

EL ELIMINAR CARBOHIDRATOS PREVIENE AQUELLO QUE NO PUEDE SER CURADO. Eliminando carbohidratos en su dieta, no sólo le estamos tratando a usted para hacer desaparecer esa grasa tan poco atractiva y que a usted tanto le molesta, sino que probablemente también le estemos prolongando la vida.

¿SON TODAS LAS PERSONAS OBESAS ALGO DIABÉTICAS? Éste no es, en principio, un libro para los diabéticos. Pero es un libro para las personas que tienen que perder algún peso debido a que sus cuerpos producen un suministro extra de insulina. No soy el único que piensa que quizá tales personas sean algo diabéticas; al menos prediabéticas. Así que es importante comprender algunas cosas acerca de esta enfermedad.

La cantidad de azúcar (glucosa) necesaria para mantener en buen funcionamiento el cerebro y el sistema nervioso es, aproximadamente, de dos cucharaditas circulando de modo constante por la sangre. Ésa es la cantidad que contiene la sangre de una persona normal. Cuando, de modo persistente, la sangre contiene más azúcar que el normal, dicho estado se denomina diabetes.

La conexión directa entre la diabetes y la cantidad de azúcar que uno ingiere fue demostrada en Inglaterra durante la Segunda Guerra Mundial.

¡Cuando fue racionado el azúcar, las muertes causadas por la diabetes descendieron en más de un 40 por ciento!

Y cuando se añadió azúcar a la dieta de la población nómada judía de Yemen, tras ser trasladada a las ciudades de Israel, después de la Segunda Guerra Mundial, la incidencia de la diabetes entre estas personas se incrementó de un modo espectacular. Y con ella, las enfermedades del corazón, que casi eran desconocidas con anterioridad entre ese grupo étnico, se convirtieron en tan prevalentes como en el resto de la población urbana de Israel.

CAUSAS DE LA DIABETES. No se conoce el historial completo de lo que causa la diabetes. Hay dos tipos bastante distintos. El que tienen los niños es tan diferente, que quizá no sea ni siquiera la misma enfermedad. Es una enfermedad mucho más grave y requiere una terapia a base de insulina, pues hay una deficiencia en la misma. El tipo que se inicia en los adultos obesos puede ser mucho menos dramática y casi siempre se puede impedir que progrese hasta un punto en el que se requiere la insulina.

LA HERENCIA JUEGA UN PAPEL IMPORTANTE. Sabemos que en ambos tipos es importante la herencia. Si alguien tuvo diabetes en su familia, tendrá usted que estar toda la vida en guardia contra ella. Si uno de sus padres la tuvo, tiene usted una posibilidad del 50 por ciento de tenerla. Si ambos padres la tenían es usted, por definición, un prediabético (lo que significa que, en teoría, hay un 100 por 100 de posibilidades de que usted acabe por tenerla).

La edad es otro factor crítico. A medida que la gente se va haciendo mayor, el ritmo con que el

74

organismo elimina el azúcar de la sangre cae hasta tal punto que se estima que casi la mitad de los que tienen sesenta años de edad deberían ser clasificados como químicamente diabéticos, si se aplicasen en ellos los estándares de medida utilizados con los jóvenes.

El tercer factor es la consumición en exceso y de modo prolongado de carbohidratos refinados. Esto a menudo produce hiperinsulinismo y el colapso de la habilidad de su cuerpo para metabolizar los carbohidratos.

Si la dieta de los que han contraído diabetes de mayores hubiera estado libre de hidratos de carbono desde la niñez en adelante, ¿se habría manifestado alguna vez el gene diabético? Sólo podemos especular, pero sabemos que la diabetes no existe en las culturas en las que no se consumen carbohidratos refinados.

«PERO, ¿NO SE CONSIGUIÓ VENCER A LA DIABETES A PARTIR DE 1921, CUANDO FUE DESCUBIERTA LA INSULINA?» Nada más lejos de la realidad. La diabetes no sólo no es una enfermedad que haya sido derrotada, sino que afecta aún del 6 al 10 por ciento de la población de los Estados Unidos. Se dice que en este país hay más de un millón de diabéticos no diagnosticados ni tratados, pero mis propias estadísticas de incidencia de laboratorio me indican que quizá sean muchos millones más.

CUANDO SE DESCUIDAN LOS TRASTORNOS. Y, no obstante, la diabetes es una de las enfermedades más fáciles de controlar que existen. Uno sólo necesita hacer que se la diagnostiquen cuando está en sus estadios primitivos: «químicos» o latentes, y dejar de comer los carbohidratos, sin los que no puede progresar.

No espere a los síntomas (los clásicos son una sed incrementada, una emisión de orina superior a la normal, y unas inexplicables pérdidas de peso) porque para entonces ya es demasiado tarde. Los síntomas de la diabetes en estadios primarios son, probablemente, la obesidad en sí misma y los signos de escaso contenido de azúcar en la sangre, que ya se describen en otros lugares de este libro. De hecho, el tener poco azúcar en la sangre puede ser el primer estadio reconocible de la diabetes.

TEST PARA AVERIGUAR SI TIENE DIABETES, QUE PUEDE HACER USTED MISMO. Para comprobar si un paciente tiene o no diabetes, demasiados médicos se limitan a hacer una única prueba de azúcar en la sangre por la mañana, antes de que un paciente haya comido, o se basan en una única muestra de orina, tomada durante un chequeo rutinario. Pero mis estudios demuestran que, de esta manera, no son detectados el 90 por ciento de los casos. Yo recomiendo una prueba estándar de tolerancia de glucosa interpretada según los criterios de la Asociación Estadounidense de la Diabetes. De los dos mil pacientes que he encontrado que superaban esos límites y, por consiguiente, eran diabéticos en estadio primario, mil novecientos no tenían ni idea de ello y, sin embargo, a casi todos ellos les habían hecho comprobaciones periódicas sus propios médicos de cabecera.

Dado que uno de cada cinco de mis paciente muestra azúcar en su orina después de una dosis estándar de glucosa, supongo que ese mismo porcentaje se aplicará a mis lectores. Y antes de iniciar ésta o cualquier otra dieta, debería llevar a cabo la siguiente comprobación, que no le costará demasiado.

CÓMO HACERSE A SÍ MISMO UNA PRUEBA DE TOLERANCIA DE GLUCOSA (PTG). Lo primero que necesita es una «dosis» de glucosa. Para prepararla, compre una botella de Glucola o Paladex en cualquier farmacia (dos botellas si pesa usted más de 102 kilos) o un equivalente (también puede servirle media taza de jarabe de cola diluido en la misma cantidad de agua o sifón, como más le guste). Al mismo tiempo, compre algunas tiras de prueba de la glucosa en la orina (la Test-tape se vuelve verde, la Clinistix se vuelve azul si hay azúcar presente). No se necesita receta para nada de todo esto.

Coma su dieta habitual, asegurándose de que durante tres días ha tomado como mínimo seiscientas calorías diarias en forma de hidratos de carbono. Al final del tercer día, no coma después de irse a la cama.

La primera cosa que ha de hacer en la mañana del cuarto día es beber con rapidez la glucosa. Evacue su orina tan a menudo como pueda y pruebe cada espécimen, para ver si hay glucosa. Si la prueba resulta ser positiva, es usted un sospechoso de primer orden para la diabetes, y *debe* hacerse una prueba de tolerancia de glucosa en un laboratorio o por un doctor.

Para enterarse de más cosas acerca de usted mismo, continúe sin comer durante seis horas, y fíjese en cómo se siente. Si se nota mareado, pegajoso, cansado, irritable, con dolor de cabeza o que le flota ésta, emocional, lloroso, o siente cualquiera de los otros síntomas que ya ha sufrido, entonces es probable que tenga usted poco azúcar en la sangre.

Esta prueba casera le indica que debe hacerse un buen test de tolerancia de glucosa para confirmar este diagnóstico. Si experimenta estos síntomas, es esencial que vea a su doctor e insista en que le haga una prueba cuidadosa. No acepte un sí o un no respecto al diagnóstico: pídale los números dados por su test de tolerancia de glucosa. ¿Hay una diferencia de 100 o más entre el resultado alto y el bajo? ¿Baja su nivel de azúcar más de 50 en una sola hora, sea cual sea ésta? ¿Baja la lectura inferior a un 30 por ciento o más por debajo del punto de partida? Según mi experiencia, esos son *algunos* de los datos que se correlacionan con los síntomas de la existencia de poco azúcar en la sangre.

SU EXCESO DE PESO, SU POCO AZÚCAR EN LA SANGRE Y SU DIABETES TIENEN TODOS UN DENOMINADOR COMÚN. «Pero el que haya poco azúcar en la sangre, ¿no es lo opuesto a la diabetes?», me preguntan los pacientes. «No», les contesto siempre, «lo opuesto a la diabetes es estar normal».

He aquí, de un modo somero, cómo se relacionan el exceso de peso, el poco azúcar en la sangre y la diabetes.

El estadio primario se inicia con un defecto genético en su metabolismo de los hidratos de carbono. Literalmente, tiene usted una «alergia a los carbohidratos», que se demuestra por el hecho de que usted sea obeso, pero su tolerancia a la glucosa aún sigue siendo normal.

En el estadio segundo, el páncreas continúa trabajando en exceso y sobreproduciendo insulina. El resultado es un mayor incremento en su peso y poco azúcar en la sangre, cosas ambas que pueden ser demostradas.

En el estadio tercero, el páncreas continúa trabajando en exceso, pero la insulina ya no puede controlar de modo inmediato el equilibrio del azúcar en la sangre. El resultado es exceso de peso, síntomas de poco azúcar en la sangre y una prueba de tolerancia de glucosa que muestra al mismo tiempo tanto diabetes como un nivel bajo de azúcar en la sangre. (Este estadio se halla tan a menudo como cualquier otro entre mis pacientes.)

En el cuarto estadio, el páncreas, aunque sigue segregando grandes cantidades de insulina, no puede producir suficiente hormona como para responder a las crecientes demandas de suministro. El resultado: obesidad y un alto nivel crónico de azúcar en la sangre, es decir, una diabetes declarada.

Éste es un esquema muy simplificado, y las fases pueden ocurrir al mismo tiempo, por lo que no todos los estadios son hallados en el historial de todo diabético.

Pero el denominador común es ese trío: obesidad, poco azúcar en la sangre y diabetes. Y la insulina en cantidades excesivas es el enemigo común.

Le ruego que trate de comprender con claridad esta conexión, pues si comprende que la gordura es una enfermedad, y se da cuenta de cómo amenaza su movilidad, personalidad, juventud, e incluso su vida, decidirá que el eliminar los carbohidratos para todo el resto de su existencia es algo que usted *desea* hacer. Y el comer de la forma que usted *desea* es algo que no requiere ninguna fuerza de voluntad.

A MENUDO SE NECESITA ESTA DIETA PARA CONTROLAR LA DIABETES. He tratado a dos mil diabéticos adultos y estables. *Aún no he tenido que dar ninguna inyección de insulina.* La dieta descrita en este libro ha sido efectiva para controlar tanto la diabetes como el exceso de peso en cada uno de esos dos mil casos. Supongo que algún día puedo encontrarme con una excepción, pero, hasta ahora, no he encontrado ninguna.

6

¿QUE ES LO QUE CAUSA ESTA PLAGA DEL SIGLO VEINTE?

Tendemos a dar por sentado el que la forma en que comemos ahora es la forma en que siempre hemos comido. Nada más lejos de la verdad. Durante la mayor parte de los cincuenta millones de años que el hombre lleva sobre la Tierra, hemos vivido de la carne y la grasa de los otros animales. Cuando corrían malos tiempos, las mujeres recogían bayas y raíces. Esto podría haber representado un total de quince gramos de carbohidratos por día, pero el hombre era un animal cazador, y nuestros hábitos alimentarios eran primariamente carnívoros.

Es importante recordar que el cuerpo que usted habita ahora es el resultado de cincuenta millones de años de evolución basada en esa dieta. Nada de jugo de naranja para el desayuno, y, no obstante, ese cuerpo no sólo sobrevivió, sino que medró. Los alfeñiques que no podían mantener su salud, energía y agilidad a base de esta dieta virtualmente libre de hidratos de carbono fueron rápidamente eliminados de la existencia de la raza.

DE CÓMO LA DIETA DEL HOMBRE LLEGÓ A TENER UN EFECTO PROFUNDAMENTE DAÑINO PARA SU SALUD. Paso primero: hacia el año 7000 a. J.C. (hace unos minutos, antropológicamente hablando), el hombre neolítico comenzó a plantar granos y raíces, y a tornarse sedentario. Su dieta comenzó a contener un porcentaje mayor de carbohidratos no refinados. Es indudable que el índice de mortalidad fue muy alto para aquellos que no pudieron adaptarse a la nueva forma de vida.

A CONTINUACIÓN VINO LA REVOLUCIÓN EN EL PROCESADO DE LOS ALIMENTOS. El segundo paso fue mucho más reciente. Hace unos doscientos años, y fue originado por la ambición del hombre para almacenar grano, para tenerlo a mano entre las estaciones de cosecha. Esto se logró, y se consigue aún, haciendo que los productos del grano sean tan nutricionalmente estériles que ni siquiera los animales dañinos y los microorganismos puedan vivir en ellos. El arroz fue descascarillado, las harinas desgerminadas y blanqueadas. El resultado fue la pérdida de la mayor parte de la vitamina B y otros productos nutritivos esenciales y un consumo incrementado de carbohidratos refinados.

LUEGO LLEGÓ EL AZÚCAR REFINADO: EL HIDRATO DE CARBONO ASESINO. El azúcar ha sido importante en nuestra dieta desde hace menos de un centenar de años. Los cruzados lo trajeron a Europa, pero durante siglos sólo lo vendían los boticarios. Y lo vendían por gramos. Sólo podían permitírselo los más ricos, que lo guardaban para las ocasiones especiales. Se calcula que hacia 1750 el inglés medio comía un kilo ochocientos gramos por año, y en 1840 la cantidad era aún de sólo nueve kilos.

Es difícil calcular cuánto azúcar consumimos en los Estados Unidos hoy en día. Lo que usamos tomándolo directamente de la azucarera para echarlo en la fruta y en el cereal, en el té, en el café y al cocinar es sólo una pequeña parte del total. Tres doctores que ejercen investigación en la Universidad Estatal de Iowa, Mohamed A. Antar, Margaret A. Ohlson y Robert E. Hodges, calculan que llegamos a tomar cincuenta kilos de azúcar y jarabe por persona y año en toda una serie de alimentos que van desde las sopas y salsas a los refrescos no alcohólicos, postres y dulces. Tomamos además otros veintisiete kilos de carbohidratos simples en la miel, la fruta y la leche, llevando nuestro consumo de las diversas especies de azúcar a un total de setenta y siete kilos por año.

Y en el año que siguió a la desafortunada y, en mi opinión, injustificada prohibición de los ciclamatos, el consumo per cápita de azúcar aumentó en otros dos kilos y pico.

EL MAYOR CAMBIO DE DIETA EN CINCUENTA MILLONES DE AÑOS. *¡De un kilo ochocientos gramos de azúcar, el hidrato de carbono más concentrado, a setenta y nueve kilos por persona y año en once generaciones! ¡Esta podría ser muy bien la alteración dietética más drástica llevada a cabo por el hombre en sus cincuenta millones de años de existencia!*

¿Qué significa esto? El azúcar nos hace gordos. Y enriquece a los dentistas. Un doctor pregunta: «Si el azúcar vulgar puede hacer pudrir y desmoronarse, hasta hacerlos desaparecer, algo tan duro

82

como son los dientes, ¿qué ruina estará causando en el resto del cuerpo?»

Pero, ¿qué evidencia existe de que el azúcar cause otros daños? Empecemos por lo menos grave.

EL AZÚCAR CAUSA UN DÉFICIT EN VITAMINA B. Para asimilar los hidratos de carbono se necesitan grandes cantidades de vitamina B. Naturalmente, el azúcar no contiene ni vitaminas ni productos nutritivos de ninguna especie, exceptuando la sacarosa. Así que el cuerpo se ve obligado a acudir a sus propias reservas de vitamina B. Cuanto más azúcar toma usted, mayor es el déficit en vitamina B que le impone a su cuerpo. Por consiguiente, es importante comprender que el azúcar tiene propiedades *antinutritivas.*

Eso es cierto, en menor grado, para todos los carbohidratos que usted consume. Las féculas son la principal fuente de azúcar oculto, porque el cuerpo las convierte en azúcar mientras se hallan en el estómago. Para saber la verdad acerca del azúcar que usted consume, debe contemplar *toda la comida que contenga féculas* como si fuera cucharadas de azúcar.

EL AZÚCAR CAUSA ALTERACIONES METABÓLICAS BÁSICAS. Dado que sólo fue hace cuatro o cinco generaciones cuando empezamos a comer una dieta moderadamente alta en azúcar, no ha habido bastante tiempo para que se produzca por selección natural una evolución hasta un sistema genético humano capaz de enfrentarse de modo satisfactorio con la marea de azúcar refinado y fécula de hoy en día.

Dado este dilúvio de azúcar y carbohidratos refinados, el páncreas se ve obligado a comportarse de modo histérico. Tiene una reacción excesiva ante la señal repetida que le indica que segregue insulina, causada por los hidratos de carbono, e inunda el riego sanguíneo con esta hormona destinada a disminuir la cantidad de azúcar en la sangre hasta que este nivel es inferior al existente cuando se recibió la primera señal (esto es la hipoglicemia). Cuando esto se ha estado produciendo durante el suficiente tiempo en un individuo genéticamente predispuesto, la insulina se vuelve menos y menos efectiva, hasta que se llega al resultado eventual de la diabetes, como ya hemos visto.

Dado que se necesita todo tipo de organismos para formar una especie, todos conocemos a algunas personas afortunadas que pueden comer cualquier cosa y no ganar peso. Resulta que sus organismos pueden enfrentarse con los carbohidratos, pero son una minoría

AHORA FIJÉMONOS EN SU SITUACIÓN INDIVIDUAL. Consideremos aquello que, en su historial familiar y forma de vida, pueda estar causando o contribuyendo a la posibilidad de que sea usted sensible a los hidratos de carbono.

EL NO TENER TOLERANCIA PARA LOS CARBOHIDRATOS ES, SOBRE TODO, CUESTIÓN DE GENES. Mark Twain escribió: «Cuando naces, estás acabado.» ¿Una broma? Mis informes muestran que *cuarenta y ocho de cada cincuenta pacientes que han venido a verme por exceso de peso* tienen parientes que o son diabéticos u obesos: dos de los signos más seguros de las alteraciones debidas a los hidratos de carbono.

La mayor parte de los niños gordos tienen padres gordos. Un estudio de varios millares de niños obesos realizado en el área de Boston mostró que sólo el diez por ciento tenían padres de un peso normal. Similares investigaciones realizadas en

Chicago, Filadelfia, Edimburgo y Viena mostraron los mismos resultados.

Esto no quiere decir que esté usted «acabado» si tiene diabetes u obesidad en el historial de su familia. Hay algo que usted puede hacer al respecto: esta dieta luchará contra ambas cosas.

EL AMOR MATERNO NO ES EL VILLANO DE ESTA HISTORIA. Oirá usted decir que la razón de esto es que la madre obliga constantemente al niño a tragar comida. Yo no me lo creo. Pienso que las madres, y especialmente aquellas que tienen problemas de obesidad, son muy sensibles a los sufrimientos y pesares que causa el exceso de peso. Creo, como norma, que no alimentan en exceso a sus hijos. Aquí interviene otro factor.

Esos niños nacen con más hambre. El defecto metabólico que sufren es aparente, ya en la cuna, bajo la forma de un apetito incrementado. Los niños de este tipo muestran que no quedan satisfechos por las cantidades estándar que les son suministradas. Incluso después de haber sido alimentados pueden seguir llorando y gritando. Las madres de hoy en día han sido adoctrinadas con el concepto de alimentar a sus hijos cuando éstos se lo piden. Así que ceden y les dan a sus retoños algo más de lo que les indica la receta del médico. No fuerzan la alimentación. Simplemente, están satisfaciendo el hambre, muy real, de sus hijos.

Aunque no es muy posible que se produzca una sobrealimentación en la infancia, es muy posible que una alimentación *incorrecta* sea la causa de la obesidad iniciada en la infancia. Después de todo, ¿cuál es el primer «alimento» extra añadido en nuestra cultura cuando se expande la alimentación a base de leche? Ha acertado: ¡el azúcar! El jugo de naranjas azucarado, los plátanos chafados, el puré de manzana y los cereales endulzados son añadidos bien pronto en el programa alimenticio del niño, y, cuando no es mucho mayor, las galletas y los caramelos se convierten en su principal recompensa. Para cuando llega a la edad en que es capaz de pensar por sí mismo, su cuerpo, susceptible a los carbohidratos, ya ha sido maltratado por sus bien intencionados padres, con el apoyo de las «autoridades» en nutrición.

Debería llevarse a cabo un estudio para demostrar lo que puede hacer una estricta eliminación de los hidratos de carbono en la prevención de la obesidad iniciada en la infancia. Yo creo que los resultados serían asombrosamente eficaces.

TAMBIÉN PUEDE DARSE UNA RESISTENCIA INNATA A LA PÉRDIDA DE PESO. Nuestro cuerpo, de cincuenta millones de años de edad, contiene, de modo natural, algunas partes para las que ya no tiene función. Esos sobrantes de los estilos de vida primigenios pueden ser muy molestos. El apéndice es buen ejemplo de ello. Otro, recientemente descubierto por el doctor Jerome Knittle y el doctor Jules Hirsch, ambos del Instituto Rockefeller, es un crecimiento de células grasas. Este crecimiento de células grasas se halla en los tejidos situados entre la piel y los músculos, especialmente en el abdomen.

Allá en los tiempos primigenios, cuando podían producirse largos períodos de tiempo entre las comidas, esas células de grasa eran un recurso de supervivencia. ¡Hoy son todo lo contrario! Es absolutamente vital que aprendamos cómo comer, evitando este escollo.

¿ES HEREDITARIO UN CRECIMIENTO DE LAS CÉLULAS GRASAS? Incluso la gente delgada tiene algunas de esas células: pequeños almacenes de grasa y energía potencial. Pero los gordos tienen una verdadera acumulación, a menudo desde la infancia. En los primeros meses de la vida estas células pueden triplicar o cuadruplicar su número, según descubrieron Knittle e Hirsch. Y en cuanto aparecen esas células grasas, perduran durante toda la vida.

Ese crecimiento de células grasas puede aparecer a cualquier edad hasta la adolescencia. Entonces la prognosis del control definitivo del problema de peso del niño se convierte en bastante difícil, hasta que llega a su edad adulta. El doctor Knittle cree que es «casi imposible». No obstante, en mi propio consultorio, yo he tratado centenares de tales casos de obesidad infantil. Y, basándome en la dieta de este libro, he logrado controlar su peso. (Véase la historia de Perry Zenlea, en el capítulo I.)

La razón de esta visión pesimista en esos casos es el efecto metabólico de las mismas células grasas. El tejido adiposo no es la acumulación inerte de grasa que parece ser, sino que es un órgano activo del metabolismo. Entre otras funciones, las membranas de las células grasas, al resistir la acción de la insulina, originan un incremento en la producción de esta hormona. Así que, incluso si el ayuno empequeñeciera las células, cuantas más células adiposas mayor cantidad de membranas celulares y, por consiguiente, mayor producción de insulina.

LA EDAD EN SÍ PUEDE HACER QUE USTED SE VUELVA ALÉRGICO A LOS HIDRATOS DE CARBONO (¡ LO QUE SIGNIFICA GORDURA!). Incluso si no tuvo usted padres obesos, incluso si no empezó usted la vida como niño regordete, repleto de células adiposas, tampoco hay ninguna garantía de que no tenga usted un exceso de peso y una supersensibilidad hacia el azúcar para cuando lleve sesenta años comiendo y bebiendo en nuestra cultura de los hidratos de carbono.

Existen excepciones, pero en general la habilidad de nuestros organismos para controlar los hidratos de carbono va en disminución a medida que nos hacemos mayores, y, por consiguiente, nos volvemos más gordos.

LA TENSIÓN Y LA ANSIEDAD PUEDEN CONVERTIRLE A USTED EN ALÉRGICO A LOS CARBOHIDRATOS (¡LO QUE SIGNIFICA GORDURA!) ¡La tensión, la ansiedad y la fatiga emocional tienden a hacer que la gente sensible a los carbohidratos se vuelva gorda! He aquí el porqué: cuando estamos en tensión, nuestros cuerpos liberan adrenalina. Y la adrenalina incrementa los niveles de azúcar en la sangre. Esto, a su vez, desencadena un flujo de insulina, de modo que el azúcar que hay en la sangre acaba siendo menor que al principio. (Es importante darse cuenta de que el efecto disminutivo de la cantidad de azúcar que hay en la sangre producido por la insulina es más potente y duradero que el efecto contrario ocasionado por la adrenalina.)

Es en este punto bajo cuando comemos y bebemos para obtener energía, para hallar un consuelo, para apaciguar y calmar nuestros miedos, ira y tensiones. Y esas alimentaciones a base de elevadas cantidades de carbohidratos nos van aportando kilos y más kilos.

El sentir ansiedad hace que tengamos poco azúcar en la sangre. Y el poco azúcar en la sangre causa sensaciones de ansiedad que muchos de nosotros satisfacemos con comidas y bebidas muy ricas en hidratos de carbono.

Afortunadamente, hay una forma de romper este círculo vicioso: la dieta de este libro. Permite tomar alimentos proteínicos y grasos tan a menudo como se desee.

Las combinaciones de proteínas y grasas tienden a ser estabilizadoras de la insulina, hablando biológicamente. Es decir, que, *a diferencia de los carbohidratos*, no afectan de un modo espectacular a los niveles de azúcar en la sangre y, por consiguiente, no desencadenan la marea de la insulina.

Con esta dieta, el azúcar de su sangre va siendo llevado, de modo gradual, a los niveles normales, en los que es mantenido, porque no se come nada que desencadene un diluvio de insulina. Y en este tranquilizador clima metabólico, la ansiedad y la tensión pueden ir desapareciendo.

JENNY O'HARA VINO A VERME EN UN MOMENTO DE ANSIEDAD. Jenny O'Hara estaba empezando su turno como estrella del famoso espectáculo de Broadway *Promises, Promises* cuando vino a verme en agosto de 1971. Mide 1,65 metros y pesaba sesenta y cinco kilos. «Eso es mucho para cualquiera y demasiado para una actriz», dice, «pero me aterraba la idea de ponerme a dieta... justo en aquel momento de ansiedad. Pensaba que aquello me iba a poner nerviosa, irritable, tensa, cansada y miserable, como siempre ocurre con las dietas. ¿Cómo iba a soportarlo?

»Y no fue así, en lo más mínimo. Ahora me encuentro maravillosamente. Jamás tuve tanta energía en toda mi vida. Y, sin embargo, antes de comenzar con esta dieta acostumbraba a dormir durante muchas horas al día, por lo cansada que estaba. Así que entonces entraba en aquel horrible ciclo de los dulces; ya saben: comer dulces para obtener un aumento de la energía, y luego darse cuenta de que ésta ha descendido muy por debajo de donde se hallaba al comer los dulces.»

Los padres de Jenny son muy obesos, y ella fue una niña gorda, una quinceañera gorda. Su peso máximo fue de setenta y dos kilos y medio (cuando tenía diecisiete años). Y la mayor parte del tiempo lo ha pasado entre los sesenta y seis y los sesenta y ocho kilos.

«ESTOY LOCA POR LOS PASTELES», ADMITE JENNY. Ahora oscila entre cincuenta y cuatro y cincuenta y seis kilos, que es justamente lo que ella desea mantener. «Y los centímetros se han ido a un ritmo de locura», exclama.

Había probado muchas dietas, y fracasado con todas. «Soy una enamorada de los pasteles», confiesa. «Siento verdadera ansia por los dulces de todo tipo. Es esto lo que siempre me arruina.

»Es verdaderamente extraño y maravilloso que, con esta dieta, ya no sienta hambre de todas esas cosas que no debo comer. Supongo que lo que hace que la dieta me vaya bien es el que pueda tomar mantequilla, crema agria y mayonesa. Me encanta la milanesa a la plancha con un poco de ajo y cubierta con crema agria y pimienta. ¡Hummm! Y un filete con un buen trozo de mantequilla encima. Y adoro la *quiche Lorraine*, que es perfectamente legal. Una sólo tiene que dejarse la corteza. Y disfruto horrores con el pastel de queso. Y me inventé un *soufflé* de calabaza, hecho con nata, edulcorantes y especias que es realmente fabuloso.»

Entre las comidas, Jenny come nueces y queso (su favorito es el Cheddar). Para la comida le encantan las salchichas de pura carne de vacuno, y para desayunar (con sus huevos) butifarra marca Jones, una de las calidades sin relleno que no sea cárnico.

EL SÓLO HECHO DE SER MUJER HACE QUE USTED SEA ESPECIALMENTE SUSCEPTIBLE A LA «ALERGIA A LOS CARBOHIDRATOS». Es frecuente que incluso las mujeres que no son habitualmente hipoglicémicas tengan de modo periódico poco azúcar en la sangre la semana

90

antes de la menstruación. Este estado de cosas puede explicar esa sensación de depresión, irritabilidad e inestabilidad emocional que altera a tantas mujeres.

Esa sensación de que «todo se hunde» también lleva a comer alimentos «reconfortantes», tales como pastas, caramelos y pasteles. Todo el peso que las mujeres ganan antes de sus períodos no es, siempre, simple agua. En muchas mujeres cada período es seguido por una semana de dieta acelerada.

Las mujeres también son peculiarmente vulnerables a una alteración orgánica común de retención de fluidos, llamada edema idiopático de las mujeres. También ésta es una alteración que se sabe que es debida al metabolismo de los carbohidratos.

También a menudo la hipoglicemia y la obesidad se inician con el primer embarazo de una mujer, y se incrementan con cada embarazo posterior. Los embarazos y el dar a luz aumentan enormemente las tensiones y ansiedad bajo las que vive una mujer. Y actúan como disparadores que pueden iniciar una alteración metabólica permanente. Además, durante el embarazo el organismo de la mujer es inundado por hormonas femeninas, que inician una secreción en exceso de insulina.

Los tocólogos modernos saben que la hipoglicemia, que se prolonga, puede ser también la causa de la depresión posterior al parto.

LA CAFEÍNA TAMBIÉN AGRAVA LA NO TOLERANCIA HACIA LOS HIDRATOS DE CARBONO. La cafeína de nuestro café (e incluso la teobromina del té) puede llevar a una producción excesiva de insulina. Nuestro consumo nacional de refrescos no alcohólicos (muchos de los cuales contienen cantidades significativas de cafeína, tanto como de azúcar) ha contribuido indudablemente a nuestra vulnerabilidad nacional al exceso de peso, la hipoglicemia, las dolencias del corazón y la diabetes.

Pero si yo tuviera que seleccionar el factor único causante de la mayor parte de los casos de la epidemia de obesidad que se ha extendido por todos los países occidentalizados, sería el enorme consumo de azúcar refinado. Pienso que debería hacerse algo, *ahora mismo*, para corregir esta situación.

Los caramelos y los refrescos no alcohólicos deberían llevar una advertencia equivalente a ésa que en los paquetes de cigarrillos estadounidenses indica que: «El fumar cigarrillos es peligroso para su salud.»

Los paquetes de los productos que contienen azúcar deberían llevar esta etiqueta: «Advertencia: este producto contiene azúcar y puede ser físicamente nocivo para algunas personas. Consulte a su médico antes de comprarlo y usarlo.»

Otros agravantes: la píldora y la terapia de reemplazo de los estrógenos. La píldora para el control de la natalidad y los estrógenos usados como terapia de reemplazamiento de las hormonas menopáusicas tienen el mismo tipo de efecto que el embarazo. Incrementan la severidad del hiperinsulinismo y, por consiguiente, agravan la hipoglicemia, la diabetes y el exceso de peso. (Si está usted tomando estos medicamentos, no espere que le vaya bien con ésta o con cualquier otra dieta. En otras palabras, quizá se vea obligada a elegir entre la hormona femenina y el mantenerse delgada y tener unos niveles normales de azúcar en la sangre.)

En realidad, los hombres no son más afortunados. Los hombres no se hallan exentos, en ningún sentido, del desastre producido por el azúcar refinado y las féculas. Un estudio sueco mostró que la no tolerancia a los hidratos de carbono entre los hombres aumentaba de modo constante, década tras década, a partir de los veinte años.

En la mujer este cambio no ocurre hasta que se llega a la menopausia.

Este dato está correlacionado con el hecho de que los hombres son susceptibles a los ataques al corazón desde la veintena en adelante, mientras que las mujeres, a menos que sean diabéticas, tienen menos ·posibilidades de padecer dolencias cardíacas, hasta después de la menopausia.

¿LE PARECE UNA CLARA CONTRADICCIÓN LO QUE ACABA DE LEER? ¿Cómo puedo decirle a usted que la píldora y la terapia de reemplazo de estrógenos agravan el hiperinsulinismo y toda su secuela de alteraciones relacionadas... y luego, a continuación, decirle que las mujeres posmenopáusicas, que han perdido la mayor parte de sus estrógenos, se tornan tan vulnerables como los hombres a esas mismas alteraciones?

Parece una clara contradicción, ¿no es así? Sin embargo, no lo es. Simplemente, nos señala uno de los muchos misterios que aún existen en la medicina. Sabemos que en realidad existen esas situaciones que en apariencia son contradictorias. Así que sólo podemos llegar a una conclusión: el estrógeno, por sí solo, no es el agente protector.

Hay otras hormonas, otros factores que intervienen en el equilibrio hormonal natural de la mujer premenopáusica. En realidad no sabemos qué elemento es el que desempeña el papel protector. Sólo podemos deducir, dadas nuestras observaciones, que existe tal factor.

LOS PSICOFÁRMACOS MÁS POTENTES PRODUCEN INCREMENTOS DE PESO. En esta época en la que uno se ha acostumbrado a tomar una píldora para contrarrestar cualquier cosa que le suceda, no cabe sorprenderse de que algunos de nuestros fármacos destinados a «ayudar» a la gente tengan unos efectos secundarios que ocasionen justo lo contrario. Un buen ejemplo son los psicofármacos más potentes. Las categorías más importantes de tales medicamentos son las fenotiazinas (tales como la Thorazina y Compazina) y los grupos energizadores de la psique (por ejemplo, el Elavil y el Sinequan). Mis propias observaciones clínicas, aunque no estén probadas, me sugieren que ambos fármacos parecen incrementar la secreción de insulina y llevar a un aumento de peso y a la hipoglicemia. (Esto puede que no sea cierto para fármacos más suaves tales como el Librium, el Valium y el Meprobamato.)

Ahora bien, como la hipoglicemia es a menudo la causa y raíz de síntomas psiconeuróticos tales como la depresión y la ansiedad, son los hipoglicémicos los que, con gran probabilidad, utilizarán estos fármacos. Y usted podrá ver que tales productos, por útiles que sean, pueden causar más daño que bien si su problema es realmente la hipoglicemia.

No soy psiquiatra, pero he trabajado con centenares de pacientes psiquiátricos y he averiguado que esta dieta ha sido, a veces, más efectiva que los fármacos para estabilizar los síntomas mentales que sufrían mis pacientes. En muchos casos, trabajando de acuerdo con el psiquiatra del paciente, hemos sido capaces de reducir la dosis de estos potentes fármacos, y, en algunos casos, eliminarlos por completo, a medida que los pacientes comenzaban a mostrar una mejora a veces espectacular y milagrosa en sus problemas de depresión, ansiedad y adaptación.

7

ES UNA DIETA ENERGÉTICA: TANTO PSICOLÓGICA COMO FÍSICAMENTE

Para mí la cosa más extraordinaria y estimulante de esta dieta es la forma en que puede transformar por completo la personalidad de un paciente. Veo suceder esto continuamente y jamás dejo de asombrarme por este milagro.

En la *primera visita* la mayor parte de la gente se muestra deprimida, derrotada, letárgica, y aparentan muchos más años de su edad real. ¿Cómo puede una cosa tan simple como es un cambio de dieta transformarlos en pocos meses en los individuos enérgicos, jóvenes y confiados en sí mismos en que se convierten? ¡Bueno, pues lo hace! Esa es una de las razones por las que me he convertido en un evangelista tan decidido de esta dieta. ¿Por qué no puede *transformarse* todo el mundo de esta manera?

Claro que la *mayor parte* de los gordos que pierden peso por cualquier método razonable tienen mejor aspecto y se sienten mucho más saludables *mientras se mantiene su pérdida de peso*... lo que, desgraciadamente, no es demasiado tiempo en la mayor parte de los regímenes.

Pero los cambios físicos y emocionales que produce esta dieta son diferentes. Se consigue mucho más que la simple pérdida de peso. *Se eliminan los síntomas físicos, mentales y emocionales debidos a un bajo nivel de azúcar en la sangre. Y el resultado es un incremento de la energía mental, sexual y física, que es maravilloso notar y maravilloso contemplar.*

Tomemos como ejemplo el caso de Hal Linden, actor estrella de la obra *The Rothschilds* de Broadway, que pesaba ochenta y seis kilos cuando vino a verme. Dado que mide 1,82 metros, no tenía mucho que perder. «Pero», dice su esposa Frances, «a mi esposo le encanta comer. ¡Puede comerse su porción y la mía... en cualquier momento! Y recupera con gran rapidez el peso».

Así que para Hal Linden el conseguir eliminar y no volver a recuperar esos pocos kilos extra se había convertido en un verdadero problema que arrastraba desde hacía mucho. No obstante, gracias a esta dieta, que está pensada para la gente (¡como yo!) a la que le encanta comer, logró eliminar con facilidad el peso. Y ha sido capaz de mantenerse sin ninguna dificultad. Es la primera vez que esto le sucede, en toda su vida. Como es natural, está encantado. «Y se ha triplicado su energía», dice su esposa. «Es fantástico.»

LO QUE ESTÁ EN JUEGO ES LA ENERGÍA EN OPOSICIÓN A LA FATIGA, LA ALEGRÍA EN CONTRAPOSICIÓN A LA DEPRESIÓN. Todas esas nuevas sensaciones de juventud, optimismo y energía son las que realmente tienen importancia en el deseo del paciente de mantenerse a dieta. No es sólo el pensar: «Si me tomo este trozo de pastel de cumpleaños, ganaré peso», es más bien, «si me tomo este trozo de pastel de cumpleaños, ganaré peso y también me encontraré deslizándome hacia abajo por el viejo tobogán de la emocionalidad... volviendo a sentirme cansado, deprimido e irritable».

Este nuevo y poderoso aliciente y la sensación de bienestar no son originados sólo por el hecho de que su figura se está moldeando tal como usted lo desea. Es también el resultado bioquímico del hecho de que el azúcar de su sangre (la fuente del combustible de su cerebro y organismo) ya no está bajando a unos niveles intolerables, sino que' está siendo estabilizado hasta casi la normalidad por esta dieta.

Junto con las quejas por el exceso de peso, las quejas por la fatiga son lo que más oigo en la primera visita.

La depresión es a menudo un síntoma de tener poco azúcar en la sangre. Dado que no soy un psiquiatra, pocos pacientes comienzan por hablarme de su depresión. Pero en seguida queda bien claro que, junto con su fatiga, notan depresión, lo cual es un síntoma bien conocido de tener poco azúcar en la sangre.

Oigo variantes de este tema de la depresión hacia el final de casi cada primera visita: «Estoy muy disgustado conmigo mismo.» «Me siento absolutamente desesperado.» «Me duermo llorando.» «No logro integrarme.» «Soy una porquería, y lo se.»

La mayor parte de la gente con exceso de peso casi espera sentirse deprimida, dado que el exceso de peso en nuestra sociedad es un impedimento social y sexual, un constante castigo del ego. Pero no aceptan de igual modo la fatiga. A menudo parecen sentirse sorprendidos por ella.

«No sé lo que me pasa, pero en cuanto he acabado de cenar no puedo tener los ojos abiertos.»

«Mc encanta ese curso, pero parece que no puedo evitar dormirme en la mayor parte de las clases.»

«Me quedo tan adormilado por la tarde, que es como si no estuviese vivo. Es una verdadera *tortura* el permanecer despierto. ¿Por qué me pasa esto?»

«No me despierto tan pronto, y, sin embargo, hacia las once de la noche ya me siento como un viejo decrépito.»

¿Es éste el tipo de cosas que acostumbra usted a decir?

Le preguntaría una cosa: ¿Cuándo se siente usted más cansado? ¿A qué horas?

«Bueno, creo que la peor hora es de las once a las doce y entre las cuatro y las seis de la tarde», es lo que se me contesta más a menudo.

¿ESTÁ USTED FAMILIARIZADO CON ESTE TIPO DE FATIGA? La mayor parte de la gente siente fatiga en un momento u otro, a lo largo del día. Usted lo acepta como normal. Ha hecho su trabajo, se ha preocupado mucho, o su vida presenta muchos problemas, así que, ¿por qué no iba a estar cansado?

Y, no obstante, casi todos nosotros podemos sentirnos mejor sólo con comprender la relación que hay entre lo que comemos, cuándo lo comemos y cómo nos sentimos.

¿Por qué no tabular su ritmo energético y correlacionarlo con su ritmo alimenticio? Hallará que existe una relación. El factor básico que la gobierna parece ser el nivel de azúcar que se encuentra en su sangre en un momento dado.

Puede engañar a su estómago entre las comidas con apio, variantes a la vinagreta y palitos de zanahoria, pero no puede engañar a su riego sanguíneo. Si tiene un nivel de azúcar en la sangre bajo o en descenso, va a sentir los síntomas de fatiga hasta que no cambie sus hábitos alimentarios.

EL HACERSE VIEJO NO SIGNIFICA QUE TENGA QUE SENTIRSE CANSADO. «Supongo que estoy envejeciendo, porque estoy cansado la mayor parte del tiempo.» Este concepto erróneo es uno de los que estoy siempre oyendo.

Estoy de acuerdo en que es inevitable el envejecer. Pero no lo es el sentirse cada vez más cansado. He hallado, en millares de casos, que en cuanto un individuo sigue esta dieta puede estar muy entrado en años y, a pesar de ello, tener una energía que ni siquiera se daba cuenta de que podía experimentar. Lo sé, pues lo he visto en muchas ocasiones, y sé que no sólo se sentirá mejor con esta dieta que con cualquier otra, *sino que se sentirá mejor de lo que usted mismo considera normal.*

La fatiga no es necesaria. No es normal. Sea cual sea su edad, si está usted cansado, si no tiene energías, entonces puede usted considerar, casi sin lugar a dudas, que es a causa de que hay algo que no va bien en usted. Y si además tiene usted un exceso de peso significativo, lo más probable es que su problema sea su metabolismo de los hidratos de carbono... y que tenga hipoglicemia.

DEFINICIÓN Y CAUSAS DE LA HIPOGLICEMIA. La hipoglicemia proviene etimológicamente del griego y significa un nivel de azúcar en la sangre anormalmente bajo: *hipo* significa «por debajo», *glykis* «dulce», *emia* «en la sangre».

Existen varios tipos de hipoglicemia orgánica, que pueden surgir por una diversidad de causas. *No* vamos a discutir aquí éstas porque el 90 por ciento de todos los casos de un bajo nivel de azúcar en la sangre son de lo que se llama la hipoglicemia funcional. Y el 90 por ciento de *éstos* son causados por una reacción excesiva hacia los hidratos de carbono, de la que ya hemos hablado antes. Esta reacción excesiva origina que un excedente de insulina sea lanzado al riego sanguíneo, siendo la acción principal de la insulina el hacer bajar el nivel de azúcar en la sangre.

A diferencia de lo que usted creyó en primer lugar, la hipoglicemia no se debe a una falta de azúcar en su dieta, sino que viene causada por una excesiva respuesta insulínica... o hiperinsulinismo. No olvide jamás que la presencia de azúcar en su dieta hace que, a la larga, esto empeore.

SÍNTOMAS DE LA HIPOGLICEMIA. La depresión y la fatiga no son los únicos síntomas. Entre la multitud de otros, que *pueden* ser debidos a la hipoglicemia, se hallan la irritabilidad, el nerviosismo, los mareos, los dolores de cabeza, los desvanecimientos, los sudores fríos, las manos y pies fríos, el adormilamiento, la falta de memoria, los insomnios, el estar preocupado, la confusión, la ansiedad, los pálpitos del corazón, los dolores musculares, la hostilidad, la beligerancia, los comportamientos antisociales, la falta de decisión, los ataques de llanto, la falta de concentración, los movimientos incontrolables de los músculos, la respiración jadeante, las alteraciones digestivas, los síndromes de úlcera, las fobias y los temores, las intenciones suicidas, las convulsiones, las alergias, la visión borrosa, la dependencia del alcohol y las drogas, la falta de impulsos sexuales en las mujeres, la impotencia sexual en los hombres, la falta de éxito en los estudios, los terrores y pesadillas... e incluso la inconsciencia.

No todos los hipoglicémicos son obesos (dos de

mis enfermeras más atractivas son hipoglicémicas, y una usa vestidos de talla 3 y la otra de talla 7), pero casi el 70 por ciento de mis pacientes que tienen exceso de peso también tiene una deficiencia de azúcar en la sangre, de un tipo u otro, cuando vienen a verme. Y calculo que tres de cada cuatro personas con deficiencia de azúcar en la sangre son obesas.

Una de ellas es una actriz bien conocida, paciente mía. Incluso después de la menor toma de carbohidratos, *desciende* su nivel energético y *sube* su peso. «Si como una manzana, me produce el efecto de comer tres caramelos», me informa. «Antes de venir a verle a usted, no podía perder peso. Y *no me era posible* comprender el porqué.» Perdió cuatro kilos y medio en un mes, siguiendo esta dieta.

ÉSTA ES LA MENOS DIAGNOSTICADA DE TODAS LAS ENFERMEDADES. Uno de mis colegas dice: «La hipoglicemia es un síntoma de mal funcionamiento orgánico tan común en nuestra sociedad de hoy en día que la persona que se siente bien es la excepción que confirma la regla.» Creo que se trata de la enfermedad del siglo XX, porque resulta de la respuesta de nuestro cuerpo a la tensión dietaria, única en la historia, causada por comer principalmente hidratos de carbono refinados.

Los síntomas son tan numerosos y diversos que muchos doctores desconfían y niegan la sola idea de esta enfermedad.

La hipoglicemia no es sospechada y diagnosticada tal como debería ser, y esto con una amplitud sin paralelo en la medicina. Quizá se deba a que este tema sólo es tratado durante quizás una hora en un programa de estudios médicos de cuatro años. O a que en los libros de texto médicos sea descrita como un estado relativamente poco común.

Recordando, ahora me doy cuenta de que quizá no descubriese centenares de casos de esta enfermedad mientras era interno y residente por no sospechar de un bajo nivel de azúcar en la sangre. Ni tampoco pensaba en ello ninguno de mis maestros. Por consiguiente, no culpe al doctor que no comprende o diagnostica su déficit de azúcar en la sangre; no se puede esperar que sepa más de lo que le han enseñado.

Lo que sí sé es una cosa: quienquiera que definió en primer lugar la hipoglicemia como algo que existe cuando el azúcar de la sangre cae por debajo de 45 milígramos porcentuales (ésa es la unidad con que se mide el azúcar en la sangre), o sea, más o menos la mitad de lo que debería estar circulando en la sangre, hizo que el conocimiento médico en esta área se retrasara al menos una generación. A causa de esto, al doctor medio le da miedo diagnosticar que un paciente sufre esta enfermedad, a menos que vea ese número mágico.

Aunque una lectura tan baja sea útil en la selección de casos destinados a la investigación médica, el nivel de azúcar de la mayor parte de los hipoglicémicos no cae tan bajo, ni siquiera cuando los pacientes se hallan tan mal, a causa de su estado, que se ven obligados a guardar cama.

¿CUÁNTAS ENFERMEDADES «MENTALES» SON DIAGNOSTICADAS DE UN MODO EQUIVOCADO? Una de cada dos camas de hospital de los Estados Unidos está ocupada por un paciente mental. Junto con otros doctores, estoy convencido de que lo que anda mal en una buena proporción de estos pacientes no es algo mental sino físico: una hipoglicemia funcional que podría ser controlada con facilidad mediante una dieta libre de carbohidratos.

La hipoglicemia puede mimetizarse imitando casi

cualquier alteración neuropsiquiátrica, y los pacientes con hipoglicemia han recibido unos diagnósticos incompletos o incorrectos que afirmaban que tenían esquizofrenia, psicosis maníaco-depresiva y toda una gran variedad de otras enfermedades.

LA DIETA CORRECTA PODRÍA RESCATAR A MUCHOS DE LOS PACIENTES MENTALES. Lo más triste es que cuando los pacientes son recluidos en una institución, a causa de su enfermedad mental, la dieta que reciben en esa institución. es de bajo coste y con muchos carbohidratos. Eso es, exactamente, lo opuesto a un tratamiento que podría mejorar su estado. Estoy convencido de que si hiciéramos que esos pacientes mentales siguiesen una dieta sin ningún hidrato de carbono, podríamos vaciar un número significativo de las camas que hoy en día son ocupadas por los pacientes psiquiátricos.

Prueba de esto son los buenos resultados que muchos de los psiquiatras, nutricionalmente orientados, de la nueva generación están obteniendo al tratar a sus pacientes con una terapia megavitamínica y una dieta baja en carbohidratos.

LA DEFICIENCIA DE AZÚCAR EN LA SANGRE PUEDE SER TEMPORAL O RECURRENTE. La deficiencia temporal de azúcar en la sangre puede ser originada por un impacto emocional o una tensión. La ansiedad incrementa la emisión de insulina y esto puede exacerbar todas las tendencias hacia la deficiencia de azúcar en la sangre. Muchos de nosotros podemos sufrir una hipoglicemia temporal como resultado de un exceso en los carbohidratos o en el alcohol, tal como hacemos, por ejemplo, en las fiestas o en las vacaciones.

Una deficiencia recurrente en los niveles de azúcar en la sangre es, según creo, la forma más común.

Si uno repite el hábito dietético que ocasiona la hipoglicemia, uno repite también los síntomas. La persona que se siente fatigada cada tarde a las cuatro porque cada mediodía toma una comida alta en carbohidratos es el ejemplo típico de esto. Cuando su doctor le hace a usted el historial médico, ésta podría ser su clave más importante para dar un diagnóstico.

HE AQUÍ COMO CUALQUIERA PUEDE CONTROLAR LA HIPOGLICEMIA. Sea cual sea la causa, el proceso normalizador es el mismo. Sólo hay una forma de romper el círculo vicioso. Debe ser detenida la superproducción de insulina (que hace descender la cantidad de azúcar en la sangre). Y usted puede lograr esto eliminando de su dieta cualquier cosa que *estimule* esta superproducción: el alcohol, la cafeína y, naturalmente, lo que es más importante: cualquier carbohidrato.

Para empezar, permítame repetir que el ejercicio puede ser de una gran ayuda. Yo recomiendo los deportes, los juegos divertidos, porque pueden ser física y mentalmente relajadores. Y, al incrementar la demanda de glucosa de su cuerpo, el ejercicio anima a su organismo a que convierta más grasa en azúcar, estabilizando de este modo los vaivenes en su nivel de azúcar. Además, el ejercicio produce una euforia especial que le es propia.

Pero la dieta es la verdadera clave del tratamiento.

Cuando usted elimina de su dieta el fácil combustible que es el carbohidrato, su organismo comienza a buscar otra fuente de energía, es decir, esas grandes reservas, no utilizadas, de grasa almacenada. Este cambio es gobernado por la pituitaria, que recibe una señal para comenzar a suministrar su hormona movilizadora de las grasas. La HMG libera energía a su riego sanguíneo al hacer que la grasa almacenada se convierta en carbohidratos. De este modo, desaparece la fatiga, *sin tener que recurrir al defectuoso mecanismo de la insulina.*

SIGUIENDO LA DIETA TIENE MUCHAS ENERGÍAS. HAGA TRAMPA... Y VOLVERÁ LA FATIGA. El síntoma de la fatiga es una especie de castigo y premio inherente a la dieta. Le motiva a uno para que prosiga en ella, dado que es maravilloso el volver a tener energía, al tiempo que se pierde peso.

Si se aparta de la dieta aprenderá por triste experiencia que hasta setenta y dos horas más tarde se volverá a arrastrar de nuevo en la forma en que lo hacía antes de iniciar el régimen.

¿POR QUÉ HASTA SETENTA Y DOS HORAS? Suponga que *abandona* la dieta el sábado y vuelve a ella el domingo. ¿Por qué está usted exhausto el lunes y el martes? Después de todo, ya ha vuelto usted a su dieta.

Bueno, el mecanismo que aquí interviene tiene que ver con el tiempo que se necesita para emitir HMG de nuevo, después de que ha regresado a la dieta. Cuando la HMG está circulando por su riego sanguíneo, sus almacenamientos de grasa le suministran energía, pero al abandonar la dieta la noche del sábado usted *cortó* la circulación de la HMG. Consiguió un incremento energético temporal a causa de los carbohidratos que absorbió, pero luego vino la caída. Sin su HMG, usted tiende a quedarse temporalmente parado. Después, tras dos o tres días de seguir la dieta, ya ha logrado de nuevo que haya suficiente HMG circulando como para poder utilizar una vez más toda esa energía almacenada en su grasa... consiguiendo así eliminar la grasa, al tiempo que la fatiga.

¿Lo comprende? Es importante que lo comprenda. De lo contrario, echará usted las culpas de su fatiga del martes a su dieta del domingo y el lunes en lugar de atribuirla a su cana al aire del domingo.

. ALGUNOS PACIENTES ESTÁN MÁS CANSADOS QUE OTROS. Ahora bien, no todos los pacientes, incluso aunque tengan poco azúcar en la sangre, se sienten igualmente afectados por este síntoma de fatiga. En absoluto. Pero, para alguna gente, el conseguir de nuevo su energía es casi tan importante como el volver a tener una buena figura. Natalie Todd es una de estas personas. Una de mis enfermeras le pidió que le hablase a usted de esto, utilizando mi magnetófono.

«No es tanto el peso que he perdido —dice—, es la diferencia en la forma en que me siento desde que comencé con la dieta. Siempre estaba exhausta. Especialmente sentía muy cansadas las piernas, como si fueran de plomo. Tenía que pasar un día por semana en la cama, y si no hubiera sido porque debía dirigir mi negocio, aún hubiera pasado más tiempo acostada.

»Después de la dieta, el cambio fue increíble. En sólo una semana me sentí mejor.»

TRAS LA DIETA... UN COMPLETO CAMBIO DE PERSONALIDAD. «Otra cosa más —dice Natalie—, siempre ansiaba comer dulces, y devoraba ininterrumpidamente caramelos. Siempre tenía hambre. Me levantaba de la mesa y me sentía muerta de apetito. Naturalmente, así es cómo gané peso. Nunca comía lo suficiente. Y lo único que conseguía con comer más era tener aún más hambre.

»Por otra parte, tenía un temperamento de mil diablos. Siempre estaba irritada, así como cansada y hambrienta. Le diré que mi familia piensa que esta

106

dieta es un verdadero milagro por lo mucho que me ha cambiado.»

Natalie tenía poco azúcar en la sangre, era gorda de niña, pero delgada cuando se casó. Había comenzado a aumentar de peso con su primer embarazo, pero cuando vino a verme sólo tenía nueve kilos más que lo que pesaba cuando se casó.

«Me vestía para salir y entonces me echaba a llorar —recuerda—. Era a causa de todo ese peso extra, pero también por sentirme tan hambrienta y exhausta. Cuando vine a verle estaba ya desesperada.»

UNA LENTA PÉRDIDA DE PESO PRODUJO UN CAMBIO EN SUS GUSTOS. Perdió los nueve kilos con lentitud. Esto tiene sus ventajas, pues en los meses que han pasado han cambiado sus gustos en cuestión de comida. Ahora, le desagradan de un modo positivo los dulces. «Soy una gran comedora de queso —dice—. Brie, Fontina, cualquier queso bueno. Y me siento muy feliz de poder comer queso en lugar de cualquier postre.» Su familia come patatas y pasteles de carne, pero a ella ya no le tientan. «La idea de que vuelva a caer sobre mí aquella sensación de cansancio hace que me parezcan veneno», dice.

A UN PACIENTE SE LE HABÍA DIAGNOSTICADO COMO PSICÓTICO. Nuestros archivos están repletos de los historiales de pacientes que han sido incapacitados físicamente o clasificados como psiconeuróticos graves y que, sin embargo, sólo tenían una hipoglicemia aguda... y esto porque su nivel de azúcar en la sangre no bajaba lo suficiente como para satisfacer a los otros doctores a los que habían consultado, y que no creían que ésa fuera la raíz de su problema. Cuando fueron colocados bajo este régimen, desaparecieron los síntomas de toda su vida, como por obra de magia.

Uno de estos casos no se aparta de mi mente a causa de la tremenda sensibilidad de esa paciente a las más ínfimas cantidades de hidratos de carbono. En un principio, Grace R. vino a verme porque quería perder peso, pero sus verdaderos problemas eran físicos (se veía, literalmente, obligada a guardar cama a causa de la debilidad) y mentales (incluso un psiquiatra que conozco, y que sabe muy bien lo que es la hipoglicemia, la había diagnosticado como psicótica).

Grace R. pesaba sesenta kilos cuando vino a verme por primera vez. Su curva de tolerancia de la glucosa me parecía la de una hipoglicémica, a pesar de que su medición inferior no caía por debajo de los 68 miligramos por ciento.

Me dijo: «Me estoy matando de hambre a base de ayunos... y, sin embargo, llevo años luchando con mi peso. En otro tiempo pesaba setenta kilos. Pensaba en lo maravilloso que sería pesar cincuenta y cinco.»

No NECESITÓ MÁS TRANQUILIZANTES. Tras cinco años de dieta pesa cuarenta y nueve kilos y ha pasado de la talla 12 a la 6. «Pero el mayor cambio ha sido en mi modo de pensar, un enorme cambio de actitud —dice—. Pasaba buena parte de mi vida tirada en el sofá de mi psicoanalista y con los consejeros en cuidado de niños y los matrimoniales. Tomaba tranquilizantes y Thorazina. ¡Tres semanas después de que inicié la dieta, se acabaron los tranquilizantes! Ya no los necesito. Me había estado sintiendo tan deprimida, tan ansiosa, tan débil, tan llorosa o tan adormilada continuamente, que no podía concentrarme. No podía tomar decisiones. Ni siquiera podía acabar las frases. Todo el mundo, incluyéndome a mí misma, pensaba que era la mayor hipocondríaca, la mayor psiconeurótica de todos los tiempos. Luego empecé con la dieta y todos mis problemas desaparecieron. ¡Es fantástico!

»Soy una de esas personas cuyo cuerpo no puede soportar nada que se convierta en azúcar. Si me tomaba ocho veneras, tenía que pasar todo un día en cama a causa de la debilidad.» (Las veneras son uno de los pocos alimentos marinos que contienen una cantidad significativa de carbohidratos: más o menos un gramo por cada treinta.)

QUÉ DEBE HACER SI ES USTED HIPOGLICÉMICO. Dado que quizá su doctor prefiera ignorar la existencia de la hiploglicemia, es bueno que tenga usted pruebas de que esta enfermedad ha sido considerada como tal por autoridades médicas de gran renombre. El doctor Seale Harris fue el primero que la describió como enfermedad en 1924, y en 1949, la Asociación Médica Americana le dio un premio en reconocimiento de su obra, e hizo que se acuñase una medalla en su honor. Este honor ha sido conferido sólo en una docena de veces durante los cien años de existencia de la Asociación.

Desde entonces, hemos aprendido mucho acerca de la hipoglicemia (incluyendo mejores formas de tratarla que la dieta Seale Harris). Por ejemplo, en 1924, y durante toda una generación, se pensó que la mayor parte de los hipoglicémicos tenían un peso inferior al normal. Pero en los años recientes se ha observado que, por el contrario, la mayoría de los hipoglicémicos tienen exceso de peso. Nosotros sabemos con certeza por nuestro propio trabajo, y gracias a un estudio hecho en la Facultad de Medicina Hahnemann de Filadelfia, que la mayor parte de las personas obesas son hipoglicémicas.

Esto no sorprenderá a los especialistas, porque

cada estudio hecho en este campo muestra que toda persona obesa tiene unos niveles de insulina superiores a los normales, y, como recordarán, un bajo nivel de azúcar y el hiperinsulinismo casi siempre van juntos. La insulina no sólo convierte el azúcar en energía o grasa, sino que impide que el hígado y otros tejidos reabastezcan el suministro de azúcar en la sangre cuando está demasiado bajo.

Al ir leyendo el capítulo anterior quizá comenzara usted a hacerse preguntas acerca de su cansancio, su nerviosismo o sus reacciones derrotistas. ¿Podrían ser debidas a tener poco azúcar en la sangre? Si decide que desea estar seguro, se hallará a punto de embarcarse en una de las carreras de obstáculos más difíciles que existe en la medicina.

LA MAYOR PARTE DE LAS PERSONAS COMIENZA POR PREGUNTÁRSELO A SU MÉDICO. Entonces, ¿qué es lo que hace? Bueno, podría preguntárselo a su doctor. Pero supongamos que se trata de uno de esos médicos que cree que la hipoglicemia funcional es una enfermedad muy poco común; ¿y entonces?

HAY UN CAMINO: UN TEST DE TOLERANCIA DE GLUCOSA DE CUATRO A SEIS HORAS. Hace mucho que estoy convencido de que este test debería ser realizado, de modo habitual, a toda persona que alguna vez va al médico para que le efectúe un reconocimiento general rutinario, por lo común que es el déficit de azúcar en la sangre y por los muchos problemas que resultan ser originados por un metabolismo de los carbohidratos alterado. Yo confío en que más doctores acabarán por hacer con más frecuencia esta operación tan simple, pero en la que hay que emplear tanto tiempo. Pero, por lo normal, será *usted* quien probablemente tenga que pedir que se la hagan.

Yo he llevado a cabo ocho mil tests de tolerancia de glucosa a personas obesas. Sólo un 25 por ciento mostraba la curva típicamente normal. Del 75 por ciento que mostraba una respuesta anormal, el 25 por ciento revelaba diversos grados de diabetes, y el 75 por ciento mostraba diversas indicaciones de tener poco azúcar en la sangre. Y ahora viene un hecho que vale la pena tener muy en cuenta: el 80 por ciento de los que mostraban diabetes también mostraban síntomas de tener *tanto* diabetes *como* poco azúcar en la sangre. Sí, estas dos condiciones, aparentemente opuestas, pueden coexistir y coexisten... y además de modo muy común. (Afortunadamente el tratamiento normalizador, esta dieta anticarbohidratos, es el mismo que cuando estas alteraciones se producen por separado.)

CÓMO ELEGIR UN DOCTOR. Para este test sería mejor que eligiese usted un doctor que tuviera la reputación de comprender el metabolismo de los hidratos de carbono, pues ésta es un área de la medicina en la que existen muchos conceptos falsos.

Si le preocupa a usted su peso o alguno de los síntomas aquí descritos, pregúntele a su doctor si cree que debería hacerse un test de tolerancia de glucosa de seis horas. Si considera que es una idea sensacional, entonces hay esperanzas. Si rechaza su sugerencia, puede usted preguntarse qué es lo que tiene contra el hecho de que usted pase por una serie tan simple de tests sanguíneos. Un test de tolerancia de glucosa es un tanto molesto porque requiere media docena o así de pinchazos, pero es relativamente barato, considerando los precios de los test de laboratorio. Lo único que usted tiene que hacer es beber un preparado que contiene una cantidad estándar de azúcar (glucosa), tras lo cual son tomados especímenes sanguíneos cada hora, para que sean estudiados en el laboratorio médico con vistas a averiguar el nivel de azúcar que hay en la sangre.

Recomiendo un chequeo completo además del test prolongado de tolerancia a la glucosa; por ejemplo tests para evaluar la función tiroidea, una buena batería de tests pantalla para el corazón, hígado y riñones, un electrocardiograma... vaya, todo. Necesita tener una idea de la forma física en que se encuentra. Recuerde, *la obesidad es una enfermedad.*

Es mejor que le hagan algunos de esos tests antes de comenzar con esta dieta. Dos meses más tarde haga que le vuelvan a comprobar algunos de los tests de laboratorio (sus triglicéridos y colesterol, su nivel de ácido úrico y cualquier otra cosa que pareciese sospechosa). Es bueno medir la mejoría. Su doctor debería hacer esta comprobación, al menos al principio y con intervalos de algunos meses, durante la dieta.

CONSEGUIR UN TEST DE TOLERANCIA A LA GLUCOSA. Si no ha tenido suerte al tratar de conseguir que su doctor le realice el test de tolerancia a la glucosa de cuatro a seis horas (nunca acepte un test de dos a tres horas), quizá le permita que vaya a un laboratorio médico para que allí se lo hagan. Me asombra el número de pacientes que han tomado esta alternativa en los últimos años.

Así que ha logrado superar el primer obstáculo: conseguir que le hicieran el test, el segundo obstáculo es lograr que se lo interpreten de modo correcto. En la actualidad no hay unos estándares comúnmente aceptados para interpretar los resultados de un test de tolerancia a la glucosa, en lo referente al bajo nivel de azúcar en la sangre, como lo hay para el caso de la diabetes.

EL SEGUNDO CAMINO: VEA LO QUE ESTA DIETA LOGRA DARLE. ¿Me permite que le haga partícipe de los beneficios de mi experiencia con los pacientes? He estado estudiando mis datos referentes a ocho mil tests de tolerancia a la glucosa y tratado de correlacionarlos con los síntomas que tenían mis pacientes, y que han logrado eliminar con esta dieta tan antihipoglicémica. Esto es lo que he averiguado mientras llevaba a cabo esos tests y con el seguimiento de los casos de millares de pacientes durante todos estos años: los pacientes *pueden* sufrir de un bajo nivel en el azúcar de su sangre sin que se produzcan unos resultados muy espectaculares en los tests de tolerancia de glucosa (han mostrado los síntomas típicos que ya he mencionado: fatiga, volubilidad emocional, depresión, irritabilidad, imposibilidad de concentrarse). Cuando los he puesto en un programa que va en contra del bajo nivel de azúcar en la sangre, o sea, esta dieta virtualmente libre de carbohidratos, pierden peso y, en la mayor parte de los casos, desaparecen los síntomas. En mi propia consulta he observado al menos a un millar de personas así.

He tratado de establecer criterios mediante los cuales interpretar un test de tolerancia a la glucosa de forma que se correlacione en un ciento por ciento con los síntomas reales, pero, hasta el momento, no hay ningún punto límite o línea de demarcación. Ya he mencionado algunos de los criterios más útiles en el capítulo 5. Pero, en el análisis final, el mejor test sigue siendo la prueba clínica.

ES UN TEST PRÁCTICO EN EL QUE USTED PERDERÁ DE DOS A CUATRO KILOS. He aquí una forma simple para averiguar si es usted hipoglicémico. Lleve a cabo la dieta de prueba de la primera semana que se describe en el capítulo 12. Naturalmente, perderá peso. Si también se da cuenta de que tiene más energía y se siente considerablemente más feliz, es probable que también esté corrigiendo su anomalía en lo referente a los carbohidratos.

LITERALMENTE, PUEDE USTED SER UNA NUEVA PERSONA. En sólo cuatro días puede realizarse todo un espectacular cambio de personalidad si tiene usted una alteración en el azúcar de la sangre que esté siendo corregida por la dieta. Pero, una advertencia: tal como le he dicho antes, algunas personas con poco azúcar en la sangre se hallan en un equilibrio tan delicado que, literalmente, *dos granos de uva* que les suministren tres gramos de carbohidratos pueden representar una diferencia total en cómo se sientan.

No hallará las respuestas correctas a menos que siga *de modo exacto* el programa de comidas de la primera semana. Los resultados pueden no ser significativos si decide que no le es posible dejar de tomar fruta en el desayuno o incluso si añade catsup a su hamburguesa.

PRUEBE LA DIETA DURANTE UNA SEMANA. En lugar de tres grandes comidas, tome seis o siete pequeñas dosis de alimentos al día. Tómese las megadosis recomendadas del complejo vitamínico B, C y E, tal como se explica en el capítulo 14. Esto es necesario. Servirán para mantener equilibrado el nivel del azúcar de su sangre. Si usted pierde peso y desaparecen los síntomas, sabrá que se halla en el buen camino.

Llegado a este punto me siento tentado a dar un nuevo axioma: *Cuanto mejor se sienta usted siguiendo esta dieta, tanto más sufre usted de hipoglicemia.*

Peligros latentes que existen en el camino a un buen tratamiento de la hipoglicemia. Ahora que ya ha superado los primeros obstáculos, aún se enfrenta usted con el obstáculo de lograr un tratamiento correcto. Recuerde, algunos doctores aún siguen tratando la hipoglicemia diciéndole a usted que coma algo azucarado. Aunque esto es claramente incorrecto para el tratamiento a largo plazo, el azúcar tiene dos usos distintos para el hipoglicémico. Uno es en el diagnóstico: cuando desaparece un síntoma de modo espectacular, aunque temporal, al comer algo dulce, esto prueba con una certidumbre casi absoluta que el síntoma se debe a la falta de azúcar en la sangre. En segundo lugar, en una emergencia, cuando el síntoma se torna bastante grave, el tomar algo dulce puede ser útil para lograr un rápido remedio (por ejemplo, cuando alguien nota que se le va la cabeza y está a punto de desmayarse). No obstante, no sería aconsejable repetir muy a menudo este modo de tratamiento, porque el azúcar a la larga empeora sobremanera la situación.

A veces no es fácil hallar la dieta ideal para cualquier hipoglicémico. La dieta Seale Harris, que ha sido el tratamiento de régimen estándar durante casi medio siglo, no es lo bastante baja en carbohidratos para la mayoría de los pacientes. Y la dieta de este libro no es adecuada para los hipoglicémicos bajos de peso (para ellos, es *demasiado* estricta). En los casos más graves de hipoglicemia se necesita un doctor experimentado.

Pero tenga cuidado con esos «especialistas» que tratan a los hipoglicémicos con inyecciones.

Advertencia: las inyecciones de extracto cortical adrenal no son la solución. Si bien muchos doctores infravaloran la hipoglicemia, un pequeño núcleo ha hecho casi un culto de ella.

Si usted se encuentra con uno de esos doctores, no sólo le escuchará muy atentamente y le dará una dieta baja en carbohidratos, sino que también le recomendará una cara serie de inyecciones de un fármaco llamado ACE.

ACE significa extracto cortical adrenal (Adrenal Cortical Extract). Las compañías farmacéuticas que producen el extracto cortical adrenal no lo recomiendan como tratamiento para la hipoglicemia. Este fármaco surgió hace treinta años como tratamiento para la enfermedad de Addison (para la que luego se encontró un tratamiento más barato y mejor). En las Evaluaciones de Fármacos de 1971 hechas por la Asociación Médica Americana se decía de la ACE que era «un preparado obsoleto».

SE APRESURA EL DESARROLLO DE LA DIABETES PRE-COZ. Quizá le digan que necesita inyecciones de ACE porque su carencia de azúcar en la sangre está causada por las secreciones inadecuadas de su corteza adrenal. Sólo puedo decir que debido a que la mayor parte de los hipoglicémicos son, probablemente, diabéticos precoces, y dado que la terapia adrenal agrava la diabetes, el desarrollo de la misma podría ser acelerado cuando se dan inyecciones adrenales en dosis significativas.

Muchas de esas personas han venido a verme con diabetes declarada, a pesar de que al revisar su test de tolerancia de glucosa hecho previamente a las inyecciones de ACE observé que ya se había hallado presente un primitivo estadio de diabetes.

Cuando se usa para el tratamiento de la hipoglicemia, la ACE es, en mi opinión, mucho más que «un preparado obsoleto». Es un producto innecesario y potencialmente dañino.

Creo que la reputación creada por las prácticas de los llamados «doctores en hipoglicemia» ha hecho que los auté_:ticos profesionales médicos tuviesen una reacción excesiva, aunque a veces bastante justificada, lo que ha contribuido a su reluctancia a aceptar la existencia de esta enfermedad y a diagnosticarla y tratarla de un modo adecuado. Espero que las ideas que he presentado sean un feliz punto medio entre ambos extremos.

ESTA DIETA NO OFRECE PELIGRO, TENGA USTED O NO POCO AZÚCAR EN LA SANGRE. Es indudable que todos nosotros, seamos gordos, delgados o perfectos, tengamos poco azúcar en la sangre o no, tenemos períodos de fatiga, depresión e irritabilidad.

Es obvio que ni ésta ni ninguna otra dieta pueden impedirlos. Esos momentos malos forman parte de la naturaleza humana.

Pero también es cierto que la fatiga, depresión e irritabilidad continuadas, y todos esos otros síntomas que ya ha leído, pueden tener una base puramente física en el hambre celular, debido a la carencia del azúcar adecuado en la sangre.

Así que, mientras desciende su peso sin pasar hambre, gracias a esta dieta, y disminuye su colesterol y sus triglicéridos, también controlará sus síntomas si tiene usted poco azúcar en la sangre, diabetes precoz o ambas cosas.

8

SI QUIERE ESTAR GORDO: SIGA CONTANDO LAS CALORÍAS

Con anterioridad le he hablado de que el «comer menos» y el contar calorías es una trampa. Eso le mantiene a usted gordo. (Dé una mirada a su alrededor: ¡el mundo está repleto de contadores de calorías obesos!) Está terriblemente arraigada la idea de que para perder peso lo que cuenta... lo único que cuenta, son las calorías. Tenemos que hablar más al respecto. Yo no soy el primer médico, en absoluto, que pone en cuestión la teoría de las calorías. Pero con el fin de liberarnos de esta vieja y mortífera simplificación, tenemos que examinar aun más la evidencia de que las creencias acerca de las calorías son infundadas.

Ya tenemos muy grabada en la mente esta forma de pensar: «Mire, estoy contando las calorías. Sigo fielmente la dieta. Voy a perder peso.»

La tarea de este libro es cambiar esta forma de pensar a: «Mire, estoy contando los carbohidratos... porque son éstos, mucho más que las calorías, los que cuentan.»

Para cuando este reflejo haya quedado grabado en su subconsciente, se habrá quitado kilos y años de cansancio. Sea cual sea su edad, comenzará a sentirse como una persona que ha renacido. Pero cambiar los reflejos lleva tiempo, exige nuevos conocimientos, y precisa de una mente abierta. ¿Está usted dispuesto?

Primero revisemos, brevemente, lo que ya sabemos, y luego contemplemos algunos de los nuevos datos.

INCLUSO LA PROFESIÓN MÉDICA ADMITE QUE LAS DIETAS DE BAJO CONTENIDO CALORÍFICO NO HAN TENIDO RESULTADO. Todos hemos estado expuestos a un gran número de dietas reductoras, pero, en realidad, sólo hay dos categorías básicas: las que se basan en la reducción de la toma total de calorías y las que se basan en la reducción de la toma de carbohidratos, en las que no es necesario contar las calorías.

La dieta equilibrada de bajo número de calorías ha estado de moda entre los médicos durante tanto tiempo que el sugerir cualquier alternativa es invitar a ser excomulgado profesionalmente. Y, sin embargo, la mayor parte de los doctores admiten (¡al menos en privado!) la poca efectividad de las dietas de bajo contenido calorífico... estén equilibradas o no.

Esto también es admitido por la prensa médica. En un estudio profundo de treinta años de literatura médica, dos doctores de Filadelfia, A. J. Stunkard y M. McLaren-Hume, observaron que la mayor parte de los intentos de controlar el exceso de peso ha resultado ineficaz.

119

La dieta «equilibrada» de pocas calorías es, teóricamente, una dieta para toda la vida. Pero esto es sólo teórico. El público ha sido expuesto a un bombardeo de propaganda médica y popular, durante sesenta años, que exaltaba sus virtudes. El público leía, escuchaba, y la probaba. Una, otra y otra vez. Con y sin supervisión médica.

TRAS SESENTA AÑOS DE CONTAR CALORÍAS, EL 60 POR CIENTO DE LA POBLACIÓN SIGUE PREOCUPÁNDOSE AÚN ACERCA DEL EXCESO DE PESO. No obstante, como numerosos estudios y encuestas han demostrado, el 60 por ciento de nuestra población adulta sigue aún, y con mucha razón, preocupada por el exceso de peso. *Ningún estudio basado en una dieta equilibrada de bajo contenido calorífico ha mostrado jamás un porcentaje de éxitos a largo plazo superior al 2 por ciento.* Ésta es una prueba práctica de que las dietas de bajo contenido calorífico, equilibradas o no, no funcionan. Sí lo hacen en las ratas de laboratorio encerradas, pero no en los seres humanos libres y hambrientos.

¿PUEDE USTED CONTAR LAS RAZONES POR LAS QUE NO FUNCIONAN LAS DIETAS DE BAJO CONTENIDO CALORÍFICO? Sabemos que las dietas de bajo contenido calorífico no actúan sobre la causa primaria de la mayor parte de los excesos de peso: un metabolismo de los hidratos de carbono alterado.

UNA PRODUCCIÓN DE ENERGÍA INFERIOR. Otra razón por la que fallan las dietas de bajo contenido calorífico es porque el que las sigue se adapta a la absorción de un número inferior de calorías con una disminución proporcional de su producción total de energía. El doctor George Bray, de la Facultad de Medicina de la Universidad de Tufts, ha demostrado que las personas que siguen dietas de bajo contenido calorífico llegan *en realidad a desarrollar unas necesidades totales de energía corporal inferiores*, con lo que, de esta manera, queman menos calorías.

Cuanto más tiempo permanecen bajo una dieta de pocas calorías, más disminuye su metabolismo basal y menos peso pierden hasta que, eventualmente, la dieta de bajo contenido calorífico puede dejar de actuar.

LA TERCERA RAZÓN: A MENOS QUE USTED TOME PÍLDORAS, SIEMPRE TIENE HAMBRE. Pero la principal razón por la que las dietas de bajo contenido calorífico fracasan, a la larga, es porque usted pasa hambre cuando las sigue. Con el fin de lograr disminuir su peso, tiene que cortar el número de calorías hasta un punto en el que ya no se siente a gusto. Y si bien usted puede tolerar el hambre por un corto espacio de tiempo, no puede tolerar el pasar hambre toda la vida. Cuando tiene la guardia baja, quizá porque se halle alterado o deprimido, va a ir a buscar el alivio más antiguo, más fácil y más fiable: la comida. Así que, naturalmente, recuperará de nuevo su peso.

Y, si va usted a ver a un doctor para que lo trate a causa de su obesidad, ¿qué es lo que consigue? ¡Una dieta de bajo contenido calorífico! El mismo viejo tratamiento. Y quizá también le entregue con ella una caja de píldoras multicolores de dieta... supresores del apetito: básicamente anfetaminas, a veces con aditivos.

NINGÚN DOCTOR PUEDE HACER QUE EL PASAR HAMBRE SEA TOLERABLE. La razón por la que las anfetaminas, supresoras del apetito, han sido recomendadas con tal largueza es porque ningún doctor puede hacer que el hambre resulte tolerable. Así que se usan las píldoras para salvar el abismo entre el apetito natural del paciente y la dieta inadecuada prescrita por el doctor. Y, a pesar de esto, la dieta de ayuno es la única receta que saben dar los doctores especialistas en calorías. Le entregan a usted la lista de dieta, una hoja con cantidades de calorías, un par de menús aconsejados, y una charla para lavarle el cerebro. Pero por muy efectiva que sea la charla, el mensaje es el mismo: coma menos de la cantidad de alimentos que usted ha averiguado que necesita de un modo natural y agradable durante los pasados años.

Ése es un consejo muy fácil de dar; pero es como decirle a la hermana menor de uno que se vaya a atravesar el Canal de la Mancha a nado. Este consejo no es nada fácil de seguir. Y yo creo que el médico que pide a su paciente que haga algo que, probablemente, él no puede hacer, está en falta. Si alguien me diera la orden de tratar de seguir la dieta de 1.200 calorías, me echaría a llorar.

DE CERO A OCHO MIL MILLONES DE DOSIS ANUALES EN SÓLO CUARENTA Y CINCO AÑOS. En 1930 tuvieron lugar dos acontecimientos significativos.

Los doctores Newburgh y Johnson, de la Universidad de Michigan, publicaron sus clásicos estudios de equilibrio energético, en los que mostraban que, bajo las condiciones de su experimento, podía predecirse la pérdida de peso a partir del déficit en calorías de una dieta. Su conclusión: «Nos atrevemos a afirmar que la obesidad no es causada jamás de un modo directo por un metabolismo anormal, sino que se debe siempre a los hábitos alimentarios no ajustados a las necesidades metabólicas.» A pesar de que sólo fueron estudiados unos pocos pacientes y que los datos no apoyaban, en modo alguno, esa conclusión, esta afirmación se convirtió en el evangelio, y aún sigue siendo citada por muchas eminencias conservadoras, hoy en día.

122

El segundo acontecimiento fue el descubrimiento de que la anfetamina, que había sido sintetizada en 1927, tenía el notable efecto de reducir el apetito.

«Qué combinación tan afortunada —decían los doctores—. El comer mucho es la causa del exceso de peso, pero la industria farmacéutica puede suministrarnos un medicamento que nos hará comer menos.»

Y así, el uso de las anfetaminas creció hasta un punto en el que (en el momento en que un decreto federal puso cortapisas a su fabricación) se estimaba que se estaban produciendo ocho mil millones de dosis al año en este país... lo suficiente como para mantener a todo hombre, mujer y niño de la nación drogados durante seis semanas por año.

COMO MÉTODO DEL CONTROL DEL PESO, SON UN FRACASO. Incluso hoy la mayoría absoluta de los pacientes que consultan a un médico, quejosos de un serio exceso de peso, acaban con una receta o una dosis de anfetaminas o alguna droga relacionada con ellas.

¡Y ni siquiera sirven para nada! Jamás ha habido un estudio a largo plazo de las anfetaminas que mostrase ningún beneficio en la reducción del peso. La doctora Margaret Albrink dice: «Los fármacos supresores del apetito del grupo de las anfetaminas son sólo efectivos durante unas pocas semanas. Ocasionalmente, la dependencia en su efecto estimulante hace que sea un problema el abandonarlas».

POR QUÉ LAS ANFETAMINAS NO PUEDEN AYUDARLE A PERDER PESO. ¿Por qué no producen resultados? Principalmente, porque se crea una tolerancia a sus efectos, al cabo de unas pocas semanas. Esto puede ser debido a que necesitan de una reserva de suministro de adrenalina en el cuerpo con el fin de ser efectivas, y esta reserva se agota al cabo de poco tiempo.

Además, recientemente se ha demostrado que las anfetaminas causan un *incremento* gradual, semana a semana, en los niveles de la insulina circulante. Y si la insulina impide que se disgreguen sus almacenamientos de grasa, ¿cómo puede esto ayudarle a perder peso?

De cualquier forma, todos los estudios sobre animales y humanos muestran que al interrumpir el uso de las anfetaminas el peso corporal regresa a un punto que se halla por encima del nivel de partida. A los pacientes les gusta explicar su vuelta a la obesidad a base de factores psicológicos («Me puse nervioso y volví a comenzar a comer de un modo compulsivo.») Pero, ¿cómo se explica esta recuperación en exceso en los animales de laboratorio, que viven bajo condiciones controladas, y que ganaron peso cuando les fueron retiradas las anfetaminas?

La recuperación excesiva al cortar el suministro de anfetaminas es el efecto *esperado* en el uso de las píldoras de régimen. Ocurre en todos los animales. En realidad, las píldoras de dieta son simples posponedoras del apetito. *La liberación del hambre que proporcionan tiene que ser pagada más tarde.* Y, cuanto más tiempo son usadas, mayor será el pago posterior.

Y, no obstante, los pacientes siguen viniendo a mí pidiéndome «algo que me quite el apetito». (Y muchos millares no vienen a mí porque saben que yo no receto píldoras de régimen.) Mi réplica es: «¿Por qué tenemos que quitarle el apetito? Ha tenido usted un problema de peso durante toda su vida y en algún momento debe aprender a cooperar con sus ansias biológicas naturales, tales como su apetito. ¿Cómo va a aprender si su apetito es suprimido de modo no natural, mediante un fármaco?» Es algo muy distinto de la disminución *natural* del apetito que surge del uso continuo de la dieta que hay en este libro.

Así queda evidenciado lo que realmente es esa afirmación de que las anfetaminas son útiles para la «reeducación de los hábitos alimentarios»: una gran mentira... una mentira que ha llevado a que las anfetaminas se conviertan, según palabras del doctor George R. Edison, que las escribió en los *Anales de la Medicina Interna*, en 1971: en «quizás el más grave abuso de droga que se da en los Estados Unidos», y «una amenaza no inferior a la de la heroína».

LA DEPENDENCIA DE LAS ANFETAMINAS ES EL COSTO DEL DOGMA DE LAS CALORÍAS. Como podrán haberse dado cuenta, no creo que haya lugar alguno para las anfetaminas en el tratamiento de la obesidad. Como efecto secundario hacen que su corazón lata más rápido, aumentan su presión sanguínea, y se las ha acusado de acelerar el proceso del envejecimiento. Yo he observado, personalmente, que dejan una profunda hipoglicemia tras de sí. Han sido responsables de muchos casos de graves enfermedades mentales, e incluso de muertes. Recientemente han sido implicadas en la epidemia de «ataques al corazón» que se da entre los jóvenes. La depresión que sigue a su uso es una de las principales causas de suicidio en nuestra cultura. La Administración de Alimentos y Fármacos debería haberlas prohibido hace mucho. Jamás se ha permitido que existiese una droga de la que se diese una incidencia de abuso tan alta. Cuando la Asociación Internacional de Agentes de Lucha contra los Narcóticos me pidió que diese una charla en su convención celebrada en Albany, en 1971, yo les recomendé que fuese prohibida de un modo absoluto la producción de anfetaminas.

El dogma de las calorías las llevó a la fama, y las ha mantenido en ella. La mayor parte de las anfetaminas va a manos del público para ser usadas en forma indebida porque algún doctor las ha prescrito para aplacar el hambre que acompaña a la dieta de bajo contenido calorífico que recomienda a sus pacientes.

¿POR QUÉ SIGUEN SIENDO RECETADAS? El doctor Edison cree que hay muchas razones. Una son los beneficios económicos que produce su venta. Otra puede ser el hecho de que los mismos médicos usan esas píldoras más a menudo de lo que lo hace la población en general. Además, opina: «Porque tanto el doctor como el paciente notan, sin necesidad de exponerlo con palabras, que se están enfrentando con un problema que casi no se puede tratar según los términos tradicionales.»

Naturalmente, con «términos tradicionales» quiere decir mediante un tratamiento a base de una dieta de bajo contenido calorífico. Pero, como ya he dicho antes, incluso con las píldoras, las dietas de pocas calorías no eliminan permanentemente el peso. Beatrice Goodman es un caso típico de los centenares de pacientes que podría presentar como ejemplo.

¡HABÍA ESTADO TOMANDO PÍLDORAS DESDE QUE TENÍA NUEVE AÑOS! Beatrice Goodman es una hermosa rubia que ahora parece diez años más joven de su verdadera edad. Había estado tomando píldoras de régimen desde que era una gorda niña de nueve años, o sea, el ochenta por ciento de su vida. A los catorce años, con su actual altura de 1,52 metros, pesaba sesenta y cinco kilos y medio. Y, a pesar de las píldoras, nunca se había apartado más de nueve kilos (en más o en menos) de ese peso. Y jamás había logrado disminuir su peso hasta el que debería ser.

En una ocasión me dijo: «La primera vez que vine, doctor Atkins, oí como usted le decía a su enfermera que no iba a volver. Creía que no seguiría con un doctor que no me fuera a dar píldoras, después de tantos años de tomarlas. Pero me encontré con que la dieta era, en realidad, realmente indolora desde el mismo principio.»

UN TÍPICO CASO DE VAIVÉN EN LA DIETA.   El peso de Beatrice siempre ha fluctuado ampliamente. «Perdía trece kilos y medio con las píldoras en un par de meses —dice—. Luego, me pasaba al régimen de mantenimiento, comenzaba a comer un poco más y aquello era el fin. Llegaba a ganar cinco o seis kilos en una semana.

»No bebo. Lo peor para mí era el pan. Y me encantaban los bocaditos entre comidas. Si estaba nerviosa me comía cualquier cosa que tuviera a mano. Y cuando veía gente delgada con buen tipo, me ponía nerviosa. Ahora ya no estoy nerviosa. Soy feliz tal cual soy.»

DE LA TALLA 18 A LA TALLA 8... SIN PÍLDORAS.   Vino a verme en octubre de 1969; pesaba setenta y cinco kilos y usaba la talla 18. Su madre era diabética, y su test de tolerancia de glucosa revelaba que tenía hipoglicemia. Siguiendo este programa de dieta metabólica ha perdido peso de un modo continuo. Sin pausas. Ahora Beatrice usa la talla 8 y aún sigue perdiendo al promedio de medio kilo por mes (antes perdió más o menos medio kilo por semana).

«Mi cara era como la luna —recuerda—. Tenía doble sotabarba. Y la textura de mi piel acostumbraba a ser terriblemente seca. Sobre todo en invierno. Se me cortaban tanto las manos que me hacían daño. Ahora, mi piel no está seca, y creo que es a causa de que como mucha grasa, cosa que no podía hacer antes. Y si comía langosta, no podía tomar la salsa de mantequilla.»

«No tuve hambre ni un solo minuto.» «Pero con esta dieta una tiene tantas cosas que comer... —dice Beatrice—. La primera semana perdí dos kilos... más de lo que había perdido con las píldoras. Y, a pesar de ello, comí tanto que no tuve ni un solo minuto de apetito. Todos mis hábitos alimentarios han cambiado. De hecho, no puedo imaginarme el comer de otra manera. ¡Incluso me parece que se me ha hecho más largo el cuello! Supongo que es causa de que lo tengo más delgado. Pero lo mejor de todo es saber que jamás tendré que volver a pasar hambre.»

Algunos de ustedes leerán esta historia y se la creerán y, a pesar de ello, a causa del condicionamiento que tienen acerca de las calorías, pensarán: «Sé que las píldoras son malas, pero, después de todo, ¿no está totalmente probado que uno solo puede perder peso si toma menos calorías de las que quema?»

Únicamente puedo decirle una cosa... eso no ha sido probado jamás. La teoría de las calorías se ha convertido en una trampa colosal con la que los intereses comerciales y la industria nutritiva han estado embaucando durante demasiado tiempo al hambriento público a régimen.

¿Por qué la idea de las calorías forma una parte tan importante de nuestro pensamiento dietético, y cómo puede estar tan equivocada? Todos conocemos a alguien delgado que come como un caballo y a alguien grueso que come como un pajarito. Al contrario de la creencia popular, es probable que en realidad la gente obesa coma menos que la que no tiene problema alguno para mantener un peso normal.

Cada estudio de la consumición de alimentos de las personas obesas en comparación con las normales viene a confirmar esto. El doctor M. L. Johnson, el doctor B. S. Burke y la doctora Jean Mayer lo demostraron con las adolescentes obesas de Boston.

¡LAS CHICAS GORDAS COMÍAN EL 25 POR CIENTO MENOS... Y GANABAN PESO! En el sistema escolar de de Berkeley, California, Ruth L. Hueneman siguió la toma diaria de calorías de 950 quinceañeras desde el noveno al doceavo grado. Tabuló las medidas corporales de cada una. Y transcribió cuidadosamente sus historiales dietéticos.

Esto es lo que informó, a principios de 1968: La toma media de calorías de todos los chicos de noveno grado que no eran obesos era de 3.000 por día. Para las chicas en similar condición era de 2.060 calorías por día. Pero el promedio de toma de calorías de *los muchachos obesos era únicamente de 2.360* por día. Y *las chicas obesas sólo tomaban un promedio de 1.530 calorías* por día.

En los tres años que cubría el estudio no hubo cambios significativos en el porcentaje de estudiantes obesos y no obesos. Pero hubo un cambio muy importante y triste: a pesar de *comer menos* durante esos tres años, los chicos y las chicas obesos engordaron aún más.

MI PROPIA EXPERIENCIA CONFIRMA ESOS ESTUDIOS. He tenido millares de pacientes obesos que habitualmente comen tan poco o *menos* que sus amigos de peso normal. En mi experiencia, este grupo supera en número a los pacientes que comen con exceso.

Así que dejen de creer en ese evangelio de las calorías. Y empiecen a hacer preguntas acerca de la vaca sagrada... la caloría.

¿QUÉ ES UNA CALORÍA? La caloría es una unidad de calor (o de energía). Tal como los centímetros son unidades de longitud, las calorías miden la cantidad de calor (y por consiguiente de energía) que suministrará un determinado alimento o bebida. Específicamente es la cantidad de energía que se requiere para elevar la temperatura de un gramo de agua de cero a un grado centígrado. Multiplíquese esto por mil y se tiene la kilocaloría, o sea, la caloría tal como la conocemos hoy en día.

LAS CALORÍAS DE FUERA DEL CUERPO PUEDEN SER MEDIDAS DE MODO EXACTO. La teoría de las calorías se ha mantenido firme durante casi dos siglos, desde que el renombrado físico francés Antoine Lavoisier formuló sus leyes de la termodinámica. La energía calorífica no puede ser creada de la nada, afirmó. Desde aquel día en adelante los médicos adaptaron esto de la siguiente manera: las calorías que entran igualan a las calorías que salen. De lo contrario debe producirse necesariamente un incremento o una pérdida de peso.

Ya en 1760, Joseph Black había diseñado un calorímetro, un aparato para medir esas unidades de energía. De este modo, cuando usted lee en la etiqueta de una botella de refresco de régimen que contiene una caloría, usted puede creérselo.

Pero, ¿qué hay de la otra parte de la hoja de balance de las calorías? ¿Qué pasa con las calorías que regularmente quema su cuerpo? ¿Cómo son medidas éstas?

No son medidas en forma directa. *Son medidas por inferencia.* Los únicos datos mensurables son la cantidad de oxígeno que usa el cuerpo, la cantidad de bióxido de carbono emitida, los cambios en la temperatura corporal, etc. Usando una fórmula fija puede ser calculada su emisión calórica, es decir, la cantidad de energía calorífera que usted usa normalmente... *siempre que todos los otros factores sean mantenidos constantes.* Una de las cosas que se mantiene constante es la composición de la dieta. *En otras palabras, nunca fueron probadas dietas de una composición distinta.* Y, a pesar de esto, ésa es la base del dogma de las calorías.

Bueno, quizá sea un dogma, pero no es muy exacto. Acaba de leer usted acerca de algunos de los muchos estudios que sugieren esto... estudios que han demostrado que, a diferencia de lo que comúnmente se cree en la profesión médica, sucede más a menudo que la gente obesa tome un número de calorías *significativamente* menor que las personas normales con las que han sido comparadas... ¡y, no obstante, no pierden peso y a veces incluso lo ganan!

Lo que cuenta no es el número sino el tipo de calorías. No fue sino hasta treinta años después de los estudios de Newburgh y Johnson, cuando dos investigadores ingleses, Kekwick y Pawan, demostraron que, mientras que la gente pierde peso con una dieta de proteínas o grasas de mil calorías por día, *no se perdía ningún peso* con una dieta de carbohidratos con el mismo número de calorías diarias.

Mis propias observaciones han sido mucho más espectaculares. A lo largo de los años he experimentado clínicamente, con paciente tras paciente, que *se pierde peso incluso cuando las calorías tomadas exceden con mucho a las gastadas, siempre que el paciente permanezca por debajo de su Nivel Crítico de Carbohidratos.*

Sí, PUEDE USTED PERDER PESO, Y PERDER MUCHO, MIEN-TRAS COME CON EXCESO. Demos una ojeada a los datos del caso de Herb Wolowitz (véase el capítulo 9 para el historial completo de su caso). En diecisiete semanas Herb perdió treinta y ocho kilos y medio... *y esto mientras estaba comiendo tres mil calorías por día.* Eso no es ninguna pérdida a corto plazo.

Ahora, veamos los datos: si Herb pierde dos kilos y cuarto por semana y si un kilo de grasa representa siete mil calorías, entonces $2,5 \times 7.000 = 17.500$ calorías por semana, 2.500 calorías por día. ¡Para explicar este fenómeno usando la teoría de las calorías, Herb tendría que quemar $3.000 + 2.500$ calorías, es decir, 5.500 calorías, por día! Pero Herb tiene un metabolismo basal normal y un trabajo sedentario como agente de una inmobiliaria. El cálculo más exagerado de su gasto calórico no puede exceder a las 3.000 calorías por día.

¿Dónde van las otras 2.500 calorías diarias? No se olvide de que Herb había ganado peso, llegando hasta los 166 kilos, *con el mismo metabolismo* y sin comer más de 3.000 calorías por día. Y no recibió medicación en tanto perdía esos 38,5 kilos. Ni era más activo físicamente mientras perdía ese peso.

LA CLAVE DEL ENGAÑO DE LAS CALORÍAS. He tenido unas discrepancias en calorías similares en, al menos, un millar de pacientes distintos. Por eso *sé* que la teoría de las calorías está equivocada. Durantes años he estado tratando de averiguar el porqué. He estado estudiando las premisas básicas del error de que las calorías que entran son iguales a las que salen. Y éstas son las conclusiones a las que he llegado:

El cálculo del flujo de calorías hacia el exterior se basa en la suposición de que la grasa, tal como es quemada en el cuerpo, es degradada totalmente

132

(bioquímicamente descompuesta) para suministrar todo el calor potencial (energía) que contiene (los productos finales son las sustancias básicas, el bióxido de carbono y el agua). Si alguna porción de la molécula de grasa saliese del cuerpo en otra forma que contuviese una energía potencial, quedaría demostrado que la teoría de las calorías estaba equivocada.

Ya conocemos a nuestras maravillosas amigas las cetonas y cómo son excretadas en la orina. Las medimos con las tiras que se vuelven púrpura. Los doctores Kekwick y Pawan, en su investigación pionera, fueron los primeros en indicar que de esta manera se excreta una cantidad significativa de energía latente. En una dieta con bajo contenido de carbohidratos se pierde *casi tres veces más energía*, en la orina y en los excrementos, principalmente en forma de cetonas, que en una dieta alta en carbohidratos.

Y tal como ya ha leído, las calorías cetónicas perdidas en la orina son una buena noticia. También es excretada una cantidad significativa de cetonas a través del aire que respiramos. Así que se eliminan más cetonas con sólo respirar incluso de las que Kekwick y Pawan tuvieron en cuenta en su estudio.

LA TEORÍA DE LAS CALORÍAS DE LA REVOLUCIÓN DE LAS DIETAS.   No se ha hecho ningún estudio para demostrar la razón completa del porqué uno puede comer todo lo que desea y, a pesar de esto, perder peso. Esos estudios deberían ser realizados ahora mismo y, de ser así, probablemente moriría la vieja teoría de las calorías y aparecería una nueva, expresada así:

Las calorías que entran en el cuerpo equivalen a las calorías usadas, más las calorías excretadas sin haber sido utilizadas.

Entonces podríamos proseguir extendiendo la Revolución de las Dietas a pesar de las protestas de la vieja guardia de la nutrición.

Y creo que la vieja guardia está comenzando a debilitarse ya. La *Revista de Nutrición*, que en gran parte la subvencionan los fabricantes de carbohidratos refinados, le pidió al profesor D. A. T. Southgate, de Cambridge, Inglaterra, una de las más importantes autoridades mundiales en el campo de las calorías, que escribiese un artículo original para ser publicado por ella. Su conclusión: «Durante los últimos años se han acumulado evidentes, procedentes de un cierto número de fuentes, que muestran que el simple cálculo de la energía metabolizable de una dieta es inadecuado para explicar las observaciones de los equilibrios energéticos y los cambios de peso en el cuerpo.» Y afirma que hay evidencias definidas de que son las *proporciones relativas* de las proteínas, grasas y carbohidratos de la dieta lo que determina el flujo hacia el exterior de calorías.

Pero la mayor parte de los doctores, y casi todo el público, siguen siendo víctima del viejo engaño de las calorías.

EL ENGAÑO DE LAS CALORÍAS. Creo que se está perpetrando un cruel engaño contra el público al hacernos creer que no tenemos otra alternativa más que tener fe en la teoría de las calorías.

Como resultado de esto se está forzando a la gente a llegar a la conclusión de que la dieta equivocada (la dieta equilibrada, baja en calorías) es realmente la mejor para ella. A causa de la motivación y de su determinación, puede perder peso con ella... temporalmente. Pero, bioquímicamente hablando, el eliminar calorías ha sido siempre una forma cruel y muy poco eficiente de perder peso, aun de modo temporal, porque los carbohidratos de la dieta equilibrada de bajo contenido calorífico no sólo le impiden a usted quemar su propia grasa sino que, además, le producen hambre.

VÍCTIMAS DEL ENGAÑO DE LAS CALORÍAS. Suzy tiene un rostro hermoso, pero está muy gorda. Entra en un club de perdedores de peso en el que se aplaude a la gente que logra perderlo (y se silba a los que lo ganan). Suzy sigue la dieta que prescribe el club: una dieta equilibrada y de bajo contenido calorífico. No le gusta la leche desnatada, pero se la bebe. Come mucha más fruta de la que está acostumbrada. Y, dado que la dieta insiste en que tome más alimentos y carbohidratos del mínimo al que había logrado llegar, gana peso. Cuando «confiesa» esto en el club, alguien le pita. Suzy no llora, pero nota una tremenda sensación de desaliento. Suzy es una víctima del engaño de las calorías.

LA VÍCTIMA DE VAIVÉN. Henry era un chico gordo y ahora es un hombre gordo. Ha perdido la confianza en sí mismo. Sabe que tiene que tomar una decisión, así que comienza una dieta. Recorta mucho las cantidades de comida. Pasa hambre continuamente, pero lo soporta estoicamente. *Debe* eliminar toda esa grasa. Al fin, tras semanas de pasar hambre, no puede seguir soportándolo. Comienza a comer como un maníaco. Cada año pasa por el mismo vergonzoso y doloroso calvario. Y cada año gana más peso del que pierde. Henry es una víctima del engaño de las calorías.

SIGUIENDO LA DIETA A LA PERFECCIÓN. Gladys lo hace todo bien. Come pan de régimen, postres de régimen, queso de régimen, fruta de régimen, dulces de régimen. Sólo bebe bebidas de régimen. Recorta todo lo que puede las cantidades. Pocas veces hace nada que parezca estar mal. Pero Gladys sigue usando la talla 16, mientras que todas sus amigas usan la talla 8. Gladys es una víctima del engaño de las calorías.

LA VÍCTIMA CLÁSICA. Marty le pregunta a su doctor: «¿Por qué estoy gordo? En realidad no como demasiado.» El doctor se lo explica con mucha paciencia: «Si comiese usted menos de lo que quema, no estaría gordo. El que esté usted gordo significa que, en realidad, no me cuenta la verdad. Porque no es posible que coma usted la cantidad que dice que come y siga siendo tan gordo.» Marty es la víctima clásica del engaño de las calorías.

¿QUÉ ENGAÑO ESTÁ ATRIBULANDO A TODA ESTA GENTE? *La falsa idea de que uno tiene que comer menos, en lugar de hacerlo de un modo distinto,* si es que quiere perder peso. La errónea creencia de que el número de calorías que tomamos explica las diferencias en el peso del cuerpo.

Si el contar las calorías fuera la solución al problema de la obesidad tal problema habría dejado de existir, porque somos una nación que cuida mucho sus calorías. Sabemos cómo contarlas y cómo recortarlas. Todo el mundo trata de vendernos una forma fácil y alegre de sentirnos hambrientos. Pero lo que ocurre en realidad es que no deseamos pasar hambre.

PUEDE USTED PERDER PESO SIN HAMBRE Y SIN PÍLDORAS. Hay muchas maneras de servir los alimentos de un modo atractivo en una dieta de bajo contenido calorífico, pero la cantidad de ellos que le sienta bien en el interior de su tripa es ya otra cosa, porque, biológicamente hablando, los alimentos que

136

producen la sensación de saciedad no entran en la dieta ni van a parar al riego sanguíneo.

No es necesario pasar hambre para perder peso. Ahí tienen el caso de un famoso economista neoyorquino. Mide 1,78 metros y pesaba 123 kilos cuando vino a verme. Su presión sanguínea era alta, tenía hipoglicemia, y en el historial de su familia se daban la diabetes y la obesidad. En un año su peso ha bajado a 88 kilos. Esto es menos de lo que pesaba cuando iba a la universidad. Y sigue perdiendo peso.

DESCUBRIÓ QUE LOS LIBROS SOBRE CALORÍAS ESTÁN EQUIVOCADOS. «Mi propia experiencia demuestra que los libros de calorías están equivocados —dice—. Estoy perdiendo peso con más rapidez tomando 1.800 calorías por día de lo que perdía en base a 1.000 calorías cuando tomaba una "dieta equilibrada". Y lo sé porque he estado contando calorías durante veinte años.

»Es difícil bajar hasta 1.000 calorías por día, pero tuve que hacerlo. Algunas personas perdían peso con 1.500 calorías diarias, pero yo no. Y hace mucho que había dejado de beber. Para perder nueve kilos pasé muchos meses de torturas. Me notaba muerto de hambre; iba al gimnasio y alzaba pesas, y lo único en que pensaba era en comida.

»Pero jamás quería experimentar con las dietas de moda. No creía en ellas. Yo confiaba en los libros de calorías... en que el perder era cuestión de adquirir menos y perder más. Pero, si aquello hubiera sido exacto, debería haber estado perdiendo dos kilos por semana, y sólo perdía uno y me sentía muy mal.

»Cuando oí hablar por primera vez de su dieta, pensé que era una de esas dietas que se ponen de moda por un tiempo. Tardé un año en venir aquí...

137

y cuando lo hice venía bastante desesperado y muy poco confiado. Las dos primeras semanas perdí siete kilos. Y no obstante, en aquellos primeros días me comía medio kilo de carne por cada sentada. Y llegué a un ritmo de pérdida de un kilo cien gramos por semana... mes tras mes.»

AHORA COME MÁS Y PIERDE MÁS PESO. «Lo importante de esta dieta era que me parecía coser y cantar en comparación con las otras que había seguido. No cabe duda alguna de que estoy comiendo más y perdiendo más peso. Y es la dieta más fácil de seguir que he conocido. Por ejemplo, las grasas es lo último que te dejan comer en una dieta convencional. No en ésta.

»Al llegar octubre me sentía mejor de lo que me había sentido en no sé cuántos años. La semana pasada llegué a quedarme toda una noche en vela, jugando al póker.»

Las comidas de un día típico:

Desayuno:	Un huevo, cuatro lonchas de panceta, café.
Comida:	Ostras cocidas, *piccata* de ternera, verdura hervida, ensalada.
Cena:	Filete de lenguado (con mantequilla pero sin rebozar), espárragos con salsa holandesa, ensalada.
Postre:	Zabaglione hecho sin azúcar.
Antes de dormir:	Una porción de queso Brie (que se podría haber tomado con parte del casi medio litro de vino que se le permite tomar por semana).

JAMÁS SE HACE LA ANGUSTIADA PREGUNTA BÁSICA. Muy pocos pacientes se atreven a azarar al doctor haciéndole la angustiada pregunta básica: «¿Por qué yo engordo cuando la gente con la que voy a comer no lo hace? Realizamos la misma cantidad de ejercicio. Tenemos más o menos la misma edad. Comemos y bebemos más o menos las mismas cosas.»

Hay muy poco que pueda decir un doctor convencido de la teoría de contar calorías, acerca de este difícil acertijo. Sabe por su práctica clínica que todos aquellos pacientes que afirman tal cosa no están mintiendo, ni están engañados. Probablemente se da cuenta de que, si un padre es obeso, existe un niño. Y de que, por una razón de pura aritmética, si ambos padres son obesos, la posibilidad aumenta al 80 o al 90 por ciento.

Ve que la teoría de las calorías no se adecúa a la vida real, pero está atrapado por ella. No tendría por qué estarlo.

¿Hay algunos que nazcan con una propensión a la obesidad? Los doctores que se sentaron en la mesa redonda sobre la obesidad, en la convención del Colegio de Médicos Estadounidenses, hace un par de años, en Filadelfia, oyeron que algunas personas, simplemente, tienen más células grasas que otras, y a menudo desde su niñez. Esas células grasas en exceso son algo que dura toda la vida. Crean hambre... aunque no se sabe muy bien el cómo y el por qué. Y su presencia es anuncio del desarreglo metabólico que contribuye a hacer que una persona aún sea más propensa a la obesidad. En un régimen de control riguroso de calorías, el hambre hace que sea virtualmente una verificada pérdida de peso permanente.

Los propensos a la obesidad sólo pueden esperar perder peso con una dieta que no produzca hambre.

EL CONTAR GRAMOS ES MÁS FÁCIL, PERO DIFERENTE. Dado que se nos ha lavado el cerebro durante tanto tiempo, tendrá usted que estar en guardia continuamente. Pero sé que puede lograrse.

Al principio tendrá muchas dificultades cuando pase de contar calorías a contar gramos. Le explicará a una amiga que ahora está contando *carbohidratos* y *no* calorías, y le describirá su nuevo régimen. Pero *de todos modos*, ella le va a decir: «¡Oh, pero seguro que puedes comer palitos de zanahoria! ¡*Eso* no tiene calorías!» O, «¿Cómo? ¿Que no puedes comer uva? (O *catsup*, o leche desnatada).»

Así que entonces usted explica (o no lo hace) que, dado que está usted comiendo de un modo *diferente*, no son las calorías lo que usted cuenta, sino los carbohidratos. Y que los alimentos de *pocas* calorías están cargados de carbohidratos, mientras que algunos alimentos de *muchas* calorías no tienen ninguno. Como la mantequilla y la mayonesa. Y el *pastrami*. Y las costillas. Y los patitos asados.

Y, después de que lo haya explicado, ella dirá, a pesar de todo: «He traído un poco más de limón para tu langosta, cariño. Sé que no vas a querer la salsa de mantequilla.»

Bueno, ella sólo está tratando de ayudarle. Pero no puede, porque le han lavado el cerebro. Como a todos. Cuando oye la palabra dieta, surge automáticamente el reflejo del pensar en pocas calorías.

Estoy escribiendo este libro para tratar de borrarle el lavado de cerebro. Quiero cambiar los reflejos mentales y emocionales que tiene usted acerca de las calorías. Y también acerca de los carbohidratos. Si lo consigo, se habrán acabado sus problemas dietéticos.

9

SI QUIERE ESTAR DELGADO: ¡COMIENCE A CONTAR LOS CARBOHIDRATOS!

La mayor parte de los pacientes a los que veo de forma regular, una vez por semana o una vez por mes, no tienen que aprender esta simple rutina. Porque yo calculo por ellos. Me limito a preguntarles lo que más han echado de menos en su dieta. Por ejemplo, les digo: «¿Ha echado usted de menos la fruta? ¿Las verduras? ¿El vino?» Entonces, cada semana, mientras les marche bien la dieta, quizá les añada a ésta aproximadamente de cinco a ocho gramos de ese artículo. Tal vez sean cuatro vasos de vino por semana, porciones extra de las verduras permitidas, un cuarto de melón pequeño cuatro veces por semana. Esto continúa hasta que queda establecido el Nivel Crítico de Carbohidratos de cada paciente, que acostumbra a ser de veinte a cuarenta gramos diarios.

Pero, dado que usted no va a venir a verme, deberá encargarse de su propia dieta. Así que es vital que se entere de dónde acechan esos carbohidratos mortales y cómo llevar la cuenta del consumo que de ellos hace. Lo que buscamos es suministrarle aquello que usted eche de menos, pero sin alterar el proceso normalizador que va a eliminar hasta el último de los kilos no deseados, y devolverle su energía juvenil y su buen aspecto.

DE AHORA EN ADELANTE LLEVE GAFAS DETECTORAS DE CARBOHIDRATOS. Ahora bien, la forma de lograr perder peso sin que le cueste demasiado esfuerzo es colocarse unas gafas detectoras de hidratos de carbono y mirar a su través, desde ahora en adelante, al mundo de los alimentos. Olvídese de las calorías. Olvídese del alto contenido en grasas, del bajo contenido en grasas, de las muchas proteínas, de las pocas proteínas, de las dietas equilibradas, de las dietas que no lo están. Olvídelo todo... excepto una cosa.

Ya sólo hay una cosa que debe importarle durante el resto de su vida. ¿Contiene carbohidratos lo que está a punto de meterse en la boca? ¡Si no los contiene, no tenga miedo! ¡Coma cuanto quiera!

Pero si tiene, ¿cuánto tiene? ¿Dos gramos... como hay en tres granos de uva? Eso es demasiado. Será mejor que lo deje correr. (Además, ¿para qué le sirven tres despreciables granos de uva?) ¿Diez gramos... como en una porción de pastel de cumpleaños? Eso, desde luego, es demasiado para un solo bocado, si es que quiere perder peso sin pasar hambre.

UNA DIETA CON MENOS CARBOHIDRATOS (DEL TIPO DE LAS QUE HA OÍDO HABLAR ANTES). He comprobado que una reducción moderada en la toma de carbohidra-

tos no significa mucho, ya que la ración de carbohidratos habitual es tan alta, que una reducción
moderada significa que aún sigue tomando una cantidad excesiva. (¡En cuanto comience a contar los
gramos, podrá comprobarlo por usted mismo!)

El resultado: usted no pierde el apetito, no
pierde peso, no le desaparece la fatiga, la depresión,
la irritabilidad que acompañan a unos niveles altos
en insulina y bajos en azúcar en la sangre. Una dieta con menos cantidad de carbohidratos no cambia
su química orgánica.

Lo que estoy tratando de hacerle comprender es
esto: sólo con una toma drásticamente reducida de
carbohidratos podremos llegar a los beneficios de la
restricción de carbohidratos, a la sensación de bienestar, la pérdida del apetito, de los kilos y los
centímetros.

¿Qué es lo que quiero decir con «drásticamente
reducida»? Me refiero a una ración muy por debajo
de los cuarenta gramos de hidratos de carbono por
día. Y ése es el límite superior absoluto. Ahí es
donde la mayor parte de ustedes acabarán su dieta
y comenzarán su régimen de mantenimiento. Claro
está que comenzarán la dieta con una toma diaria
de cero gramos de carbohidratos. Y aunque permi-
timos la ensalada en la dieta desde el principio, y
la lechuga lleva hidratos de carbono, la cantidad
que contiene es tan pequeña que, biológicamente,
equivale a cero.

La tarea de descubrir dónde acechan los carbohidratos asesinos es fascinante.

LA VIDA ESTARÁ LLENA DE SORPRESAS. Con sus gafas
descubridoras de carbohidratos puestas, sabrá que
un limón (6 gramos) casi equivale en carbohidratos
a media naranja (7,5 gramos). Por otra parte, la mitad de un aguacate (sólo 5,4 gramos) es una buena

compra para tomarse como ensalada con la comida, aun cuando se cubra de carne de cangrejo (100 gramos de la cual equivalen a un gramo) aliñada con mayonesa (una cucharada sopera sólo son 0,2 gramos).

Aprenderá a ser precavido con todos los productos comerciales del tomate. Una cucharada sopera de *catsup* contiene 4,9 gramos... ¡y no hay nadie que use únicamente una cucharada!

Bien, algunos de ustedes ya son expertos contadores de gramos, pero comencemos por el principio, en consideración a aquellos que no lo son.

DEFINICIÓN DE UN GRAMO. ¿Y qué es un gramo? Bueno, tal como una caloría es una unidad de calor, un gramo no es nada más que la unidad básica de peso en el sistema métrico.

Así que, cuando hablamos de cuántos gramos de carbohidratos hay en media taza de guisantes hervidos, por ejemplo, estamos hablando de la cantidad de carbohidratos, en *peso*, que se ha determinado que hay en esa media taza de guisantes hervidos, mediante pruebas de laboratorio.

PUEDE USTED MIRAR EL CONTENIDO EN CARBOHIDRATOS DE LOS ALIMENTOS EN UNA TABLA DE GRAMOS. Tal como se ha acostumbrado a mirar los valores caloríficos en una tabla de calorías, puede comprobar el contenido en carbohidratos de casi cada comida o bebida en una tabla de gramos de carbohidratos.

Hallará el contenido en gramos de hidratos de carbono de los alimentos que tienen un interés especial para esta dieta en diversas fuentes. No podría ser más fácil el cálculo de los carbohidratos de su dieta... una vez sepa cómo hacerlo.

Si usted desea saber la cantidad en gramos de carbohidratos de prácticamente cualquier cosa que

144

se pueda comer, yo le puedo recomendar varios libros.

El más manejable de todos es el opúsculo «Tabla de Gramos de Hidratos de Carbono» (*Carbohydrate Gram Counter*) publicado por la editora Dell Publishing Company.

SIETE MIL QUINIENTOS ALIMENTOS CENSADOS EN OTRO LIBRO. Un volumen más completo es el de Barbara Kraus, «Calorías y carbohidratos» (*Calories and Carbohydrates*) publicado por Grosset and Dunlap, Inc., y que es constantemente revisado para ponerlo al día (asegúrese de que compra la última edición). Da una lista del contenido en calorías y carbohidratos de siete mil quinientos comestibles y bebidas. Se mencionan nombres de marca. Esto puede ser muy importante.

Y el más completo de todos es un manual publicado por el Departamento de Agricultura. No sólo menciona el contenido en carbohidratos de 2.483 comidas y bebidas, sino también la cantidad de grasas, proteínas y energía alimenticia que contienen, así como las cantidades de cinco minerales y cinco vitaminas. Es una gran adquisición por sólo un dólar y medio, y debería estar en la biblioteca de todo cocinero. Su título es «Composición de los alimentos, Manual de Agricultura N.º 8» (*Composition of Foods, Agriculture Handbook No. 8*). Para conseguirlo, escriba al superintendente de documentos, Oficina Impresora del Gobierno de los Estados Unidos (*Superintendent of Documents, U.S. Government Printing Office, Washington, D.C. 20402*).

MITOS QUE TIENEN QUE SER OLVIDADOS. Para perder peso y todos esos otros feos signos de un envejecimiento prematuro, tendrá usted que olvidar algunas

145

creencias muy arraigadas. Pero esas creencias son mitos, no hechos. Deje que le dé algunos ejemplos:

MITO: Una persona necesita frutas y verduras para obtener vitaminas, minerales y volumen. ¿Qué hay, por ejemplo, del zumo de naranja y de uva?

REALIDAD: Lo que usted necesita es la vitamina C de las frutas cítricas y las otras vitaminas y minerales que hay en la fruta, y puede obtenerlos todos de los otros alimentos de esta dieta, y conseguir así su suplemento vitamínico *sin* tomar los azúcares de la fruta que hacen que su hiperinsulinismo se eleve notoriamente. Obtendrá suficiente cantidad y variedad de la ensalada y de los otros vegetales que hay en la dieta.

MITO: Todo el mundo necesita leche. Al menos uno o dos vasos por día. Si uno quiere perder peso, tiene que beber leche desnatada.

REALIDAD: Todo el mundo necesita los productos nutritivos que hay en la leche, y usted los obtiene en esta dieta... en una larga lista de quesos, incluido el requesón. Pero el azúcar de la leche o lactosa agrava el problema de las personas que tienen un metabolismo de los hidratos de carbono alterado.

MITO: Una persona necesita azúcar para que le dé energía y para el funcionamiento de sus células cerebrales.

REALIDAD: Lo que usted necesita es algo de azúcar en su *riego sanguíneo*, no en su *dieta*.

146

La grasa extra que está usted removiendo en su cuerpo es transformada con facilidad en carbohidratos (glicógeno), de forma que puede ser usada como energía, en lugar de desfigurar su cuerpo y acortar su vida al seguir siendo tan gordo.

Sus seres más queridos y próximos harán (de un modo inconsciente) todo lo que puedan para estropearle la dieta. Se necesita cierta práctica para eliminar la confusión que hay en su mente entre pocas calorías y pocos carbohidratos. Y sus amigos, personas queridas y anfitriones no le serán de ninguna ayuda. Todo el mundo tiene ideas, grabadas en su infancia, acerca de ciertas comidas que *tienen* que ser buenas para usted... las comidas naturales.

¿Existen los «buenos» carbohidratos y los «malos carbohidratos»? «Oh, pero si éste es un maravilloso azúcar *no refinado*», ronronea su anfitriona. «Azúcar natural. Lleno de todo tipo de vitaminas y cosas.»

Bueno, lleva algunas moléculas de hierro y otros minerales. Pero también tiene todas las desventajas del azúcar refinado, ya que estimula en exceso el flujo de insulina. Según dice un nutricionista aficionado su principal ventaja es que: «quizá contribuya a la salud mental al dar una sensación de virtuosidad a los que lo utilizan».

¿Es la miel un «buen» carbohidrato? ¿Y cuántas veces ha oído usted hablar de las virtudes místicas de la miel? Su amiga le mira con aspecto incrédulo y dice: «¿Nada de azúcar? Bueno, al menos podrás tomar un poco de esta miel. Éste es un alimento *natural*, que te sentará muy bien.»

No si es usted alérgico a los carbohidratos. Explíquele (¡o no!) que una cucharada sopera de miel contiene 17,3 gramos de carbohidratos. ¡Aún tiene más que el mismo azúcar! (una cucharada sopera de azúcar contiene sólo 12,1 gramos). Si un NCC es de 25 gramos de carbohidratos por día, un buen chorrito de miel... ¡y ya la ha fastidiado! Recuerde que quien primero se dedicó a refinar azúcar en el mundo fue la abeja.

MUCHAS PERSONAS CREEN QUE EL NO BEBER ZUMO DE NARANJA ES UN VERDADERO SACRILEGIO. «¡Buen Dios, ¿que no puedes tomar zumo de naranja?!», oirá usted decir.

No algo más de un gramo de carbohidratos por cada diez de zumo. No cuando con unos cuantos traguitos ya ha agotado los 18 gramos de su ración diaria. ¿Quién lo necesita cuando se puede tomar con tanta facilidad una tableta de vitamina C?

EL IR CONTRA LA LECHE ES COMO IR EN CONTRA DE LA MATERNIDAD. Cuando lleva usted puestas sus gafas detectoras de carbohidratos, la leche desnatada adquiere, repentinamente, un aspecto muy distinto. Su amiga le dice: «No es crema de leche... ya sé que eso engorda de un modo horrososo. Es simple leche. Y además, leche desnatada. Con mucho calcio, ¿sabes? ¡Por todos los santos, la *leche* no va a hacerte daño!»

Pues sí puede hacerlo... ¡con 12 gramos de carbohidratos en cada tazón! Olvide la vieja idea de que todo el mundo necesita un litro de leche por día (¿y qué cosa va mejor con ella que un buen trozo de pastel casero?). En lugar de leche, póngase en su café la crema más espesa que logre encontrar. Sólo hay una traza de carbohidratos en una cucharada sopera de *eso*. O tómese su café *mit schlagober* (con nata batida), como hacen en la Europa Central. Bien endulzado y con montañas de nata es tan satisfactorio como uno de esos postres asesinos... y tomándose esto perderá peso en lugar de ganarlo.

SI ES «NATURAL», ¿CÓMO PUEDE SER MALO PARA USTED? Su anfitriona le dice con aire virtuoso: «Yo tampoco tomo nunca postres con muchas calorías, pero no me dirás que no puedes comer unos pocos de estos dátiles y pasas, desecados de un modo *natural*. No hay ni un grano de azúcar en ellos.»

Quizá no lo tengan por encima, pero sí dentro. Los dátiles están compuestos en un 78 por ciento de sacarosa (azúcar de mesa); las pasas, en un 64 por ciento. En media taza de pasas hay 55,7 gramos de carbohidratos. En un dátil, 5,8.

O si hay un pastel para postre, esto es lo que usted oirá: «Bueno, si no puedes tomar pastel, come algo de fruta fresca. Y no me digas que *no*, en *todas* las dietas te dejan comer fruta fresca.»

Eso era antes. Ahora usted mira la lista de los carbohidratos: en una manzana, veinte gramos; en un plátano, de veintiséis a treinta gramos; en una pera, alrededor de veinticinco gramos; en media taza de cóctel de frutas congeladas, más de treinta y seis gramos. ¿Alguien quiere café?

Los pasteles, pastas y galletas están repletos de calorías «vacías» con poco o ningún valor nutritivo. Los menús y planes de comida de este libro están basados todos en las proteínas y repletos de elementos nutritivos.

El Consejo de Alimentación y Nutrición, un organismo muy conservador, afirma que *todo adulto debería tomar sesenta gramos de proteínas por día*, para tener una nutrición adecuada. Ahora bien, no es fácil conseguir esos sesenta gramos de proteínas por día con una dieta de pocas calorías. En nuestra cultura incluso hay algunos de nosotros que no toman esa cantidad de proteínas en una dieta de alto contenido calorífico, ya que buena parte de los alimentos que ingerimos son carbohidratos.

NADA DE CALORÍAS «VACÍAS» EN LA DIETA DE UN CONTADOR DE GRAMOS. No obstante, en una dieta de bajo contenido en carbohidratos, es bien fácil obtener una cantidad *más* que adecuada de proteínas.

Usted tomará aproximadamente 164 gramos de proteínas por día si lo comienza con dos lonchas de panceta y dos huevos para desayunar; se toma una hamburguesa con queso de 140 gramos, con ensalada, al mediodía; se come seis gambas grandes (¿Por qué no langostinos?) como primer plato en la cena, luego dos grandes costillas de cordero, una ensalada y una porción de unos cien gramos de pastel de queso (vea la sección de recetas) como postre.

Éste es un día bastante típico para un comilón que siga la revolución de las dietas: mucha más comida de la que en realidad comerá la mayor parte de la gente, a causa de que con esta dieta se llega, por lo normal, a un estado de carencia de apetito. No obstante, supongamos que ha comido todo esto. Ha ingerido alrededor de dos mil calorías. Pero como ha tomado *menos de diez gramos de carbohidratos*, perderá peso y se sentirá maravillosamente... y una de las razones de esto es a causa de los 164 gramos de proteínas que se ha comido con tanta facilidad.

Y todo esto porque ha pasado usted de ser un hambriento contador de calorías a un saciado contador de carbohidratos.

EL CONTAR CARBOHIDRATOS NO QUIERE DECIR QUE TENGA USTED QUE ELIMINAR LOS POSTRES. Fíjese en la sección de recetas de este libro dedicada a los postres. Verá que puede tomar maravillosos postres con esta dieta: un pastel de queso que es dulce, bueno y cremoso; batido de chocolate helado; nata batida, pasteles, incluso dulces... y docenas de otras cosas agradables que tienen muy pocos carbohidratos.

Y le prometo que, en cuanto comience a pensar en los postres, mientras lleva puestas esas gafas detectoras de carbohidratos, comenzará a tener nuevas ideas acerca de los mismos... se le ocurrirán postres tan esplendorosamente dulces y con tan pocos carbohidratos como los que hay en este libro. Sé que esto sucederá. Le ocurre a la mayor parte de mis pacientes. Se pasan horas sentados en mi sala de espera, mientras intercambian recetas de postres y otros manjares.

Las recetas de este libro son, en su mayor parte, obra de dos de esos pacientes, aunque han desarrollado las de centenares de otros. En cuanto su mente esté enfocada en el reto de cómo preparar postres con bajo contenido en carbohidratos, se encontrará con que, si le gusta cocinar, tendrá un nuevo y excitante campo en el que desarrollar su creatividad. Y si no le gusta cocinar, limítese a los postres de este libro, variando los sabores a su gusto.

Sí, TODO EL MUNDO PUEDE PERDER PESO, TOMANDO ALIMENTO DE MUCHAS CALORÍAS, SI CUENTA LOS GRAMOS. Ahí tiene el ejemplo de Martin G. Nació hambriento. Era un niño gordo y ha sido obeso, y un gran comilón, toda su vida.

Cuando comenzó con mi dieta, le pedí que escribiese cada día todo lo que comía, con la cantidad exacta. Lo hizo a conciencia.

Por lo general, a Martin le encanta jugar a pelota, pero se lastimó un tomibollo, por lo que no ha podido hacer ningún ejercicio en las últimas seis semanas. De todos modos ha perdido veinte kilos en los cuatro meses que lleva siguiendo la dieta, y continúa disminuyendo de peso.

Tiene gustos de quinceañero en lo referente a la comida (apenas nunca come lechuga o verduras). Pero lo que es interesante es la cantidad de comida que ingiere, sin dejar de perder peso.

Su desayuno es siempre el mismo: algo más de cien gramos de una bebida con sabor a frutas y bajo contenido de carbohidratos, dos huevos (habitualmente revueltos en mantequilla) y tres lonchas de panceta. Café con mucha crema.

MARTIN G. COME LO SUFICIENTE COMO PARA DOS... PERO SIN CARBOHIDRATOS. He aquí una de sus comidas, bastante estándar: dos «bocadillos» de queso suizo (usa dos lonchas de queso suizo para el exterior, en lugar de dos rebanadas de pan, y cuatro lonchas de mortadela en el interior). Así que su comida del mediodía es un total de cuatro lonchas de queso suizo y ocho de mortadela. A esto añade con frecuencia dos lonchas de rosbif o dos huevos fritos y un cuarto o medio bote de nueces. Bebe muchísimo refresco de cola de dieta.

Una cena típica es para él dos huevos, cuatro lonchas de panceta, cuatro lonchas de mortadela, dos lonchas de rosbif, media toronja, café. Otra cena: dos salchichas de Frankfurt, tres hamburguesas, dos refrescos de cola, tres cafés poco cargados. Otra: cóctel de gambas, un cuarto de kilo de hígado picado con cebolla, café helado, medio bote de nueces. Otra: estofado de vacuno con medio kilo de carne y cebollas, dos cafés poco cargados.

Antes de irse a la cama a veces se toma medio bote de nueces, o unas cuantas lonchas de queso con un refresco de cola de dieta.

«En otro tiempo me pasaba todo el día y toda la noche comiendo —dice—. Las pizzas fueron lo que acabó de hundirme. No podía dejar de comerlas. Y me pasaba lo mismo con los helados. Ahora puedo pasar junto a una pizza sin notar la menor sensación. La huelo un poco y sigo caminando. Es maravilloso el poder ponerse de nuevo una ropa que le cae a uno bien. Y me siento en plena forma. Pero la razón por la que puedo seguir con esta dieta, y jamás pude mantenerme con ninguna otra, es porque puedo comer todo lo que quiero. Y mientras mantenga controlados los carbohidratos, iré perdiendo kilos. No me siento culpable, no tengo hambre, y voy perdiendo peso.»

UN AGENTE DE FINCAS COMILÓN QUE PERDIÓ MEDIO KILO POR DÍA DURANTE LAS PRIMERAS DOCE SEMANAS. Cuando Herb Wolowitz vino a verme un día de junio pesaba 166 kilos. Era un agente de fincas de treinta y dos años de edad que había pesado más de 90 kilos desde los dieciséis. Había probado con las píldoras y se había unido y abandonado a los Vigilantes del Peso en muchas ocasiones. Los últimos 45 kilos eran de reciente adquisición. Descubrí que tenía la típica curva de tolerancia de glucosa diabético-hipoglicémica que muestra la mayor parte de los pacientes obesos. (El azúcar de su sangre se elevó hasta 292 y tres horas más tarde era de 67.) También tenía una presión sanguínea alta y alto nivel de triglicéridos.

Herb me dijo que no comía demasiado a las horas de comer, pero que «tragaba» muchos dulces después de la cena. Lo puse a la dieta de este libro, y la siguió de modo correcto, pero comiendo grandes cantidades. Para desayunar acostumbraba a tomar una tortilla de queso y en la comida y en la cena rara vez tomaba menos de un kilo de carne

poco hecha. Según una valoración muy conserva-
dora, su ración de calorías diarias era, como mínimo, de 3.000.

CORTÓ LOS CARBOHIDRATOS PERO NO ·LAS CALORÍAS.
Y cuatro meses más tarde pesaba 128 kilos. ¡En 17
semanas había perdido 38 kilos! El azúcar de su
sangre y su presión sanguínea eran ahora normales,
su nivel de triglicéridos había bajado 75 unidades
y el de su colesterol 30. Se encontraba en plena
forma, como si le hubieran dado un nuevo plazo
de vida (¡lo que era cierto!). Y, naturalmente, jamás tenía hambre. ¿Cómo iba a tenerla, comiendo
esas cantidades de alimentos?

Primero añadimos algunas verduras más, después un poco de alcohol, más tarde un poco de fruta y finalmente las nueces. La pérdida de peso de
Herb comenzó a disminuir hasta quedar en un kilo
por semana. Pero ahora es aún más feliz, porque
esta nueva forma de comer no le parece una dieta.
«Estoy perdiendo peso, pero no estoy a dieta...
como como un cerdo», dice alegremente. «¡Es fantástico!»

10

CÓMO PREPARAR SU PROPIO HISTORIAL DE DIETA

Supongamos que ésta es su primera visita a mi oficina. En esta visita le haría un examen físico, completándolo con un test de tolerancia de glucosa. Pero antes de esto, comenzaría por hacerle algunas preguntas. Las preguntas que siguen no son las únicas que hago, pero incluyen las tres áreas principales que es importante explorar. La primera es su historial familiar, porque nos da la verdadera imagen en lo que se refiere a su tendencia biológica a engordar. La segunda es el historial de lo que le ha pasado a usted con las anteriores dietas. La tercera es un análisis de su actual hábito alimentario.

Ahora tome una pluma o un lápiz y prepárese a

155

contestar por escrito las preguntas que le voy a ir haciendo en este capítulo.

TAMBIÉN LA SALUD DE SUS HIJOS PUEDE RESULTAR BENEFICIADA. Esta operación le permitirá salir de sí mismo y averiguar un poco acerca de su pasado, presente y probable futuro en lo que al control de peso se refiere. Quizá tenga usted grandes sorpresas. Esta nueva visión de usted mismo puede añadir años a su vida y una vitalidad jamás soñada a sus años. Incluso la salud de sus hijos puede resultar beneficiada de lo que usted pueda aprender en este capítulo.

No es posible que lea su horóscopo sin saber exactamente cuándo y dónde nació. Y es difícil tratar con éxito su obesidad sin saber su fecha de nacimiento. (A medida que vaya leyendo comprenderá el porqué de esto.) ¿Nació antes de que usted fuera concebido? ¿En su infancia? ¿Adolescencia? ¿Tras sus enbarazos? ¿Recientemente? ¿O llegó de un modo gradual e insidioso, imperceptiblemente en el transcurrir de los años?

OBTENGA UNA VISIÓN DE DOCTOR DE USTED MISMO. Para cuando haya acabado de leer este libro, lo que vamos a saber es en qué proporción *su* obesidad es debida al envenenamiento por carbohidratos. Sabremos cómo, y en qué medida, esta alteración metabólica se debe a su herencia, tipo fisiológico e historial dietético particulares. Al propio tiempo con seguridad sabremos lo que es probable que le suceda como resultado de este alterado metabolismo de los hidratos de carbono, si decide, pese a todo, ignorarlo.

Cuando acabe de contestar a las preguntas que siguen, verá su propia situación con una nueva objetividad.

156

PRIMERO, HABLAREMOS DE SU FAMILIA. Haga el favor de contestar a estas preguntas en el trozo de papel que le he pedido que tomase.

La estatura aproximada de su madre.

La estatura aproximada de su padre.

¿Cuál es el peso máximo que ha tenido su madre?

¿Cuál es el peso máximo que ha tenido su padre?

(Para calcular el grado aproximado de su obesidad, si es que la hay, mire el número de centímetros que hay por encima del metro, y a esta cantidad réstele el 10 por ciento. Por ejemplo, una persona de 1,70 debería pesar unos 63 kilos: es decir, el resultado de restarle 7 a los 70 centímetros, que es el 10 por ciento de esta cantidad. Esto, a grosso modo, indica el peso ideal para cualquiera... incluyéndole a usted. Para tener una idea más exacta, consulte las tablas de las páginas 395-397.)

¿Tiene usted hermanos y hermanas que sean obesos? ¿Cuánto? (La mayoría de aquellos cuyos padres y familiares son obesos tienen también un problema de obesidad.)

¿Recuerda que algún miembro de su familia haya tenido diabetes? ¿Hipertensión? ¿Enfermedades del corazón? (¿Padres, abuelos, hermanos, hermanas, tíos, tías?)

¿Viven sus padres? Si no es así, ¿hasta qué edad vivieron? (Si murieron por causas naturales, la respuesta sugiere bastante el punto hasta el cual se da la longevidad en su familia.)

¿Cuánto tiempo gozaron de buena salud? ¿Cuál fue la causa de su muerte? La respuesta a todas las preguntas anteriores nos dan una idea de *sus* vulnerabilidades específicas.

A TAL PADRE, TAL HIJO. Creo que cuando un padre y un hijo tienen la misma constitución física y la misma altura, el hijo puede ver qué clase de enfermedades tuvo su padre, y si fueron enfermedades del corazón, será mejor que vaya con cuidado. Creo que si usted no se fija en estos asuntos lo más pronto posible, que siempre es *ahora mismo*, quizá sea demasiado tarde. Si espera hasta tener los síntomas de diabetes o enfermedades del corazón, es indudable que habrá esperado demasiado.

Los niveles altos de triglicéridos, los niveles altos de colesterol, los niveles altos de insulina y los niveles altos de azúcar en la sangre se transmiten en las familias. Esos cuatro factores de riesgo están interrelacionados, y todos tienden a aparecer cuando existe un historial familiar de obesidad. Si es éste su caso, es muy importante. Significa que su posibilidad vital depende en un 80 por ciento de lo que coma (que es lo que puede gobernar esos niveles) y en lo bien que se cuide de usted mismo.

Ahora hablemos acerca de usted y de lo que pasó con sus anteriores dietas. Le sugiero que también escriba las respuestas a las siguientes preguntas. Servirán para ayudarle a exteriorizar su situación, y a dejarle ver con mayor claridad en dónde se halla usted, en la vida.

¿Cuál es su edad? ¿Cuál es su estatura? (Cosa extraña, éste es un dato que mucha gente exagera.) Dispóngase a ser honesto y a sorprenderse. Mídase con un metro, haciendo una señal en la pared.

¿Cuál es su peso ideal? Si alguna vez tuvo usted su peso ideal, lo recordará. De lo contrario, utilice las tablas de las páginas 395-397.

¿Fue usted un niño gordo? Saque esas fotos de cuando era niño; o pregúnteselo a sus parientes mayores. Si fue usted un niño gordo necesita de esta dieta más que la mayor parte de la gente (cuanto antes ganó usted el peso, más difícil será la lucha por perderlo, y, como regla, más enfermo está su organismo. Resulta especialmente ominoso el exceso de peso que comenzó antes de los diez años).

¿Qué es lo que cree que originó, en primer lugar, su ganancia de peso?

¿Cuál fue su menor peso de adulto, o incluso al final de su pubertad? (Si entonces tenía usted un buen aspecto, quizás ese peso sea aún aquel al que debe llegar.)

¿Cuánto es lo más que llegó usted a pesar? (Si no está usted en el máximo que haya pesado alguna vez, recuerde que el peso máximo es aquel en el que resultaría normal que quedase equilibrado, de no estar a dieta.)

¿Cuándo fue eso?

AHORA HA LLEGADO EL MOMENTO DE MIRAR EN EL ESPEJO DE SU PASADO DE DIETAS. ¿Qué dietas ha seguido? Haga una lista de las mismas, y después de cada una de ella anote estos siete datos:

1. Su edad.
2. ¿Cuánto perdió?
3. ¿Cómo se sentía en la dieta? Por ejemplo, ¿pasaba usted hambre? ¿Cuál era su nivel de energía? ¿Se aburría?
4. ¿Cuánto tiempo la siguió?
5. ¿Por qué la abandonó?
6. ¿Cuánto peso recuperó?
7. ¿Con qué rapidez lo recuperó?

¿Cuáles serían las virtudes de la dieta ideal para usted? ¿Tendría que resolver un problema de hambre? ¿O un problema de aburrimiento? Si es alguno de los dos, es usted afortunado, pues esta dieta resuelve estos problemas. El hambre será curada por la dieta en sí, y el aburrimiento por todas las maravillosas recetas y la variedad de este régimen.

VOLVAMOS A LA PREGUNTA NÚMERO 5. No hay nada más importante para tener éxito con esta dieta que el pensar largo y tendido acerca de su respuesta a la pregunta 5: ¿Por qué la ha dejado correr en el pasado? Tome su tiempo para responder a esto.

¿La abandonó porque había algo que no funcionaba en la dieta (no le servía de nada, o le dejaba hambriento, o le aburría)? ¿O era porque le gustaba a usted más comer que ser delgado? En otras palabras, ¿la abandonó porque no le importaba lo suficiente su aspecto físico y su salud como para seguir con ella?

¿O la dejó porque sucedió algo que alteró su vida por aquel tiempo, de forma que se halló usted bajo una tensión inusitada, y la tensión de pasar hambre fue más de lo que podía soportar adicionalmente?

Haga una pausa para súmar cuántas veces ha iniciado usted una dieta, para abandonarla luego. ¿Ha abandonado usted dietas distintas por razones que *básicamente* son similares?

No se desanime después de haber dado un vistazo a su pasado dietético. Trate de verse a sí mismo tal como su doctor le vería.

Puede sacar algo muy valioso de este ejercicio. Va a recibir usted una dieta más fácil, más agradable y más eficiente que todas las que jamás ha experimentado. Pero en lo que se refiere al cambio de sus hábitos alimentarios (aunque no intervengan aquí el hambre o el aburrimiento) es vital darse cuenta, con una claridad prístina, el papel que juegan usted y sus valores.

Para que funcione una dieta, a pesar de que sea la mejor del mundo, a usted tiene que *importarle*. Ninguna dieta, por muy bien concebida que esté, es nada más que una herramienta... un instrumento que puede usar el individuo motivado para lograr

160

un objetivo deseado. Ninguna dieta puede *obligarle* a perder peso.

PARTE TRES DE SU PERFIL DIETÉTICO: ¿CUÁL ES SU HÁBITO ALIMENTARIO? Ahora, tratemos de obtener una imagen de sus costumbres alimenticias. De ellas es de donde vamos a partir.

¿Cuál es la cantidad de carbohidratos que toma? Esto es muy importante.

Oigo que mucha gente dice: «Bueno, en realidad, no creo tomar demasiados carbohidratos. No me pongo azúcar en el café. Pocas veces como postres muy dulces. Y a la hora de la cena ya no pongo pan en la mesa.»

Bueno, todo eso está muy bien. Pero no es suficiente por bueno que sea, *si a*) es usted obeso y *b*) no está usted metabolizando de un modo correcto los carbohidratos. Una o ambas condiciones indican que toma usted *demasiados* carbohidratos.

Siendo como son nuestros hábitos alimentarios nacionales, es fácil tomar el 50 por ciento de sus calorías en hidratos de carbono, aunque *no* sea usted precisamente una persona demasiado aficionada a los dulces.

¿CUÁNTOS HIDRATOS DE CARBONO TOMA USTED POR DÍA? Quiero que averigüe por usted mismo cuál es su cuota habitual de carbohidratos. De esta manera:

1. *Durante un mínimo de tres días (una semana sería mejor) coma y beba tal como acostumbra a hacerlo.* Nada de virtuosas abstinencias. Relájese y coma lo de siempre.

2. *Apunte todo lo que se mete en la boca: líquido o sólido. Y también las cantidades,* lo más aproximadamente que pueda. Lleve un bloc de notas y *en cuanto haya comido o bebido, apúntelo.*

Si espera a hacerlo más tarde, es muy posible que se olvide de algo.

3. Olvídese de las calorías. Limítese *a apuntar el artículo y la cantidad. Luego, mire en el libro y sume los gramos de carbohidratos que está tomando.* Para hacer esto, léase el apartado sobre las tablas de gramos de carbohidratos, del capítulo 9. Utilice las tablas de gramos tal como usa unas tablas de calorías, sólo que ahora lo que usted cuenta son los gramos de hidratos de carbono.

Éste es un ejercicio importante. ¿Por qué? Porque ve sus hábitos alimentarios a través de un nuevo prisma. Lo hace usted consciente en lo referente a los hidratos de carbono, y no hay ninguna otra cosa que le pueda prevenir más en contra de éstos.

¿PODRÍA SER ASÍ LA MUESTRA DE LAS COMIDAS DE UN DÍA CUALQUIERA? Veamos lo que podrían ser las comidas de un día cualquiera para la mayor parte de las personas que creen que tienen «cuidado» con lo que comen para mantener controlado su peso. No es un día de dieta, es sólo un día normal, de «cuidado» en la comida.

	Contenido en gramos de carbohidratos
DESAYUNO	
170 gramos de zumo de naranja	19,0
1 taza de copos de maíz	24,7
1 taza de leche desnatada	13,4
1 cucharada de azúcar	12,1
Café sin azúcar	mínimo
PAUSA MATUTINA	
1 taza de yogourt de frutas	26,0

	Contenido en gramos de carbohidratos
COMIDA	
100 gramos de hamburguesa	0,0
en un panecillo	20,7
3 cucharadas de catsup	13,5
1/2 taza de ensalada de col	8,1
Pepsi de dieta (336 gramos)	18,0
ANTES DE CENAR	
50 gramos de ginebra	0,0
200 gramos de tónica	17
10 patatas chips	10,0
CENA	
1 taza de sopa de tomate	15,7
150 gramos de filete	0,0
1 patata al horno	20,8
3/4 de taza de guisantes	17,1
1/2 melón dulce	11,0
Café sin azúcar	mínimo
AL IR A DORMIR	
1 vaso de leche desnatada	13,4
1 plátano pequeño	21,1
TOTAL	300,0

Esto es seis o siete veces el máximo de carbohidratos que puede usted tomar si espera mantener una pérdida de peso. En cuanto a perderlo tomando tantos carbohidratos... ¡ni hablar de eso!

Aunque algunas personas sensibles a los hidratos de carbono pueden mantener un peso razonable tomando 60 gramos de carbohidratos por día, ya he dicho antes que mi experiencia con millares de tales pacientes me indica que la mayoría de ellos averiguan que su Nivel Crítico de Carbohidratos es de 40 gramos por día... o menos. Cuando toman más de esta cantidad, pasan hambre... y luego ganan peso.

Y, sin embargo, puede usted darse cuenta de lo fácil que es excederse en la toma de carbohidratos en la sociedad que tenemos hoy en día... incluso para aquellas personas que piensan que están a dieta, y que pasan hambre (¡y que, por consiguiente, algunos días tiran la casa por la ventana y comen hasta reventar!)

Fíjese en los hábitos alimentarios de Mary Lou. Mary Lou es la secretaria de uno de mis amigos. No toma desayuno. Su comida es, habitualmente, sopa y un bocadillo (alrededor de 10 a 20 gramos de carbohidratos en la sopa, 24 gramos en las dos rebanadas de pan del bocadillo y algunos gramos más en la guarnición).

Hacia las cuatro o las cinco de la tarde se come una manzana de tamaño mediano (20,5 gramos). Si no cena fuera de casa, se toma una cena preparada congelada (la cena china marca Swanson es su favorita). Contiene 40,5 gramos de carbohidratos, lo que es un promedio bastante habitual para las cenas congeladas «ligeras».

Mientras se calienta su cena mordisquea palitos de zanahoria (5,6 gramos de carbohidratos por cada media taza). No toma postre. Antes de marcharse a la cama se bebe un vaso de leche desnatada (13,4 gramos de carbohidratos).

Como se ha portado tan bien durante todo el día (nada de queso a la hora de la pausa matutina, nada de postre ni para comer ni para cenar, nada de alcohol antes de la cena), se premia a sí misma con tres pastelitos de higo con la leche; otros 30,3 gramos de carbohidratos.

Total para su día hambriento y de dieta: alrededor de 160 gramos de hidratos de carbono. Y si se toma sus resfrescos favoritos de dieta de la Seven-Up o Pepsi, durante el día, otros 9 gramos de carbohidratos pasan por su desprevenido gaznate con cada 170 gramos de líquido.

VUELVA A LEER SU PROPIA BIOGRAFÍA. Lea otra vez las notas que ha tomado acerca de sí mismo. Obtenga una imagen clara del tipo de persona que usted es, la persona cuyos hábitos alimentarios van a tener que ser reeducados, para que ya no pueda nunca volver a comer de la forma suicida en que lo hacía antes. ¿Le suena esto a imposible? Millares de mis pacientes son buena prueba de que *es* posible. ¡Y no sólo posible, sino indoloro!

Pero antes debe darse cuenta de la extensión y la gravedad de su problema de peso... tal cual yo hago tras entrevistar a un paciente. Ahí es en donde le ayudará el contestar a esas preguntas. Por ejemplo, supongamos que es usted la señora A. Sus padres eran delgados, saludables, longevos. Ésta es la primera vez que ha hecho usted dieta. Es usted de edad mediana, pero jamás comió postres, jugó al tenis, mantuvo su figura. Y es sólo desde hace poco (desde que murió su esposo) cuando la balanza le ha dicho que está usted oscilando entre cinco y seis kilos más del peso que ha mantenido durante toda la vida. Si su historial es parecido al de la señora A, comparativamente usted no tiene ningún problema. Con esta dieta, perderá ese peso sin el menor esfuerzo, y evitará recuperarlo con un NCC muy confortable de unos 60 gramos de carbohidratos por día. Y también notará nuevas energías, y se incrementará su interés por los hombres.

¿ACASO SU HISTORIAL ES PARECIDO A ÉSTE? Por otra parte, su «perfil» dietético puede ser más parecido al de la señora C. Sus padres fueron obesos y uno de ellos (o ambos), diabéticos. Ha sido gorda desde niña. Ha probado a seguir muchas dietas. Pierde peso pero recupera con creces. En estos momentos oscila entre los veinticinco y los cuarenta kilos por encima de su peso ideal. Le encantan los dulces. Come por las noches.

Bueno, señora C, es usted parecida a la mayor parte de mis pacientes. Puede usted llegar a tener la talla de una modelo y mantenerse así. Y se sentirá maravillosamente mientras está dejando atrás tantos kilos como un número desproporcionado de centímetros. Pero usted juega para ganar algo muy superior a lo de la señora A. Su premio puede ser su propia vida. Y su dedicación al proyecto debe ser total. Eso no quiere decir que deba usted sufrir privaciones, hambre o incomodidades. Pero quiere decir que, de una vez por todas, tiene que dejar a un lado la cándida idea de que puede hacer dieta durante un tiempo hasta que haya perdido la mayor parte de su peso y luego volver con energía a cavar su tumba con los dientes. No es usted una persona sin fuerza de voluntad. Tampoco es una glotona. Pero está usted enferma. Muy enferma. Ponerse bien deberá ser su primera preocupación. No puede esperar abandonar alguna vez el régimen.

¿O ES USTED COMO LA SEÑORA B? ¿No es usted como la señora A? ¿No es usted como la señora C? Quizá su historial sea más parecido al de la señora o el señor B. Uno (o ambos) de sus padres eran obesos. Pero usted se mantuvo delgada hasta sus embarazos (o, si es el señor B, hasta algunos años después de que salió del ejército). Ha probado usted varias dietas. Pierde peso... pero, naturalmente, más pronto o más tarde lo recupera. Sería feliz si pudiera perder únicamente cinco o seis kilos.

Por otra parte, mucha gente a la que usted conoce, se halla en la misma situación. Y seguir un régimen es muy aburrido. No es que usted sea ignorante en cuestión de comidas. Come con mucho cuidado (excepto, naturalmente, durante las vacaciones y las fiestas). Mucha fruta. No demasiada grasa. Nada de pan en la mesa. Y juega al golf. Nada. Incluso hace los ejercicios de la Real Fuerza Aérea Canadiense, la mayor parte de las mañanas.

Señor y señora B, tienen ustedes mis simpatías. No se merecen ustedes el estar cargados con esos kilos tan poco agradables. Pero debido a que no estamos en guardia contra los hidratos de carbono, que son la principal causa de esos kilos traicioneros, somos víctimas inocentes de la hidratocarbonitis, la insidiosa, invisible y omnipresente plaga de nuestro siglo.

Pero, una vez conozca lo que causa esta enfermedad, señor o señora B, puede derrotarla... y sin el menor dolor.

Ahí tiene mi propio historial. Yo no tenía ni un doctor ni un libro como éste que me ayudasen. Tengo un gran apetito, pero nadie me ha acusado jamás de tener fuerza de voluntad. Y, sin embargo, he sido capaz de entrenarme de forma que, cuando entro en un cóctel con mesa escandinava, su imagen ni siquiera llega a mi cerebro. La imagen que veo va de mi ojo a mi mano. Mi ojo verá la proteína (que yo llamo *mi* comida). Y ni siquiera ve *su* comida (los hidratos de carbono). De modo automático, voy a por la proteína. Ni siquiera tengo que pensar en ello porque es un hábito, un hábito que ahora ya se ha convertido en un reflejo. Al principio *pensaba* en ello. Ahora, ya no tengo que pensar nunca más.

LOS HÁBITOS DE COMIDA REEDUCADOS PUEDEN SER ALGO TAN REFLEJO COMO LIMPIARSE LOS DIENTES. Y esto es lo que yo me propongo hacer por usted.

Le ofrezco entrenarlo para que siga unos hábitos alimentarios que podrá conservar incluso cuando se halle bajo los efectos de una alteración emocional grave.

Los hombres de negocios que a veces vienen a verme dicen en esa primera visita: «¡Pero, doctor, estoy bajo tales presiones!» Y yo les digo: «Usted no se olvida de limpiarse los dientes cuando está bajo presión. Incluso si se halla en medio de una reorganización de la empresa, sigue acordándose de hacerlo. ¿Por qué? ¿Por lo importante que es eso? ¿O porque se ha convertido en un hábito?» Lo que espero que logre hacer este libro por usted es enentrenarle para que tenga unos buenos hábitos alimentarios que sean tan reflejos como limpiarse los dientes.

11

ANTES DE COMENZAR CON ESTA DIETA

Antes de comenzar con esta dieta, necesitará dar cuatro simples pasos mecánicos, preparatorios.

En primer lugar, deberá dejar de tomar ciertos medicamentos comunes que luego le indicaré. Pues anularían la efectividad de la dieta.

Segundo, asegúrese de que tiene a mano las vitaminas que le diré.

Tercero, cómprese un paquete de Ketostix (las tiras que sirven para medir las cetonas en la orina) en su farmacia. Es barato y no se necesita receta para ello.

Cuarto, disponga las cosas para que le hagan un chequeo médico que determine su estado general de salud.

PRIMERO: ACERCA DE LOS MEDICAMENTOS QUE DEBE DEJAR DE TOMAR. Si telefonease usted a mi oficina

169

para pedir una cita con objeto de iniciar esta dieta, la enfermera le daría, junto con el día de la visita, estas instrucciones *condicionadas a la aprobación de su doctor*: es importante que deje de tomar ciertos fármacos mucho antes de iniciar esta dieta.

«1. Anfetaminas (píldoras de régimen), debe dejar de tomarlas al menos dos semanas antes de que comience la dieta.

»2. Diuréticos (píldoras y/o inyecciones para orinar), deben dejarse de tomar una semana antes de iniciar la dieta. Esto incluye algunos medicamentos para la alta presión sanguínea que contienen diuréticos.»

Entonces, ella le tranquilizará: «Si dejar de tomar esos medicamentos le causa un aumento de peso, no se preocupe. Ese peso desaparecerá con facilidad en cuanto empiece usted con la dieta.»

POR QUÉ LAS ANFETAMINAS LE IMPIDEN PERDER PESO. Hay un cierto número de razones por las que las anfetaminas deben dejarse de tomar antes de iniciar la dieta. Tal como he dicho antes, soy muy contrario (como cualquier doctor consciente) al hábito de las mismas, y a sus efectos envejecedores y enormemente destructivos tanto sobre el cuerpo como sobre la mente.

Pero, de un modo más específico, las anfetaminas son mortales para cualquier esperanza que pueda usted tener de perder de un modo definitivo ese peso extra. Eso se debe a que tienen un efecto de rebote. *Con pocas excepciones*, la gente que alguna vez tomó esas píldoras recupera mucho más peso del que perdió mientras las tomaba, en cuanto deja de hacerlo.

No hay nada psicológico o imaginario en esto. Este efecto químico de rebote es absolutamente físico, real, mensurable... e invariable.

170

Así que mientras permanezcan en su organismo los efectos de rebote de las anfetaminas que pueda haber estado tomando, no puede esperar que esta dieta (o cualquier otra) tenga efecto. Tiene que pasar el suficiente tiempo para que desaparezca ese efecto químico de rebote.

No obstante, incluso si las anfetaminas le fueron *bien*, no las necesitará, porque la dieta en sí misma es un poderoso reductor del apetito.

POR QUÉ NO SE COMBINAN ESTA DIETA Y LOS DIURÉTICOS. En cambio, la razón del porqué debe dejar de tomar diuréticos es algo diferente: la dieta en sí misma es un diurético muy potente. (Sí, las pérdidas de tres o cuatro kilos que frecuentemente vemos en la primera semana son debidas en parte al efecto diurético natural de la dieta.)

Así que cuando se combina un diurético sintético con la dieta, lleva a unos síntomas nada agradables e incluso peligrosos de escasez de sal y de minerales vitales como el potasio y el calcio (para nombrar sólo estos dos).

QUIZÁ, LLEGADO A ESTE PUNTO, QUIERA TENER UNAS PALABRAS CON SU DOCTOR. Ahora bien, la situación es algo distinta dado que no voy a verle a usted en persona, ni a conseguir su historial médico completo.

Supóngase que está tomando un medicamento para el corazón o uno para la presión sanguínea que contiene un diurético. No es misión de este libro el sugerirle que, antes de comenzar con esta dieta, deje de tomar un medicamento que le ha prescrito su doctor. Si está usted bajo esa medicación, todo lo que puede hacer es preguntarle a su doctor si cree que sería mejor comenzar con esta dieta y dejar la medicación, o seguir una dieta menos efectiva y continuar tomando el medicamento. Personalmente, jamás tengo que preocuparme acerca de este problema con mis pacientes, pues puedo eliminar, ajustar o sustituir cualquier medicamento, según me parezca adecuado.

Se lo repito: no le recomiendo que siga este régimen si está tomando un medicamento que contenga diuréticos o anfetaminas. Ésta es una situación que exige que consulte con un médico de cuyo juicio pueda fiarse.

SEGUNDO: TENGA ESTAS VITAMINAS A MANO CUANDO COMIENCE CON LA DIETA. Hablemos ahora de las vitaminas y la dieta. Comenzaré por decirle que aproximadamente el diez por cierto de la gente que inicia esta dieta experimenta una sensación de bienestar inferior a la ideal. Siempre hay una razón.

Cosa sorprendente, a menudo me encuentro con que la razón es la desnutrición. Las reservas vitamínicas y minerales son tan escasas en algunos seguidores de dietas que se requiere más de una semana de toma de altas dosis de vitaminas y minerales para volver a completar esas reservas. Pero al cabo de unas pocas semanas, entre el efecto de la dieta y el de las vitaminas, notará una maravillosa explosión de energías.

PARA LOS CALAMBRES EN LAS PIERNAS, TOME CALCIO. PARA LA FATIGA, LA RESPUESTA PUEDE SER EL POTASIO. Cuando se notan calambres en las piernas, es necesario tomar calcio extra, y a menudo existe un tipo de fatiga para el que están recomendadas cantidades suplementarias de potasio.

Acerca de las vitaminas en general, yo no creo en las necesidades mínimas diarias. Yo confío en las dosis óptimas. He usado megadosis de vitaminas en mi consulta, con grandes éxitos.

172

Todas las compañías farmacéuticas importantes tienen tabletas o cápsulas multivitamínicas y minerales en dosis terapéuticas. Pregúnteselo a su farmacéutico. O cómprelas en su tienda de alimentos naturales (no es éste el lugar adecuado para entrar en la controversia acerca de las vitaminas «naturales» contra las «sintéticas»).

Si las exigencias mínimas diarias son una cápsula o tableta, probablemente será mejor que se tome un par por día. Y, si es necesario, supleméntelas con otras vitaminas... una vez haya leído los contenidos vitamínicos en la etiqueta.

Me gusta ver que mis pacientes toman un mínimo de 800 unidades de vitamina E diarias, y alrededor de 1.000 miligramos de vitamina C. Estimo como mínimo necesario el doble de la dosis terapéutica de todo el espectro del complejo vitamínico B, máxime si el problema parece ser la hipoglicemia.

No puede usted incrementar con seguridad la dosis estándar de la vitamina A (veinticinco mil unidades internacionales) ni de la vitamina D (cuatrocientas unidades internacionales). Pero las llamadas sobredosis de las otras vitaminas son, simplemente, eliminadas por los riñones. Y las necesidades en minerales y vitaminas de cada individuo varían mucho... esté o no a dieta. Lo que puede ser una sobredosis para alguien, puede ser apenas lo necesario para *su* organismo, dependiendo de varios factores: su edad, la tensión bajo la que se halle, y su historial pasado de dietas y de medicaciones previas.

No *espere* a que aparezcan los síntomas de esas deficiencias. No se limite a decir: «Me siento muy bien, así que no las necesito.» Éste es el momento para empezar a tomar medidas protectoras.

TERCERO: CÓMO DEBE, EXACTAMENTE, USAR EL KETOSTIX PARA AVERIGUAR SU *NCC* (NIVEL CRÍTICO DE CAR-

BOHIDRATOS). Debe tener un paquete de Ketostix en el botiquín de su casa cuando comience la dieta. Si la farmacia más cercana no tiene (y no desea encargar un artículo tan barato), siga buscando hasta que lo encuentre. No debería representar un gran problema.

Quiero aclarar muy bien que de ningún modo es esencial el uso de las tiras de prueba de orina para el éxito de esta dieta. Yo las uso con todos mis pacientes. Pero millares de lectores de los artículos acerca de esta dieta han perdido todo el peso que deseaban sin saber nada acerca del uso de esos papeles de prueba de la orina.

David Brown, el magnate cinematográfico, es un buen ejemplo de ello. Perdió dieciocho kilos con esta dieta, informado acerca de ella por la revista *Cosmopolitan*, que dirige su esposa, Helen Gurley Brown, y siguiéndola totalmente por su cuenta.

No obstante, si se usan las tiras de prueba y se ve cómo se vuelven de color púrpura, se tiene un interés adicional en la aventura desde su mismo inicio. Esta prueba visible y espectacular de que su organismo está quemando la grasa le da, de algún modo, a usted la misma clase de apoyo psicológico que obtiene con una charla diaria con su doctor. Además, los papeles de prueba son una gran ayuda en esos momentos (que ocasionalmente le suceden a casi todo el mundo) en que, de un modo misterioso, usted parece haber pasado su Nivel Crítico de Carbohidratos, y ha dejado de perder peso. Son una gran ayuda para comprobar sus adelantos en la tarea de volver a colocarse de nuevo por debajo de su NCC. Además, la reacción de volverse púrpura se anticipa a veces a lo que luego va a aparecer en la báscula. Le animará al demostrarle que está usted quemando sus depósitos de grasa, aunque la báscula le muestre que se ha «detenido».

174

EL ALEGRE TEST DEL «VOLVERSE PÚRPURA»: SIGNO DEL SALTO HACIA ADELANTE METABÓLICO. *Antes* de que comience con la dieta, voy a indicarle de un modo preciso cómo quiero que use esos Ketostix en este régimen. Considere lo que sigue como un ensayo... una especie de visión previa de lo que va a suceder.

PASO PRIMERO: LLEVE UN DIARIO DE COMIDAS DURANTE DOS DÍAS... LUEGO HAGA LA PRUEBA. Podría limitarme a decir que, tras dos días de dieta, hiciese una prueba de su orina. Pero el éxito es doblemente seguro si lleva un diario exacto de lo que come. Las cantidades no son importantes. Lo que es importante es que lo que coma no contenga ningún carbohidrato, ni tampoco nada de alcohol. En el próximo capítulo se enterará de cómo *es* esta dieta, y más adelante hallará recetas y menús que le ayudarán a seguirla.

Pero ahora, lo que quiero dejar bien claro es esto:

Lleve un diario de todo lo que come. Creo que sería una buena idea mostrarle este diario a alguién: quizás a un amigo/a o a su compañero/a. ¿Quién puede representar en su vida este papel de doctor/superego? Necesitará un Alguien con quien comprobar, quizás un Alguien que haya leído este libro y perdido algún peso.

Y aún mejor, ¿por qué no hace una apuesta con alguien? Una apuesta que usted no va a perder. He averiguado que esto puede dar una motivación lo bastante fuerte como para mantenerse a dieta. Sólo que asegúrese de que sea una apuesta a largo término, porque su objetivo es *mantenerse* delgado. Como me gusta decirle a mis pacientes: «Cualquier idiota puede *perder* peso... ¡lo que es difícil es mantenerse delgado!»

175

Después de que haya escrito todo lo que ha tomado durante dos días, comience a probar su orina (podría hacer las pruebas desde el principio, pero resultaría sorprendente que se notase algo antes de pasar dos días a dieta). Limítese a sostener el papel allá donde la orina vaya a mojarlo; o recoja una muestra en un vaso de papel, e introduzca en el mismo la punta de la tira de prueba de la orina. El color de la punta sumergida comenzará a mostrar alguna tonalidad púrpura al cabo del primer minuto. Cuando esto suceda, es usted un hombre afortunado: está usted comenzando a eliminar sus depósitos de grasas y a excretar acetona... es decir cetonas. Esto acostumbra a empezar hacia el segundo o tercer día.

QUÉ HACER SI LA TIRA DE PRUEBA NO CAMBIA DE COLOR. Si la tira de prueba no se vuelve púrpura, entonces sucede una de dos cosas: o bien no está usted siguiendo la dieta de un modo correcto, o bien tiene usted un grado bastante inusitado de resistencia metabólica. Primero, asegúrese de estar siguiendo correctamente la dieta. Y hágalo al menos durante cinco días. Si el papel sigue sin tornarse siquiera de color espliego, entonces elimine la ensalada durante unos días y vea si aun así no lo hace. En este punto, la ensalada es la única fuente significativa de carbohidratos en la dieta. Tan pronto como el Ketostix se vuelva púrpura, incluya de nuevo la ensalada en la dieta. Ahora, vuelve a estar en la dieta de la primera semana.

Una vez que haya comprobado que puede producir acetona, cabe suponer que lo hará cada día. Desde entonces, podá añadir, en unidades de aproximadamente cinco gramos, los alimentos que más ha echado de menos.

ADVERTENCIA: ES IMPORTANTE EL MOMENTO DEL DÍA EN QUE HACE LA PRUEBA. Un día a la semana haga pruebas de su orina durante todo el día: mañana, mediodía, tarde, noche. Averigüe a qué hora del día se produce la reacción más fuerte (habitualmente es por la tarde). Si es ése el momento en que tiene usted la reacción más fuerte, entonces ése es el momento en que debe hacer la prueba.

En tanto que la tira de prueba muestre algún grado de color púrpura o espliego, todo va bien. Pero cualquier día en el que usted pase del púrpura oscuro a una tonalidad suave o a que no haya cambio de color alguno (beige) es un día en que se ha tomado usted más carbohidratos de los que debiera.

Vaya a mirar en su dietario dietético. Vea si puede calcular qué carbohidratos se ha tomado y cuántos gramos han sido. ¿Fue su total diario de veinte gramos? ¿De treinta y cinco? ¿De cuarenta y cinco? Fuera cual fuese la cantidad, era demasiado.

CÓMO SABER CUÁNDO ESTÁ USTED CERCA DE SU *NCC* (NIVEL CRÍTICO DE CARBOHIDRATOS) PERSONAL. Cuando su Ketostix no cambie de color, probablemente haya excedido usted su Nivel Crítico de Carbohidratos. Vuelva a la dieta básica de la primera semana hasta que la tira de pruebas se vuelva a tornar púrpura. Entonces, comience a añadir sus incrementos en hidratos de carbono hasta que su tira de pruebas se vuelva de un color púrpura tan pálido que sepa que se está aproximando a su NCC personal.

A medida que comience a familiarizarse con sus propias reacciones, comenzará a saber qué alimentos afectan a sus pruebas con el Ketostix. Tendrá una idea muy exacta de cuál es su Nivel Crítico de Carbohidratos.

Debo decir que he tratado a muchas personas cuya orina había dejado de mostrar una reacción púrpura, pero que continuaban perdiendo peso y se sentían bien. Esto ocurre cuando sólo hay un incremento moderado de acetona en la sangre, sin que sea suficiente para que pase a la orina. Esto está perfectamente bien, siempre que no haya un incremento en el apetito o una pérdida de energía, en comparación con las semanas anteriores, y cuando *continúa la pérdida de peso.*

EL PÚRPURA SIGNIFICA QUE ESTÁ USTED PERDIENDO PESO... SIN PASAR JAMÁS HAMBRE. Hay otra forma para saber que su metabilismo se está normalizando. Tal como he dicho antes, la dieta funciona si nota usted una disminución en su apetito. No funciona si nota usted que tiene hambre. Así que el tener hambre no es ni correcto, ni deseable, ni necesario.

Habitualmente, cuanto más intenso es el púrpura mostrado por los Ketostix, menor es el apetito. Cuanto más pálido es el color mostrado por las tiras, mayor es la posibilidad de tener hambre. No obstante, logrará averiguar qué tonalidad púrpura se correlaciona mejor con sus propios sentimientos, y ésa será para usted la tonalidad ideal. Es fácil seguir el adelanto. Sólo tiene que darse cuenta de la disminución de su apetito y fijarse en que está perdiendo peso a un ritmo agradable.

CUARTO: LO QUE NECESITA SABER DE USTED MISMO, MÉDICAMENTE HABLANDO. Cuando acepté la responsabilidad de escribir este libro, supe que su efecto sería quitar los consejos dietéticos de las manos del doctor, a las que yo personalmente creo que pertenecen, para ponerlos en manos del lector mismo. De hecho, es evidente que la selección de la dieta de uno mismo está bajo el control de cada persona que sigue un régimen. Y dado que ustedes, los lectores,

178

necesitan los beneficios de esta dieta, estuve de acuerdo en transferir mi dirección médica a sus manos.

Pero hay algunas medidas que yo tomo, de modo rutinario, y que creo que usted debería tomar también, para asegurar un funcionamiento sin problemás de la dieta.

Antes de que cualquier paciente comience a acudir a mi consulta, yo le hago una serie extensa de pruebas de sangre, lo cual también recomiendo que usted se haga hacer por su médico, especialmente si debe perder más de nueve kilos. Hágase una serie rutinaria de pruebas de sangre como base, para que, si algo cambia, sepa en dónde se encuentra. Las cuentas globulares, el nivel de azúcar, colesterol y triglicéridos en la sangre deberían mejorar, pero quizá suba el nivel de ácido úrico. Esto representa muy pocas veces un problema para mis pacientes, porque, de modo rutinario, yo prescribo un fármaco que impide la formación de ácido úrico si su nivel es ya alto en el paciente, o si sube por encima de lo normal tras el comienzo de la dieta.

Después de todo, esta dieta no es una dieta de moda, ni está pensada para que se logre con ella una rápida pérdida de peso, sino que va a ser la forma como usted comerá durante el resto de su vida.

Así que, ¿no cree que sería interesante hacer que su propio doctor confirmase lo que va usted a experimentar... es decir, que esta dieta lo convertirá en una persona más sana de lo que usted jamás creyó poder llegar a ser, y que sus pruebas médicas de laboratorio lo demuestren también?

12

LA REVOLUCIONARIA DIETA CON LA QUE NUNCA SE PASA HAMBRE, A BASE DE QUE NO HAYA LÍMITE EN LOS FILETES, LA ENSALADA Y EXTRAS

EXTRA NÚMERO 1: FILETE MÁS QUE CASI CUALQUIER CARNE, PESCADO O VOLATERÍA. Y ahora vamos a por la dieta. Un paciente la bautizó la dieta de los filetes y la ensalada... y esto resume bastante bien su naturaleza.

Naturalmente, no está usted limitado a los filetes. Puede tomar casi cualquier tipo de carne, pescado o volateria... incluyendo los bocados habitualmente prohibidos, tales como jamón, costillas, panceta, cerdo asado, corned beef, pato asado, langosta con salsa de mantequilla.

Una de las mejores razones por las que esta dieta funciona tan bien es porque puede usted comer proteínas y grasas. Y las puede comer en las proporciones de sesenta a cuarenta en las que habitualmente se dan en la naturaleza: por ejemplo, en un filete con bastante magro de vacuno. A algunas personas no les gusta la grasa. Les va mejor una dieta escasa en grasas, pero yo nunca soy partidario de una dieta sin grasas.

En demasiadas de las dietas de bajo contenido calórico, la grasa es un artículo prohibido. He visto a algunas mujeres seguir unas dietas tan desprovistas de grasas que no podían elaborar las suficientes hormonas femeninas como para tener un ciclo menstrual regular. Ahora bien, si la misma función de ser mujer puede ser impedida al seguir una dieta muy baja en grasas, este tipo de dieta tiene que ser considerado con extrema precaución.

Hay muchas razones por las que las grasas y los aceites son deseables en una dieta reductora de peso. Por una parte, mantienen su piel suave y lubricada. Y eso no es todo.

POR QUÉ LAS GRASAS Y LOS ACEITES LE AYUDAN A MANTENERSE BAJO EL RÉGIMEN. Las grasas en la dieta le ayudan a usted a que no pase hambre. Colaboran en la estabilización del nivel de azúcar en su sangre. Y, como he explicado antes, ayudan a eliminar calorías con la excreción de cetonas. Bioquímicamente, recuerden que la grasa se opone a la deseada formación de cetonas con una eficiencia de sólo el 10 por ciento, comparada con el 58 por ciento en el caso de las proteínas y el ciento por ciento en el caso de los carbohidratos.

Una gran ventaja: permiten una enorme variedad en su dieta, lo que es vital.

Y casi lo mejor de todo: evitan que se sienta usted privado de alimentos.

Es un verdadero lujo rociar con mayonesa su

salmón frío, usarla en la ensalada de atún y en la de pollo, y servirse salsa de mantequilla en sus espárragos y langosta. Es muy divertido masticar esas deliciosas y crujientes cortezas de tocino, mientras sus amigos que siguen dietas en las que hay que contar las calorías lo contemplan con envidia. Es fácil mantenerse en una dieta que le permite a usted estar a la par con los gourmets delgados.

Tanto a usted como a mí nos gustaría ver una pérdida de peso tan rápida como sea posible, y esta dieta produce una pérdida de peso muy rápida. Pero aún es más importante que se realice con el menor esfuerzo posible. No creo que el seguir un régimen tenga que ser algo molesto. Creo que esta experiencia debería ser un placer. Si un régimen dietético en el que no hay que esforzarse hace que usted adelgace y que además la experiencia le resulte agradable, usted lo seguirá sin pestañear. Y ésa es la única clase de dieta que puede servirle a usted: una con la que pueda vivir y disfrutar durante el resto de su vida. Se han dedicado muchos adjetivos a esta dieta, pero me parece que el que mejor la describe es *llevadera*.

EXTRA NÚMERO DOS: ENSALADAS MÁS... El segundo extra es que puede tomar ensalada con su comida y cena. Sí, a pesar de que esta primera semana de la dieta es llamada de régimen libre de carbohidratos y que la lechuga contiene una pequeña cantidad de carbohidratos. Pero, en los sistemas biológicos, se puede conseguir que las cosas funcionen simplemente por aproximación. La biología no es como la ingeniería. Dada la escasa cantidad de hidratos de carbono que haya en esas dos ensaladas diarias, lo que sucede en el cuerpo es aproximadamente igual, en el 99 por ciento de los que siguen la dieta, como si no se hubiese comido ensalada. Así que, ¿por qué no comerla? Además, sirve de mucho. Comer sólo proteínas y grasas sin el sabor fresco y campestre que da la ensalada se vuelve aburrido. Así que doy gracias al Señor porque la ensalada contenga tan pocos carbohidratos. Esas ensaladas realmente son las que hacen que esta dieta sea estética, apetecible y humana, en comparación con las otras que son una molestia incivilizada.

ALIÑO A BASE DE QUESO DE ROQUEFORT (O CASI CUALQUIER OTRO QUE SEA SU FAVORITO). Y las ensaladas no tienen que estar secas. Puede usted saturar su ensalada con un excelente y aceitoso queso de Roquefort como aliño, o aceite y vinagre, o mayonesa. Sólo que no eche trozos de pan frito, y use en lugar de esto cortezas de cerdo desmigadas.

EXTRA NÚMERO 3: BOCADOS FUERA DE HORA QUE LE LLENAN Y ESTÁN REPLETOS DE CALORÍAS. Nada de apio, palitos de zanahoria ni comidas para conejos, sino que tómese buenos quesos de cualquier tipo, olivas rellenas, crujientes cortezas de cerdo. Esto último tiene un centenar de usos: sustituto para el pan tostado, pan de mesa o galletas para mojar o untar, o como rebozo o relleno. Puede usarlas en lugar de corteza de pan en la quiche Lorraine o incluso para la sopa de albóndigas matzoh (vea nuestra receta en la página 255).

Y puede comer otros bocados que jamás hubiera creído poder disfrutar, estando a dieta: caviar, cangrejo, huevos muy picantes, tasajo (esto era algo que le encantaba masticar a Buddy Hackett). Y no se olvide de los sobrantes de la fabulosa cena de ayer, que pueden ser utilizados como bocaditos entre comidas.

EXTRA NÚMERO 4: POSTRES. La primera semana puede usted tomar postres de gelatina, sin carbohidratos. Si lo que más echa de menos son los dulces, en las siguientes semanas puede usted tomar pastel de queso (vea página 316), almendrados, budín, fresas frescas con nata batida endulzada artificialmente, pastel de café Moca, helado de batido de chocolate, *preparados en la forma en que recomienda este libro*. Vea en la sección de postres éstos y otros enloquecedores finales para sus comidas.

Y si no quiere molestarse preparando postres, pruebe a echar crema bien espesa a su café muy edulcorado, o incluso nata batida bien endulzada. Este final de comida tranquiliza las papilas gustativas más salvajes y deja calmado y aplacado su nivel de apetito.

EXTRA NÚMERO 5: COMA CUANDO QUIERA... PERO COMIENCE CON UN DESAYUNO ABUNDANTE Y APETITOSO. Se dará cuenta de que iniciar el día con un desayuno abundante le da una reserva de energías reconfortante para las actividades de ese día. A menudo, la gente con problemas de peso no toma desayuno y come muy poco al mediodía. También de modo típico, se hinchan a comer por las noches.

Aunque quiero animarle a que coma en cualquier momento en que tenga hambre, mientras siga esta dieta, y también a que no coma a menos que tenga apetito, el desayuno es una excepción.

Un cambio en sus costumbres a este respecto también apresurará un cambio de sus medidas, así como de sus hábitos energéticos y de sueño.

Así que, ¿qué es lo que se tomará? ¿Huevos con panceta? ¿Huevos con jamón? O la tortilla que más le plazca: invéntese una a placer. ¿Por qué no prueba a tomarse un buen filete como desayuno? Pruebe a poner crema espesa en su café edulcorado aun a pesar de que no esté acostumbrado a ella. Le hace a uno sentirse mimado, incluso glotón.

Utilice el desayuno para lograr su peso ideal... sea cual sea el peso al que desee llegar en lugar del que tiene ahora. Un gran desayuno a base de huevos con panceta le hará llegar más pronto a ese peso deseado. He visto a muchos millares de personas gordas y deprimidas que venían a verme diciendo: «Pero, si jamás tomo desayuno», y que han acabado por ser gente delgada y alegre que comía unos tremendos desayunos durante cada día de su vida.

LA PRIMERA SEMANA QUE CAMBIA SU VIDA. No coma nada que no esté en la lista.

CARNES

Filetes
Chuletas de cordero
Corned beef
Lenguas
Hamburguesas
Cualquier clase de
    panceta
    carne en cualquier
    cantidad...
*excepto carne con
aditivos tales como
butifarra, salchichas,
albóndigas y la mayor
parte de los «fiambres»
envasados.*

VOLATERÍA

Pato
Pavo
Pollo

Cualquier cosa con
alas
Nada de rellenos

POSTRES

Gelatina con
edulcorantes arti-
ficiales (por ejemplo,
D-Zerta)

CONDIMENTOS

Sal, pimienta,
mostaza, rábanos pi-
cantes, vinagre, vai-
nilla y otros extrac-
tos; edulcorantes arti-
ficiales; cualquier es-
pecia seca en polvo que
no contenga azúcar.

BEBIDAS

Agua, agua mineral,
Vichy, sifón; caldo
de pollo o de vacuno;
refrescos de dieta
sin azúcar; café,
té, café descafei-
nado.

PESCADOS

Todos los pescados,
incluyendo el atún
y el salmón enla-

186

tados; cualquier
tipo de
alimento marino,
incluyendo los que
están ahumados o en-
latados en aceite,
exceptuando las
ostras, almejas,
mejillones, vene-
ras y el pescado
escabechado.

HUEVOS

Duros, fritos,
revueltos, pasados por
agua, en tortilla...
de cualquier forma y sin
ninguna limitación.

ENSALADAS

Dos ensaladas pequeñas por
día (cada una de menos de una taza,
poco apretada) compuesta sólo de
vegetales para ensalada con
muchas hojas, apio, o pepinos y
rábanos. Aliñadas con vinagre, aceite, sal, especias secas, hierbas,
queso rallado o anchoas. O bien un
vegetal en vinagre en lugar de ensalada. Y además... olivas verdes.

ZUMOS

El zumo de un limón
o lima.

(MANTEQUILLA Y
MAYONESA)
GRASAS

Mantequilla, margarina,
aceites, manteca,
manteca de cerdo, mayo-
nesa. (Las grasas no
tienen carbohidratos.)

QUESO

100 gramos por
día de cualquier
queso duro, en-
vejecido. Nada
de crema de que-
so o queso para untar.

CREMA ESPESA

Cuatro cucharadas medianas
por día. (La crema tiene menos carbohidratos que la leche...
así que no use leche.)

LAS REGLAS DE LA REVOLUCIÓN DIETÉTICA

1. No cuente las calorías.
2. Coma tanta cantidad de las comidas permitidas·
   como le sea necesaria para evitar el hambre.
3. No coma cuando no tenga hambre.
4. No crea que debe terminar todo lo que tiene
   en el plato, sólo porque está ahí.
5. Beba tanta agua o líquidos libres de calorías
   como requiera su sed. No restrinja la cantidad
   de líquido... pero tampoco es necesario que se

fuerce a tomarlos.
6. Son preferibles las comidas pequeñas y frecuentes.
7. Si siente debilidad a causa de una rápida pérdida de peso, quizá necesite sal.
8. Tome cada día una píldora multivitamínica extrafuerte.
9. Lea las etiquetas de las bebidas, jarabes, postres «de bajo contenido calorífico». Sólo le están permitidos aquellos sin ningún contenido en hidratos de carbono.

LOS VEGETALES DE LA REVOLUCIÓN DIETÉTICA (NO APLICABLES AL NIVEL 1).

Abelmosco
Acelgas
Aguacate
Berenjena
Bróculi
Brotes de bambú
Calabacines
Calabaza
Castañas de agua
Cebollas
Cidracayote de
    verano
Col
Col ácida (chucrut)
Col china
Coles de Bruselas
Col rizada
Coliflor
Colinabo
Espárragos
Espinacas
Gérmenes de haba

Habichuelas cerúleas
Habichuelas verdes
Hojas de alcachofa,
   blanqueadas
Nabos
Pimientos
Ruibarbo
Setas
Tomates
Vainas de guisantes

INGREDIENTES PARA LAS ENSALADAS DE LA REVOLU-
CIÓN DIETÉTICA

Achicoria
Apio
Ascalonia
Berro
Cebollas
Cebolletas
Col china
Endibias
Escarola
Hinojo
Lechuga
Olivas (*verdes*
   o negras)
Pepino
Perejil
Pimientos
Rábanos
Variantes (*en salmuera*
   o en hinojo)

LAS BEBIDAS DE LA REVOLUCIÓN DIETÉTICA: UNAS
POCAS DE LAS MUCHAS POSIBILIDADES. Una limonada
o zumo de lima, sin azúcar, hechos con agua de ma-
nantial constituyen un excelente aperitivo. Las mar-

cas Perrier y Saratoga Geyser son unas deliciosas aguas con burbujas. Refrescos de dieta aceptados (por mencionar algunos): No-Cal, Cott, Hoffman, Shasta, Diet Vernors, Fresca y Tab.

Los sustitutos de la revolución dietética. Crema espesa diluida en agua cuando se necesita leche en la cocina... gérmenes de haba en lugar de arroz... use los vegetales censados en lugar de pan en los rellenos... soja molida (con toda su grasa) en lugar de harina (usando la mitad de la cantidad que se indica en la receta).

Los bocadillos de la revolución dietética. Dado que está absolutamente prohibido usar pan, usted puede sustituirlo con algo de ingenio. Cebolla cruda picada entre salmón ahumado. Crema agria y caviar entre dos rodajas de pepino. Jamón con mostaza entre dos lonchas de queso suizo. Un trozo de queso de Cheddar dentro de una hoja de lechuga. Mayonesa con langosta en el interior de todo un pepino partido longitudinalmente en dos. Use endibia en lugar de miga para untar en las salsas.

Las guarniciones para ensalada de la revolución dietética.

> Corteza de cerdo
>   (*en lugar de pan frito*)
> Crema agria
> Migas de chicharrones
> Queso rallado
> Setas a la plancha, pica-
>   das.
> Yema de huevo duro, picada

LOS ENTREMESES O BOCADITOS ENTRE HORA DE LA REVOLUCIÓN DIETÉTICA

Alas de pollo asadas
Albóndigas (*sin aditivos*)
Baken-ets con queso
Foie-gras
Gambas (*con mayonesa*)
Huevos picantes
Jalea con picadillo (*sin endulzar o con edulcorantes artificiales*)
Patas de pollo
Queso (*cualquier tipo duro, en tacos*)
Salchichas estilo cóctel
Salmón ahumado
Sardinas
Steak Tartare

LO QUE ESTÁ ABSOLUTAMENTE PROHIBIDO EN LA REVOLUCIÓN DIETÉTICA. (Ésta no es, en lo más mínimo, una lista completa.) Para usted, lo que sigue es veneno... no lo olvide.

Almidón de maíz
Anacardos
Arroz
Azúcar
Batatas
Bizcochos
Buñuelos
Catsup
Cereal
Condimentos dulces
Chicle

Dátiles
Dulces
Espagueti
Fruta seca
Galletas
Guisantes
Habichuelas (*ex-*
   cepto las verdes o cerúleas)
Harina
Helados
Higos
Jarabe
Leche
Macarrones
Maíz
Mermelada
Miel
Ñames
Pan
Pasas
Pastel
Patatas
Plátanos
Variantes, dulces
Yogur endulzado

NADA DE «ERRORES». A veces, una sola barrita de chicle o el echar leche en su café podría volverle a llevar al Nivel Uno... alterando el nuevo equilibrio químico de su cuerpo. Sí, incluso esa paqueña cantidad de carbohidrato por encima de su nivel de tolerancia puede interrumpir el efecto de su hormona movilizadora de grasas. Entonces, necesitará al menos un par de días sin carbohidratos para hacerla volver a circular de nuevo y poder dejar de sentir apetito, encontrarse de nuevo bien y quemar grasas.

13

CÓMO SEGUIR LA DIETA NIVEL A NIVEL

LA PRIMERA SEMANA: COMA LO QUE PUEDA, PIERDA TODO LO QUE PUEDA. Cuando dé la primera mirada a la lista de dieta que hay en el capítulo precedente y vea que no hay limitaciones cuantitativas y que puede comer panceta y huevos, corned beef y pastrami, costillas, pato, quizá diga: «¿Y cómo puedo perder peso con esto?»

Bueno, ya lo hemos discutido, pero vale la pena repetirlo. La razón por la que pierde peso es que no hay hidratos de carbono que usar como combustible: el cuerpo se ve obligado a quemar su propia grasa. Realmente no importa nada lo nutritivos que sean los alimentos desprovistos de carbohidratos, ya que, sin éstos, muy poca cantidad de proteínas y grasas pueden ser acumuladas como grasa, de for-

194

ma que no se necesita ningún déficit calórico. Por eso la dieta siempre funciona. No se preocupe acerca de que incluye más comida o una comida más nutritiva de lo que usted está acostumbrado a comer: no tema probarla.

SUCEDEN CUATRO COSAS MARAVILLOSAS. Si la dieta funciona de un modo correcto, se dará cuenta de cuatro fenómenos maravillosos: se sentirá claramente más *libre del apetito* de lo que estaba habitualmente; notará un aumento en su bienestar; se dará cuenta de que pierde *kilos*; y lo más asombroso es la disminución de sus medidas, que puede comprobar con una cinta métrica.

QUÉ ES LO QUE PUEDE ESPERAR PERDER CON ESTA DIETA DE ALTO CONTENIDO EN CALORÍAS. Al final de la primera semana de seguir esta dieta básicamente desprovista de carbohidratos, la mayor parte de los hombres habrá perdido tres kilos o tres kilos y medio, y la mayor parte de las mujeres dos o dos kilos y medio. Si va por delante de ese promedio, excelente. Si va por detrás, quizá se deba a que siempre haya sido usted una persona lenta en adelgazar. Lo sabrá por sus experiencias con otras dietas. Eso no quiere decir que tenga usted que descorazonarse. De todos modos va a perder peso: puede estar seguro de que esta dieta le va a ir bien.

SI ESTÁ USTED PERDIENDO PESO DEMASIADO RÁPIDAMENTE... Si nota cierto cansancio o tiene una sensación de ir flotando, al principio, y esto va asociado a una rápida pérdida de peso, es probable que estos síntomas se deban a la rapidez del adelgazamiento. Esto puede ser corregido incrementando su toma de sal; y también aumentando su consumo de potasio, ya sea con píldoras de potasio o potasio líquido o tomando mucho perejil y berros... que son alimentos ricos en potasio (y también las espinacas, achicoria, la. hojas de alcachofa blanqueadas y, cuando le es é permitido, los brotes de bambú, las setas y los aguacates).

Otra acción correctora, si siente usted debilidad y está perdiendo peso muy rápidamente, es pasar en seguida al segundo nivel de la dieta. La adición del requesón y el incremento de la porción de la ensalada disminuirá un poco la efectividad de la dieta y le hará sentirse bien. Una pérdida de peso demasiado rápida es algo a lo que el organismo no puede adaptarse cómodamente. Y no es necesario perderlo con rapidez. Es más importante el perderlo con facilidad: y el perderlo con facilidad significa sintiéndose bien la mayor parte del tiempo. No sé cómo enfatizar lo suficiente este punto: una pérdida de peso rápida no es el objetivo primario que andamos buscando... lo que ambos queremos que usted consiga es una pérdida de peso fácil y duradera.

¡PREPÁRESE PARA EL GRAN CAMBIO DE SITUACIÓN METABÓLICA! En cualquier caso, tales síntomas sólo ocurren, habitualmente, durante los dos o tres primeros días de la dieta (y eso sólo en una de cada diez personas). Mire, eso es el momento en el que su viejo combustible a base de hidratos de carbono está siendo usado y los almacenamientos de glicógeno del hígado son utilizados como fuente de energía.

En el segundo, tercero o cuarto días, a medida que el glicógeno es utilizado, tiene lugar el gran cambio metabólico. Ahora su grasa acumulada comienza a ser utilizada como combustible. Es en este punto cuando los Ketostix empiezan a volverse de color púrpura. Hará usted una prueba de su orina y encontrará este feliz signo, que indica que sus depósitos de grasa están teniendo un nuevo uso. Es en este punto cuando va usted a notar el estallido de bienestar y la liberación del hambre que le he prometido (aunque, naturalmente, usted tampoco tenía hambre antes, porque podía comer todo lo que deseaba).

Creo que lo más duro que tiene la dieta en la primera semana es la falta de familiarización con la misma. Rara vez se da alguno de esos molestos síntomas físicos que he descrito antes. Puede usted notar un cambio (una ligera disminución) en sus hábitos de evacuación a causa de una falta de laxación. Eso no es ningún desastre; es sólo algo extraño para una persona que está acostumbrada a evacuar a diario. También esto pasa. En el intervalo, tome un laxante *muy* suave si cree que así va a sentirse mejor. Sin embargo, no use ningún laxante que contenga azúcar.

FÍJESE EN LA FORMA TAN ALEGRE CON QUE LE RESPONDE SU CUERPO. Durante esta primera semana, fíjese en lo que sucede con su apetito. ¿Están desapareciendo las ansias que causaron el hábito de alimentación compulsiva, durante toda su vida? ¿Se siente usted menos obsesionado por la neresidad de tomar postre? ¿Tiene menos deseos. de ir a darse una vuelta por la cocina?

A continuación, estudie lo que está pasando con su nivel de energía a medida que finaliza la semana. ¿Qué pasa con sus hábitos de sueño? ¿Qué hay de los otros síntomas que quizás estuviese usted sufriendo: acidez, colitis, dolores de cabeza, respiración jadeante o dolores en el pecho al efectuar un esfuerzo?

Durante todos estos años he observado en mi consulta que todos estos síntomas van disminuyendo a medida que progresa la dieta.

LO QUE SUCEDE TRAS LA PRIMERA SEMANA DE DIETA. La mayor parte de las dietas son fórmulas fijas y, por consiguiente, sirven a corto plazo y son limitadas. Esta dieta sólo es fija durante una semana. Después de esto, y debido a que tiene que ser una dieta para toda la vida, es tan variable como lo son los gustos individuales.

He denominado a las adiciones de carbohidratos que siguen, «segundo nivel», «tercer nivel», «cuarto nivel», «quinto nivel», pero, de hecho, las adiciones son intercambiables y flexibles. Puede usted efectuar estas adiciones cualquier semana que lo desee. Yo podría mostrarme muy arbitrario y especificar exactamente qué es lo que puede usted añadir cada semana. Sería más simple, mucho menos confuso y con mucha menos posibilidad de error. Pero yo no impongo esta rigidez a mis pacientes privados, así que, ¿por qué iba a hacerlo con usted? Estoy tan interesado en hacer que ésta sea una dieta tolerable para toda una vida, que voy a dejarle seleccionar sus propias variaciones, dentro de las reglas establecidas por su propio libro de reglas biológico.

VUELVA A PONER AQUELLO QUE MÁS HA ECHADO DE MENOS. La idea es, simplemente, ir devolviendo de un modo gradual a su dieta aquello que más echó de menos. Quizá usted no quiera reincorporar ninguna de las pequeñas adiciones de hidratos de carbono que le he sugerido. Quizá prefiera algo bastante diferente que usted seleccionará de su tabla de cuenta de gramos de carbohidratos. Arréglese a su gusto la dieta para que esté acorde a su estilo de vida.

Lo único que importa es que vaya devolviendo a su dieta un poco de carbohidratos cada vez, y que deje de añadirlo cuando haya alcanzado su NCC.

Bueno, permítame suponer que ha seguido usted esta dieta sin nada de carbohidratos durante una semana. Ahora ha llegado el momento de comprobar si puede o no progresar al nivel dos. ¿Está usted dispuesto para añadir unos pocos gramos de carbohidratos?

CÓMO SABER CUÁNDO VOLVER A TOMAR UN POCO DE CARBOHIDRATOS. Pregúntese a sí mismo: ¿se están volviendo aún color púrpura los Ketostix? ¿Sigo no teniendo apetito? ¿He dejado de comer por la noche? ¿Tengo más energía? ¿Estoy perdiendo kilos o centímetros a buen ritmo? Recuerde, su cinta métrica es mejor que su báscula, pues no sólo es más precisa, sino que está en mejor posición para informarle de las pérdidas de verdadera grasa (y no simples pérdidas temporales de agua) que logre con esta dieta.

Al comprobar las medidas de millares de pacientes, hemos llegado a la conclusión de que con esta dieta es *invariable* el que se produzca una espectacular pérdida de centímetros. Esto es cierto incluso en ocasiones en que, temporalmente, no se ha producido pérdida de peso, y mientras el paciente se haya mantenido fiel a la dieta; se debe al empequeñecimiento de las células de grasa que se produce necesaria e inevitablemente cuando son movilizadas para suministrar la energía orgánica en el régimen anti-carbohidratos.

Si contesta con un sí a todas estas preguntas, entonces está usted dispuesto para el segundo estadio de su dieta... lo que yo he llamado el segundo nivel.

EL SEGUNDO NIVEL: ¿QUESO PARA EL POSTRE? En cada nivel, *recuerde que debe añadir aproximadamente de cinco a ocho gramos diarios de hidratos de carbono, durante una semana, y analizar los resultados*. La mayor parte de mis pacientes están de acuerdo en que la mejor forma de pasar al segundo nivel es el requesón... si es que le gusta. Y, si no le gusta tal cual, yo le recomiendo que lo utilice para hacer nuestro delicioso pastel de queso. Es la piedra angular de nuestra dieta y una de las recetas que ha hecho que este régimen sea realmente especial.

El requesón contiene aproximadamente un gramo de carbohidratos por cada veintiocho, y creo que la siguiente adición podría llegar a ser de unos 200 gramos de requesón por día. O quizá prefiera usted probar alguno de los postres de la sección de recetas de este libro.

Tal vez prefiera comer menos requesón y tomar también alguna otra cosa. Hay algunos artículos que quizás usted piense que le engordarían muchísimo, pero cuyo contenido en carbohidratos no es muy alto. Por ejemplo, ciertos tipos de nueces (vulgares, pecanas, de juvia y otras) son muy aceptables: unos treinta gramos tienen menos de cinco gramos de carbohidratos. O quizá prefiera tomar más crema con su café. O usar dos o tres rodajas de tomate o cebolla en la preparación de sus platos (más tarde les volveré a hablar del delicioso uso de los vegetales).

Para muchos de mis pacientes, en especial los más jóvenes, es importante tener la posibilidad de tomar algunas barritas de chicle de dieta.

Lleve la cuenta de los gramos de carbohidratos que está añadiendo a la dieta básica por día (manténgalos por debajo de ocho), y elija lo que prefiera...

Al final de una semana en el segundo nivel, compruebe sus adelantos. Si aún está liberado del hambre, sigue perdiendo peso y aún «se vuelve púrpura», está usted dispuesto para el tercer nivel.

El TERCER NIVEL: ¿MÁS NUECES... O VEGETALES?
Aquí añadimos otros cinco a ocho gramos más. Algunos de mis pacientes deciden tomar en el tercer nivel una ración diaria de 50 gramos de nueces. Pero mucha gente desea volver a tener vegetales en su plato. Así que, en este caso, puede añadirse a la dieta los vegetales del 5 por ciento, los que tienen pocos carbohidratos (véase la lista en el capítulo 12), en cantidad de media taza por día, durante toda la semana. Eso significa una pequeña porción de uno de esos vegetales en su plato de la comida o de la cena, lo que representa no más de cinco o seis gramos de carbohidratos.

A mí me gusta utilizar vegetales para hacer que la comida resulte interesante. Ésta no es la manera en que otras dietas usan los vegetales, porque las dietas de bajo contenido calorífico abusan de ellos, para engañar al estómago con su masa (a costa de empeorar los problemas de colitis o diverticulitis para aquellas personas que no pueden tolerar una laxación extra). No obstante, nosotros usamos los vegetales de una forma más inteligente. Podemos hacer carne o pescado salteados con cebollas y añadir setas a la parrilla, hechas con mantequilla. Podemos servir ternera o filete con pimientos. Podemos servir bróculi con salsa holandesa. Podemos colocar una rodaja de tomate bajo nuestra hamburguesa con queso y añadir un par de lonchas de panceta para tener una hamburguesa con queso, panceta y tomate.

Es esta forma de pensar en los vegetales la que logra sacarles el mejor partido. Usted aprenderá a pensar así... como lo hacen la mayoría de mis pacientes.

Después de permanecer en el tercer nivel durante una semana, tiene la opción de incrementar su ración de ensalada, vegetales, queso fresco o duro; o tal vez decida añadir alguna crema agria o fruta a su dieta. ¿O qué tal si tomase vino con la cena o un trago antes de la misma?

EL CUARTO NIVEL: ¿FRUTA... O ALCOHOL... O CREMA AGRIA... O UN BRINDIS? Cuando comience a añadir alcohol, tenga mucho cuidado de no tomar ninguna bebida dulce. Y no tome bebidas que exijan ser mezcladas con otras tales como Seven-Up o cerveza de jenjibre o quina. Puede comenzar con cuatro unidades de alcohol por semana. Una unidad son 30 gramos de whisky escocés o whisky americano, o 100 gramos de vino seco o champán.

LO QUE NECESITA SABER ACERCA DEL ALCOHOL. Hablemos acerca del alcohol porque éste es el problema número uno para el control del peso, en muchos de mis pacientes.

Vivimos en una sociedad en la que el beber forma una parte tan integral de nuestra forma de vida, que es mucho más difícil negarse a tomar un trago que un postre.

Y, sin embargo, el alcohol es un poderoso disuasorio con respecto a las dietas de bajo contenido en carbohidratos. Si ha leído usted acerca de la Dieta del Bebedor, sabrá que no se acostumbra a considerar el alcohol como un verdadero hidrato de carbono. Y si a usted le gusta tomar un trago en sociedad, utilizará éste hecho para justificar el añadir el alcohol a su dieta.

Pero ésta es una dieta *en la que el alcohol actúa como un hidrato de carbono. Hace que su cuerpo descargue insulina y le impide producir HMG.*

No hay ninguna regla clara y simple acerca de qué cantidad de carbohidratos produce determinada cantidad de alcohol, porque existe una notoria variación individual a este respecto.

Pero la regla genérica que yo uso representa el mejor valor promedio: por cada 30 gramos de alcohol de 50° cuente gramos. En otras palabras, 30 gramos de un whisky de 42° pueden ser contados como 17 gramos de carbohidratos. O 100 gramos de un vino de 12° pueden ser contados como 17 gramos.

LA FRUTA POR LA QUE HA ESTADO ESPERANDO... ¡PERO TENGA CUIDADO! Si decide escoger la fruta como adición a su dieta en el cuarto nivel, consulte su lista de gramos de carbohidratos para tener idea de cómo es una porción de fruta de cinco gramos de hidratos de carbono. Como podrá ver, el melón y las bayas son las que le dan más cantidad y le suministran una buena variedad, dado que hay muchos tipos de melones y de bayas. Las bayas son una maravillosa decoración para el pastel de queso. Y los meloncitos son muy buenos, porque se puede comer uno entero cada vez que se siente deseos de celebrar una orgía de frutas.

¿O preferiría usted media toronja, dos veces por semana? ¿O algunos melocotones o mandarinas pequeños, durante la semana? Pero tengo que hacerle una advertencia: sea precavido... *no hay nada en la dieta, hasta este punto, que pueda interrumpir sus adelantos con tanta facilidad como la fruta.*

Ahora que está en el cuarto nivel puede considerar tales adiciones como la crema agria, pero vigile la cuenta de los gramos cuando se la sirve. O un vaso de 150 gramos de jugo de tomate, si es que eso le apasiona. Y si su Ketostix sigue adquiriendo al menos un tono espliego suave, quizá desee usted intentar añadir media rebanada de pan de gluten o tostada por día. Llegado este momento, la mejor solución sería emplear por completo las recetas más complicadas que damos en el capítulo 15.

EL QUINTO NIVEL: MODELANDO LA DIETA SIN DEFOR-
MARLA. Si es usted una de las personas afortunadas
que puede llegar incluso al quinto nivel y seguir
aún con todos los maravillosos beneficios de la dieta: carencia de apetito, buena química corporal, los
Ketostix púrpura... puede tratar de usar las recetas
de harina de soja que encontrará en el recetario.
Hay algunos gramos de carbohidratos en la soja en
polvo, pero tal como son usados en esas recetas siguen siendo una de las mejores aplicaciones de los
hidratos de carbono que usted jamás logrará hallar.

Su propósito debe ser hacer que esta dieta le resulte tan fácil y agradable como le sea posible. Y está
pensada para ello. Encontrará por sí mismo que hay
muchas formas de moldear la dieta sin deformarla.

Y si vulnera usted la dieta, ya sea voluntaria o
accidentalmente (y es casi seguro que lo hará en
los próximos años), limítese a retroceder un poco
y volver a empezar durante unos días.

QUÉ HACER CUANDO SOBREPASA SU NCC. Si no ha
ido usted demasiado lejos, uno o dos días siguiendo
la dieta básica harán·que su química corporal vuelva al buen camino. Si es usted el tipo de persona
que tiene una gran resistencia metabólica innata a
la pérdida de peso, siga durante cuatro días la dieta
básica. Tan pronto como hayan pasado esos cuatro
días y tenga usted la conciencia tranquila, podrá
volver allá donde dejó las cosas antes de la inte-
rrupción.

No tiene por qué volver a pasar por los niveles
dos, tres y cuatro; pero debería regresar allá donde
estaba cuando dejó de perder peso, o al estadio
inmediatamente inferior. Averiguando primero el
nivel de toma de carbohidratos en el que todo parece estar funcionando y luego el siguiente nivel en

el que las cosas dejaron de ir bien, habrá usted hallado su NCC personal.

Éste puede no ser una cantidad constante durante toda su vida, porque, como ya he dicho antes, cuando uno pierde peso es posible que cambie su NCC... para bien o para mal. Así que siempre debe comprobar los resultados y preguntarse: ¿Qué tal me siento? ¿Tengo bien reprimido mi apetito? ¿Qué me dicen las pruebas de mis Ketostix?

SUPONGA QUE SÓLO TIENE QUE PERDER CUATRO KILOS Y MEDIO. Si su problema de peso es relativamente pequeño, es decir, si sólo tiene que perder cuatro, cinco o seis kilos, entonces quizás averigüe que puede pasar a cada nuevo nivel cada cuatro días, en la forma que se lo recomendamos a las lectoras de la revista *Vogue* en su Super Dieta.

QUÉ HACER CUANDO SE APROXIMA A SU PESO IDEAL. Bueno, ahora es usted un veterano en las dietas. Ha perdido peso. Y centímetros. Ha vuelto a tomar algunos carbohidratos. Alcanzó casi su objetivo.

Cuando se halla a unos cinco kilos de su peso ideal, comienza a añadir artículos con pequeño contenido en carbohidratos, cinco gramos por vez, hasta que la pérdida de peso disminuye hasta ser menos de medio kilo por semana.

Debería perder los últimos dos o tres kilos al promedio de no más de medio kilo por semana. No se preocupe por los cambios de color de su Ketostix llegado a ese punto, porque es mejor concentrarse en lo que va a ser su dieta de toda la vida, en lugar de apresurarse a conseguir eliminar a toda prisa esos últimos dos o tres kilos. Y para recibir unos cuantos consejos acerca de ese momento feliz, vea el capítulo 15, en lo que se refiere a cómo permanecer en la mejor forma.

14

POR QUÉ UNA DE CADA DIEZ PERSONAS QUE PRACTICAN LA DIETA SE ENCUENTRA TEMPORALMENTE ATASCADA

¿Recuerdan los primeros sesenta y cinco pacientes que siguieron esta dieta? Son esos ejecutivos de la AT&T de los que les hablé en el capítulo 3. ¿Recuerdan que todos ellos lograron llegar al objetivo que se habían marcado conseguir con la dieta?

Cuando una revista de los Estados Unidos habló acerca de esta dieta la llamó «la dieta que sí funciona». Y eso es cierto.

Jamás me he encontrado con un caso en el que la dieta no pudiera tener efecto. Y, sin embargo, he tenido muchos pacientes que en algún momento dado estuvieron seguros de que la dieta no iba a irles bien a ellos. ¡Siempre se equivocaban! Si el paciente deja de perder peso, en todos los casos hay una explicación. Siempre existe un algo específico que está interrumpiendo el adelanto. Y, de modo invariable, puede ser cambiado.

Me atrevería a decir que habrá un porcentaje de lectores que, como mis pacientes de consulta, pensarán que hay algo malo en la dieta cuando su pérdida de peso comience a disminuir. Déjeme asegurarle que sólo se trata de algún obstáculo oculto que se alza en el camino del éxito. Y puede ser eliminado. Esto no es algo que yo me creo, es algo que *sé* por haber visto cómo la dieta sacaba kilos a diez mil personas de todas las edades y grados de obesidad.

Recuerde: este atasco temporal sólo afecta a uno de cada diez pacientes. No obstante, si llega un momento en que las cosas no funcionan para usted de la hermosa manera que le he descrito, tratemos de descubrir cuál puede ser ese obstáculo oculto.

LAS PÍLDORAS DE RÉGIMEN Y LOS DIURÉTICOS DEL MES PASADO PUEDE QUE ESTÉN RETENIENDO SU PROGRESO. Estudie de nuevo la lista de medicamentos que ha estado usted ·tomando. Tal como ha leído en el capítulo 11, a veces no es siquiera la medición que ESTÁ usted tomando, sino la que ESTUVO tomando, la que bloquea el avance de la dieta. Quizá dejase· usted de tomar píldoras de régimen varias semanas antes de comenzar esta dieta. Sin embargo, en algunos individuos puede mantenerse el efecto de rebote. Eso quizá altere la actuación de la dieta durante un tiempo.

Lo mismo es cierto para los diuréticos y los medicamentos que los contienen. Si alguna de estas cosas se da en su caso, no malgaste su energía emocional poniéndose nervioso al respecto. Limítese a tener paciencia. Se necesita algún tiempo para que se eliminen de su organismo los efectos remanentes de los diuréticos y las píldoras de régimen... pero acabarán por desaparecer. ¡Empezará usted más tarde, pero acabará por llegar al objetivo!

LOS TRANQUILIZANTES MUY FUERTES LO RETRASAN; Y TAMBIÉN LO HACEN LAS HORMONAS SEXUALES. Mientras los tranquilizantes suaves como el Librium y el Miltown no afectan a la dieta, los psicofármacos fuertes sí lo hacen, como ya he mencionado. También la afectan los de la categoría de las fenotiazinas: por ejemplo, la Thorazina, Sparine, Mellaril; y también los antidepresivos a largo plazo y los llamados energizadores psíquicos. Si su doctor le ha prescrito estos medicamentos, sepa que inhiben la pérdida de peso y que, si bien lo perderá, deberá ser a un ritmo más lento.

Ya he explicado que las hormonas sexuales no sólo contienen la pérdida de peso, sino que estimulan la producción de insulina. El estrógeno, la hormona femenina, lo hace ya sea a través de la píldora o, cuando es tomado en la terapia de reemplazamiento de estrógeno, durante y después de la menopausia. La testosterona, la hormona masculina, tiene el mismo efecto. Quizá sea mejor que piense en otros métodos de control de natalidad, y por lo demás, puede hablar con su doctor para ver si es posible que le reduzca su actual dosis de prescripciones que contengan estrógeno o testosterona.

MUCHO MÁS A MENUDO DE LO QUE PENSAMOS, EL PROBLEMA ES UNA DEFICIENCIA DE LA TIROIDES. Déjeme recordarle de nuevo que si bien antiguamente se creía en la profesión médica que la deficiencia de la tiroides contribuía en menos de un dos por ciento a los casos de obesidad, esa es otra «verdad» que debemos olvidar.

208

Ahora hay unos tests más minuciosos para estudiar las deficiencias de la tiroides. Yo he descubierto que aproximadamente el 20 por ciento de mis pacientes tienen una tiroides infrautilizada o infraproductora. Y cuando corrijo esto, todo comienza a ir bien. Ahí es donde puede intervenir su médico. Si usted no pierde peso con esta dieta, no es porque la dieta no sirva, pues sí sirve. Así que, si está usted atascado, una de las posibilidades que tiene es ir a ver a su médico y comprobar de nuevo el funcionamiento de su tiroides.

Me permito llamar su atención sobre los descubrimientos, muy significativos y bastante válidos, del doctor Irving B. Perlstein, de la Universidad de Louisville, que averiguó que el 15 por ciento de sus pacientes obesos producían anticuerpos contra su propia hormona tiroidal y debían ser tratados con una medicación sintética de tiroides. Los tests estándar de tiroides no revelan los anticuerpos tiroidales.

ELIMINEMOS ALGUNOS PROBLEMAS, DE FÁCIL CORRECCIÓN, QUE PUEDEN DESCORAZONAR A QUIEN TIENE QUE SEGUIR UN RÉGIMEN. Usted sabe que el 90 por ciento de mis pacientes se sienten extraordinariamente bien con esta dieta. Pero quizá sea usted uno de esos pocos que abandonan porque no obtiene esa sensación de bienestar. Estudiemos las razones por las que he averiguado que habitualmente sucede esto.

* *Quizá no esté usted comiendo bastante... o con el debido sibaritismo.*

Por lo normal, una persona que ha hecho ya muchos regímenes y que se entera de la existencia de una nueva dieta sólo la ve como una limitación más. Y sigue manteniendo su costumbre de comer pequeñas porciones. No se come la piel del pollo (aunque le encanta). No usa mayonesa. Rehúsa la ensalada de gambas o la ensalada de atún. No se come la panceta. Tiene mucho cuidado en no tomar huevos. Esto es un gran error. Para ella, esta dieta es una nueva restricción. Yo creo que todo el mundo debería aprovecharse al máximo de las nuevas oportunidades que ofrece la dieta. Puesto que ofrece la posibilidad de comer bien, ¡debería ser disfrutada!

* *La escasez de sal y de potasio son comunes y causan malestar.*

Esto puede ser corregido comiendo alimentos muy salados y tomando suplementos de potasio por vía oral o comiendo perejil.

* El *estreñimiento puede ser, a veces, un problema.*

Esto puede ser resuelto utilizando laxantes suaves.

Pocas veces continúan los síntomas de poco azúcar en la sangre. Pero de todas las cosas que pueden descorazonar a alguien que haya empezado esta dieta, la más preocupante es la que se aplica al minúsculo grupo de personas que tienen tal constitución que siguen mostrando síntomas de tener poco azúcar en la sangre aún hallándose bajo esta dieta de poco contenido en carbohidratos. Esto se debe probablemente a que el mecanismo para la conversión de su propia grasa en combustible no es adecuado.

Aunque recomendamos que todos tomen suplementos vitamínicos, la persona que tiene un nivel de azúcar en la sangre muy reacio parece responder muy bien a lo que llamamos megadosificaciones. Una megadosis consiste en centenares de veces la cantidad mínima diaria. Yo prescribo megadosis de

210

vitaminas del complejo B, C y especialmente E. A través de mi experiencia clínica he descubierto que la vitamina E acostumbra a ser muy útil para combatir los síntomas de poco azúcar en la sangre que se dan a pesar de la dieta.

Si esto no da resultado, entonces debería pasar a un nivel superior de toma de carbohidratos en su dieta. La dieta de la segunda semana, tal como está descrita, contiene aproximadamente 10 gramos de carbohidratos por día. Pase al nivel de la tercera o cuarta semana en lo referente a la toma de hidratos de carbono, llegando hasta unos 30 gramos de carbohidratos y viendo si desaparecen los síntomas. Perderá peso con más lentitud, pero es más importante que se sienta usted bien mientras pierde ese peso. Por lo normal, los síntomas de escasez de azúcar en la sangre irán desapareciendo con el paso del tiempo, probablemente porque el déficit en vitaminas y elementos nutritivos está siendo subsanado de modo gradual.

UNA CUCHARADA GRANDE DE ENSALADA DE PATATAS PUEDE FRENAR SU PROGRESO. A menos que sea usted uno de esos infortunados con verdaderos problemas, puede usted perder peso tan rápido como eufóricamente, si sigue esta dieta... mientras mantenga alejados de usted esos hidratos de carbono. Pero si usted coquetea con los carbohidratos, no logrará llegar a parte alguna. Aquellos que piensan: «Bueno, no puede hacerme mucho daño que deje correr la dieta sólo para esta cena», se encontrarán con una desagradable sorpresa a la mañana siguiente, al subir a la báscula. He observado que un paciente que toma 75 gramos de carbohidratos (la cantidad que hay en una porción de pastel de pecanas) recuperará un kilo o un kilo y medio.

Como el Ketostix le indicará, al rehusar cambiar

de color, incluso una cucharada grande de ensalada de patatas puede hacer desplomar todo el nuevo equilibrio químico de quema de grasas que ha estado usted tratando de lograr.

Pero supongamos que es usted lo suficientemente astuto como para no tomar una cucharada de ensalada de patatas. Sabe que las patatas son un vegetal con fécula y no toma esas cosas. Pero, ¿qué es lo que se tomó?

He comprobado que cuando les pido a los pacientes que lleven un registro escrito de todo lo que comen, a menudo podemos descubrir fuentes ocultas de carbohidratos que son suficientes para interferir la dieta.

Un paciente puede haber usado condimento dulce o catsup en su hamburguesa, o un aliño comercial francés que contiene azúcar. O quizás haya un aditivo en lo que él cree que es pura carne picada. La ensalada de col hecha en las mismas tiendas acostumbra a ser algo con lo que tropiezan comúnmente mis pacientes, pues contiene azúcar. O quizá esté bebiendo un refresco de dieta equivocado. O tal vez se haya olvidado de que su jarabe para la tos o sus tabletas para la garganta son importantes fuentes de azúcar.

LLEVE UN CONTROL ESCRITO DE TODO LO QUE CÓME... Y CUENTE ESOS GRAMOS. Si no está usted perdiendo peso con tanta rapidez como le gustaría, lo primero que tiene que hacer es escribir todo lo que come. No espere hasta el final del día para hacerlo. Escríbalo prácticamente cuando se lo coma. Lleve una agenda en el bolso o en su bolsillo para este fin. O, si está en casa la mayor parte del tiempo, tenga un bloc de notas clavado a la pared.

Las calorías no son importantes. Lo que cuenta es la cantidad de carbohidratos que come o bebe.

No haga una estimación de los gramos que entran por su boca, calcúlelos con gran minuciosidad. Busque los que hay en cada artículo, hasta que se sepa de memoria dónde se ocultan esos carbohidratos asesinos.

Los Ketostix le servirán de comprobación, pero a veces es buena idea mostrarle las notas a un amigo que ha tenido experiencia con esta dieta. Siempre puede ayudarle una opinión más acerca de dónde puede usted estar dejando pasar una fuente oculta de carbohidratos. Hay ocasiones en las que la intervención de otra mente logra resolver un problema.

LEA CON MUCHO CUIDADO TODAS LAS ETIQUETAS...INCLUYENDO AQUELLAS QUE HAY EN LOS ALIMENTOS DE DIETA. Para contener estas filtraciones es vital que lea con gran cuidado todas las etiquetas. Le asombraría ver cuántas comidas que ni siquiera tienen sabor dulce (sopas, aliño: para ensalada, alimentos ya preparados de toda especie) contienen azúcar. El principal fabricante de «catsup asesino» de este país trata de ocultar la adición de grandes cantidades de mortífero azúcar con la alegre frase «Edulcorante natural». Y a veces también parece que la fécula o la harina se hallan en todas partes.

Las etiquetas de algunas comidas de dieta dicen no contener azúcar, pero en cambio afirman que el producto contiene ciertos hexitoles o sorbitol. La etiqueta le explica que éstos son metabolizados como los carbohidratos, pero con mayor lentitud. Esto es probablemente cierto, pero lo importante es que son metabolizados como los carbohidratos. Por consiguiente impiden que su cuerpo queme su grasa y hunden por completo una dieta que contenga una mínima cantidad de carbohidratos.

Así que uno debe tener un cuidado extremo en

la lectura de las etiquetas de las comidas de dieta, porque con ellas uno acostumbra a bajar la guardia. Y cuando haya hexitol o el sorbitol en la etiqueta, cuéntelos como carbohidratos, porque eso es lo que son.

ES POSIBLE DISMINUIR LA VELOCIDAD DE PÉRDIDA DE PESO SI COME DEMASIADA ENSALADA. Dado que la ensalada es la única fuente de carbohidratos en su dieta de la primera semana, aquellos que tienen una gran resistencia metabólica a perder peso deben andarse con mucho cuidado y no comer demasiada ensalada. Rara vez me encuentro con que sea necesario para esas personas reacias reducir el tamaño de las porciones de ensalada o incluso eliminarla por completo con el fin de que tenga lugar la transformación metabólica. Esto es sólo necesario en uno de cada cien casos. No obstante, puede suceder, porque en este mundo se dan los más diversos grados de resistencia metabólica.

Desde luego, es muy poco habitual que un paciente nuevo quede atrapado de esta manera. Es mucho menos extraordinario que ocurra cuando un paciente ya ha perdido una buena parte de su peso, treinta o cuarenta kilos, o así.

Como ya sabe, el Ketostix le indicará, tomando un color púrpura, cuándo está usted recibiendo la cantidad adecuada de carbohidratos. No obstante, si se da cuenta de que tiene problemas después de la primera semana, a pesar de seguir meticulosamente la dieta (leyendo etiquetas, anotando cada bocado, contando cada gramo), entonces yo le aconsejaría que probase seguir la dieta de la primera semana menos la ensalada, hasta que su cuerpo comience a quemar su propia grasa. En cuanto los Ketostix se vuelvan púrpura podrá volver a tomar ensalada: al principio en pequeñas cantidades, para luego añadir más. Por fin añada cada semana hidratos de carbono, en incrementos de cinco gramos.

USE EL KETOSTIX PARA COMPROBAR SU ADELANTO. Dado que quizás usted esté perdiendo centímetros y no kilos, la forma segura para comprobar que usted está quemando su propia grasa es utilizar el Ketostix. No obstante, tengo que decirle que en el test de la orina de una persona de cada diez, las tiras no se vuelven de color púrpura, bajo ninguna circunstancia, aunque quizá esté perdiendo de una forma acelerada tanto kilos como centímetros. Si es usted una de esas personas, no se preocupe por ello. ¿Por qué iba a preocuparse... si de todos modos está perdiendo peso? Limítese a aceptar el hecho de que usted es una persona excepcional... tal como se da el caso de que en algunas personas, bastante normales, el corazón esté colocado en el lado derecho del cuerpo. No deje que esta reacción inusitada (o ninguna otra cosa) le descorazone. Porque su actitud es muy importante para el éxito.

SU ACTITUD HACIA SU PROPIO CUERPO CONSTITUYE UNA BAZA FUNDAMENTAL. Algunas personas creen que el ser gordos es su sino. Esto no es cierto. Nadie tiene por qué estar gordo. Esos pesimistas son víctimas de una falsa idea. Piensan que uno puede hacer dieta parte del tiempo y seguir delgado. Se van a un balneario o a un campo de dietas y se dedican a tomar Metrecal durante un tiempo, y creen que esto debería eliminar su peso y resolver su problema. No es así como se resuelve un problema de toda una vida. Yo debo recordar constantemente a mis pacientes que el objetivo no es *perder* el peso; sino *impedir que vuelva.*

Mi diálogo más efectivo con un paciente recalcitrante es, más o menos, así:

P.: ¿Considera el chocolate (o pastel, o pan, o postres... ponga aquí su carbohidrato favorito) como algo que tiene que *abandonar* cuando está a dieta?

R.: *Ya lo creo.*

P.: Entonces, supongo que usted pensará en él como algo que *come* cuando *no* está a dieta, ¿no?

R.: *Así es.*

P.: Bueno, pues ahí está su error. Mientras usted siga considerando que en el futuro habrá temporadas en las que no estará a dieta, no va a resolver *jamás* su problema de peso. Esto sólo puede suceder cuando acepte la realidad de que si tiene un problema de peso para toda la vida, debe seguir la dieta durante toda la vida.

Esta dieta es una herramienta muy efectiva para el control del peso. Está probada. Es segura. Y, como forma de comer durante toda una vida, es más efectiva que las dietas en las que se restringen las calorías, porque es fácil y agradable y usted nunca tiene hambre.

Pero se siguen necesitando dos para bailar un tango. La dieta es uno de los dos. Usted es el otro. La dieta es sólo un instrumento; usted tiene que desear utilizarlo. De lo contrario, es como la escoba de una ama de casa holgazana.

Es necesario que respete usted a su propio cuerpo para que use esta herramienta. Es el único cuerpo que va a tener. Debe pasar el resto de su vida en el interior del mismo. Debe tratarlo como su mayor bien; tiene que convertirse en una especie de «loco de la salud».

He visto que a una persona que hace dieta y que se aparta de ella casi siempre la ayuda el dedicarse a un ejercicio regular o a la práctica de algún tipo de deporte. Vaya a un gimnasio, juegue al tenis, al golf, al frontón, al badminton. Dedíquese a ir en bicicleta, a hacer caminatas por la montaña, a pasear a caballo, a hacer marcha atlética, a andar, a remar, a esquiar, a bailar, a practicar el yoga, el judo, el karate, la esgrima. Anime a sus amigos a que participen con usted. Establezca un programa de ejercicios para cada uno de los siete días de la semana. El estado de consciencia hacia el propio cuerpo que esto estimula de un modo automático le hace darse también muy buena cuenta de lo que come. Es algo así como: «¡Eh, miradme, estoy llegando a controlar como quiero mi propio cuerpo!» Esto refuerza los deseos de permanecer a dieta. Cuanto más sepa entenderse con su cuerpo, más rápidamente llegará a sentir orgullo por él y a disfrutar de él.

15

PLANES DE COMIDA Y RECETAS

Una parte vital de la Revolución de las Dietas es el suministrar comidas de las que ya disfrutábamos antes de que fueran revolucionarias, pero que ahora están preparadas de tal modo que los carbohidratos quedan fuera de su composición. Esto puede lograrse con facilidad utilizando las recetas que siguen, además de las recetas de mi libro de cocina, que será publicado en un futuro próximo.

EL PLATO PRINCIPAL ES FÁCIL. Para una comida de la Revolución de las Dietas, los platos principales no son problema alguno. De todos modos, en nuestra sociedad el plato principal acostumbra a consistir en proteínas y grasas. Hemos presentado algunos de nuestros favoritos, pero después de trabajar con ellos, pronto aprenderá a modificar sus propias recetas de plato principal para hacerlas perfectas para su nueva forma de vida.

Los platos de verdura no presentan ningún gran problema en una dieta de bajo contenido en carbohidratos si se fija en su lista de gramos de carbohidratos. Obtendrá de ella algunas ideas que sacarán los platos de verdura de la categoría rutinaria. También conseguirá nuevas ideas para sopas, para ese primer plato que llena, y para los aliños de ensalada, salsas y postres.

REEMPLAZAR LOS ARTÍCULOS DE PANADERÍA Y LOS DULCES ES DIFÍCIL... PERO POSIBLE. ¿Qué hay de las féculas? ¿Cómo puede reemplazar el pan y los artículos de panadería? ¡Puede hacerlo! Todo está explicado aquí. Esto requiere un ingenio muy especial... el tipo de ingenio que deben poseer los especialistas en alimentos. Estoy seguro de que estas recetas le ayudarán a olvidarse de que en algún tiempo a usted le encantaba llenarse de féculas.

Pero el verdadero reto es suministrar ese sabor que todos parecemos ansiar: el sabor de algo dulce. Cosa irónica, esta tarea era mucho más fácil hace algunos años, *antes* de la Revolución de las Dietas. En aquellos días no sólo teníamos un aliado fiable, la sacarina, sino su subproducto más delicioso: los ciclamatos.

SU PEOR ENEMIGO: LA INDUSTRIA AZUCARERA. La revolución contra el azúcar tiene un archienemigo poderoso y muy bien atrincherado: la misma industria azucarera. No constituye secreto alguno que la industria del azúcar gastó enormes sumas de dinero e hizo una labor de zapa constante para desacreditar los ciclamatos y eliminarlos del mercado, destruyendo de este modo el edulcorante competidor que no sólo estaba a su altura en lo referente al sabor, sino que no engordaba ni ocasionaba diabetes, alto nivel de triglicéridos y enfermedades prematuras del corazón. Y, como ya he mencionado, en octubre de 1969 esa industria consiguió que las autoridades prohibiesen los ciclamatos cuando lograron mostrar a los expertos federales que algunas ratas de laboratorio susceptibles a los tumores habían desarrollado cánceres de la vejiga cuando se les daba el equivalente a doscientas botellas de refresco de dieta por día y durante toda una vida.

Yo quedé tan convencido de que esto representaba un grave error por parte de las autoridades, que me convertí en el portavoz del Comité para la Justa Evaluación del Azúcar y los Sustitutos del Azúcar. Nuestro grupo puso anuncios en el *Wall Street Journal*, el *New York Times* y el *Washington Post*, pidiendo que la Secretaría de Salud, Educación y Bienestar efectuase estudios comparativos de toxicidad entre cantidades equivalentes de los edulcorantes artificiales y el mismo azúcar. Pero nuestra vocecita quedó ahogada por el rugido creado por la multimillonaria industria azucarera.

Yo preferiría que todos mis pacientes utilizasen ciclamatos si ello fuera posible, por la simple razón de que son muy superiores en sabor a la sacarina. Pero es ilegal fabricarlos o venderlos en los Estados Unidos, incluso cuando un médico desea prescribirlos.

Por el momento, si le es posible, trate de hallar ciclamatos. Aún pueden hallarse en algunos países extranjeros. Espero que todos podamos hacer presión, utilizando la opinión pública (¡y eso se refiere a usted!) hasta que aparezca en el mercado *algún* edulcorante no carbohidratado y más satisfactorio, a pesar de los deseos contrarios de la industria azucarera (véase el último capítulo).

Estas recetas usan Sugar Twin (*). Mis especialistas en alimentación, Fran Gare y Helen Monica, han hecho pruebas con todos los edulcorantes a base de sacarina que hay en el mercado y han decidido que el llamado Sugar Twin es el más agradable al paladar, a pesar de dos hechos desafortunados: *contiene* carbohidratos (dextrinas) y no tiene ni comparación en gusto con cualquier edulcorante a base de ciclamatos. Todas las recetas están calculadas a base de Sugar Twin. Cuando pueda encontrar nuevos edulcorantes, entérese de su equivalencia con el Sugar Twin y úselos en lugar de éste.

Cuando se usan nombres de marca, es porque esos productos son especialmente bajos en carbohidratos y tienen un sabor señaladamente bueno.

Sentimos un orgullo especial en indicar que ninguna receta contiene más de seis gramos de carbohidrato por porción.

(*) Véase lista de productos usados en este libro.

221

16

PLANES DE COMIDAS PARA LOS CINCO NIVELES DE LA DIETA

Deseo dejar claro que lo que sigue no es una tabla rígida de planes de comidas que usted *deba* seguir si es que quiere perder peso con esta dieta. ¡Nada de eso!

Lo que esto es en realidad es un puñado de menús de muestra para darle una idea de la maravillosa variedad de buenas comidas que permite esta dieta. Se fijará en que le doy una serie completa de menús para cada uno de los siete días de la primera semana o el Primer Nivel, como yo lo llamo. Pero para los subsiguientes niveles (o semanas), le he dado sólo algunos días, para que los use como ejemplos. Haga la selección de toda la semana a partir del nivel en que se halla... o también puede elegir menús de los niveles anteriores.

No creo que la mayor parte de ustedes sientan deseos de trabajar excesivamente en la preparación de las comidas de cada día. Quizá se sienta satisfecho, la mayor parte de las veces, con tomar carne, pollo o pescado con ensalada para comer y cenar. Muchos de los días quizá coma Baken-ets en lugar de un bollo de la Revolución de las Dietas con su gran desayuno.

Pero, una o dos veces por semana, cuando crea necesitar un cambio o tenga ganas de trabajar en la cocina, demostrando lo que puede hacer (ya sea para la familia o porque viene alguien a comer), espero que estos menús le sirvan de inspiración. Ése es el motivo de que se hallen aquí presentes.

Nota: cuando se especifican cantidades es a causa de que el plato contiene el suficiente carbohidrato como para que la cantidad que usted toma deba deba ser limitada. Cuando no se dan cantidades, el tamaño de su porción puede ser tan grande como su apetito.

Si, llegados a este punto, lleva con usted una lista de gramos y calcula religiosamente el contenido de carbohidratos de cada cosa que se lleve a la boca, puede preguntarse cómo es que puede decirse que la dieta de la primera semana que aquí doy es un régimen «biológicamente desprovisto» de carbohidratos, dado que cada comida contiene algunos gramos de los mismos.

Bueno, como ya escribí en el capítulo referente a la dieta en sí, la biología no es como la ingeniería. En los sistemas biológicos basta con aproximarse. Y lo sé por las espectaculares pérdidas de peso de millares de mis pacientes: lo que sucede en el cuerpo, dada la cantidad de carbohidratos de esta dieta del Primer Nivel, es aproximadamente lo mismo, en noventa y nueve de cada cien personas, que si no hubiese carbohidrato alguno en la dieta.

Así que no se preocupe acerca de comer esas ensaladas frescas; son lo que hacen que la dieta resulte tan agradable desde su mismo comienzo.

¡Y que le aproveche!

PLANES DE COMIDA

NIVEL 1

Primer día

DESAYUNO
* Huevos revueltos con jamón con especias
* Bollo de la Revolución de las Dietas y mantequilla
  Consomé, café o té

COMIDA
  Bocadillo de fiambre hecho con * Bollo de la
    Revolución de las Dietas, con mayonesa o
    mostaza
  Una taza (no apretada) de ensalada, con aceite y
    vinagre o alguno de los aliños de la lista de
    recetas
* Gelatina de frambuesa
  Refresco de dieta, café o té

CENA
* Sopa de pollo con albóndigas Matzoh
  Su filete favorito
* Ensalada César con * Aliño para ensalada César
* Gelatina, refresco de dieta
  Café o té

TENTEMPIÉ
  Baken-ets
* Apio relleno
  Refresco de dieta

Segundo día

DESAYUNO
* Huevos Benedict con * Salsa Holandesa sobre
    * Bollo de la Revolución de las Dietas parti-
    do en dos y untado con mantequilla
    Consomé, café o té

COMIDA
* Ensalada de pollo con mayonesa y apio
* Curry de huevos picantes
    Una taza de ensalada, removida con aceite y vina-
    gre, o uno de los aliños de la lista de recetas
    Refresco de dieta, café o té

CENA
    Caldo de vacuno con * Tallarines
    Surtido de pescado a la plancha con * Salsa de
    mantequilla y limón
    Una taza de ensalada poco removida, que incluya
    pimientos verdes, rábanos y apio
* Aliño de Roquefort N.º 2
* Gelatina
    Refresco de dieta, café o té

TENTEMPIÉ
    Fiambres variados con mostaza
* Bollo de la Revolución de las Dietas
    Refresco de dieta

Tercer día

DESAYUNO
    Tortilla de queso con panceta
* Bollo de la Revolución de las Dietas con mante-
    quilla
    Consomé, café o té

226

COMIDA

Jamón con especias rellenando * Bollos de jamón
   y queso
Una taza de lechuga con * Aliño para ensalada
   César
* Bollo de la Revolución de las Dietas con mante-
   quilla
* Gelatina
Café, té o refresco de dieta

CENA

* Apio relleno con Gorgonzola
* Parrillada Londres en su salsa o en * Bollo de la
   Revolución de las Dietas abierto
Ensalada de endibias y perejil, aliñada con aceite
   y vinagre o con uno de los aliños de la lista de
   recetas
* Gelatina
Refresco de dieta, café o té

TENTEMPIÉ

Baken-ets con ensalada de atún
Refresco de dieta

Cuarto día

DESAYUNO

* Soufflé austríaco servido con salchicha
* Bollo de la Revolución de las Dietas con mante-
   quilla
Consomé, café o té

COMIDA

* Hamburguesa con queso y panceta en un * Bollo
   de la Revolución de las Dietas

Ensalada on aceite y vinagre o uno de los ali-
ños de la lista de recetas
* Gelatina
Refresco de dieta, café o té

CENA
* Sopa de huevo
* Scampi
* Ensalada César con * Aliño para ensaladas César
* Gelatina
Refresco de dieta, café o té

TENTEMPIÉ
* Bollos de jamón y queso rellenos con pollo pi-
cante
Baken-ets
Refresco de dieta

Quinto día

DESAYUNO
Huevos pasados por agua con panceta desmiga-
da encima
* Bollo de la Revolución de las Dietas con mante-
quilla
Consomé, café o té

COMIDA
* Lechuga rellena con huevos duros
Pimientos verdes cortados en rodajas, rábanos,
pepino y apio (más o menos una taza, no muy
apretada)
* Aliño de Roquefort n.º 2
* Gelatina
Refresco de dieta, café o té

CENA
Entremeses (salchichón, pimiento verde, anchoas, jamón con aceite, vinagre y hierbas)
Ternera empanada con * Pan rallado de la Revolución de las Dietas
* Salsa de mantequilla y limón
Ensalada removida con * Aliño de Roquefort N.º 2
* Gelatina
Refresco de dieta, café o té

TENTEMPIÉ
* Albóndigas de panceta y queso
Refresco de dieta

Sexto día

DESAYUNO
Tortilla de tropezones de fiambre con mostaza
* Bollo de la Revolución de las Dietas con mantequilla
Consomé, café o té

COMIDA
Ensalada de salmón en un bollo con queso fundido encima
Anillos de pimiento verde
* Gelatina
Refresco de dieta, café o té

CENA
* Pollo estilo Dijon
Cogollos de lechuga con * Aliño de Roquefort N.º 2
* Gelatina
Refresco de dieta, café o té

TENTEMPIÉ
    Queso duro y Baken-ets
    Refresco de dieta

Séptimo día

DESAYUNO
    Huevos escalfados con panceta ahumada
*   Bollo de la Revolución de las Dietas y mantequilla
    Consomé, café o té

COMIDA
*   Fondue Hamburguesa
    Una taza de lechuga con * Aliño para ensaladas
        César
*   Gelatina
    Refresco de dieta, café o té

CENA
    Cóctel de gambas con * Aliño de Roquefort N.º 2
    Langosta hervida con salsa de mantequilla fun-
        dida
    Ensalada mixta de verduras con un aliño de la
        lista de recetas
*   Gelatina
    Refresco de dieta, café o té

TENTEMPIÉ
    Caldo de pollo (o consomé) con tallarines
    Pimiento verde relleno con su ensalada de pes-
        cado favorita

NIVEL 2

Primer día

DESAYUNO
Tortilla de cebolla con salmón
* Bollo de comino de la Revolución de las Dietas
    con crema de queso
Consomé, café o té

COMIDA
Aguacate relleno de carne de cangrejo
Ensalada removida con un aliño de la lista de
    recetas
* Pastel de queso (una porción)
Refresco de dieta, café o té

CENA
* Parrillada mixta con * Salsa de mantequilla y ajo
    o * Salsa bearnesa.
Ensalada removida con * Aliño francés
* Gelatina «Parfait» con nata batida
Refresco de dieta, café o té

TENTEMPIÉ
Pescados ahumados surtidos
Queso duro
Refresco de dieta

Segundo día

DESAYUNO
Huevos fritos con salchicha
* Salsa de mostaza
* Bollo de la Revolución de las Dietas y mantequilla
Consomé, café o té

COMIDA
* Delicias de tomate
Ensalada removida con * Aliño de la diosa verde
* Bollo de comino de la Revolución de las Dietas y
mantequilla
* Pastel de queso (una porción)
Refresco de dieta, café o té

CENA
Albóndigas de pepino
* Piccata de ternera
* Ensalada de espinacas (una taza de espinacas, no
muy apretadas)
* Helado (media taza)
Refresco de dieta, café o té

TENTEMPIÉ
12 olivas
Requesón
Refresco de dieta

Tercer día

DESAYUNO
* Tortilla de espinacas con * Salsa de filete
* Bollo de cebolla de la Revolución de las Dietas
Consomé, café o té

232

COMIDA
   Ensalada del Chef con * Aliño de Roquefort N.* 1
* Bollo de la Revolución de las Dietas y mantequilla
* Gelatina «Parfait»
   Refresco de dieta, café o té

CENA
* Sopa de pollo a la crema
* Pollo Cordon Bleu
   Ensalada mixta con su aliño favorito de la lista de
   recetas
* Pastel de café Moca
   Refresco de dieta, café o té

TENTEMPIÉ
* Rollo de vacuno
   Olivas
* Refresco «Capuccino»

NIVEL 3

Primer día

DESAYUNO
   Surtido de pescado ahumado con crema de queso
      con cebolletas
* Bollo de cebolla de la Revolución de las Dietas
   Consomé, café o té

COMIDA
* Requesón con crema agria
* Ensalada con verduras y su aliño favorito de la
   lista de recetas

* Helado
  Refresco de dieta, café o té

CENA
* Berenjena frita
* Carne asada en marmita
  Ensalada mixta
* Torta de nueces con * Crema batida a la Moca
    (una porción)
  Un vaso de vino blanco seco de la lista de vinos
    y licores, café o té

TENTEMPIÉ
  Requesón con Baken-ets
  12 olivas
* Gaseosa de menta rápida

Segundo día

DESAYUNO
* Huevos Benedict con salsa holandesa
* Bollo de la Revolución de las Dietas con mante-
    quilla
  Consomé, café o té

COMIDA
* Un calabacín relleno
  Rodajas de tomate con * Aliño de Roquefort N.º 1
* Cerveza sin alcohol con crema (un vaso)
  Café o té

CENA
* Media taza de vichyssoise
* Pollo a la barbacoa
* Ensalada con verduras con * Aliño francés cre-
    moso

234

* 3 almendrados
  Refresco de dieta, café o té

Fiambres tales como cabeza de jabalí, mortadela,
queso de cerdo, tasajo, salchichas de Viena.
12 olivas
Un vaso de vino tinto seco de la lista de vinos y
licores.

Tercer día

Desayuno
Tortilla de salchichón y queso Munster
* Bollo de comino de la Revolución de las Dietas
Consomé, café o té

Comida
* Verdura con una salsa (más o menos una taza, no
  muy apretada)
  Selección de fiambres en un * Bollo de la Revolu-
  ción de las Dietas y mostaza
* Pastel de queso
  Refresco de dieta, café o té

Cena
Ensalada de olivas italiana (más o menos media
taza)
* Lenguado relleno
* Ensalada de espinacas con * Aliño para ensala-
  das César (una taza de espinacas, no muy
  apretadas)
* Fresas con crema

Un vaso de vino seco blanco de la lista de vinos
   y licores
Café o té

* Sabrosas albóndigas de carne con crema agria o
   requesón
Setas a la vinagreta
Refresco de dieta

NIVEL 4

Primer día

Desayuno
   Filete y huevos con * Salsa de filete
   Consomé, café o té

Comida
* Pastelillos de patatas (6) con crema agria
* Bocadillo de lengua en Pan de la Revolución de
   las Dietas
* Batido de chocolate, crema y huevos
   Café o té

Cena
   Medio melón pequeño
* Tempura con diversas salsas (de * Rábano picante
   fría, de * Mostaza, de * Mantequilla y ajo)
* Budín borracho
   Refresco de dieta, café o té

Tentempié
* Galletas crujientes de queso

236

Requesón y olivas
Baken-ets
Vaso de vino blanco de la lista de vinos y licores

Segundo día

DESAYUNO
* Tostada francesa, miel de Maple marca Slim-ette
    o * Mermelada de fresa
  Panceta ahumada
  Consomé, café o té

COMIDA
* Quiche Lorraine (aproximadamente un cuarto de
    la receta hecha en una tartera)
* Ensalada César con * Aliño para ensalada César
    (más o menos una taza, no muy apretada)
* Helado de chocolate batido
  Refresco de dieta, café o té

CENA
* Ensalada de pollo en una hoja de lechuga
* Rollos de vacuno con setas a la plancha
  Ensalada mixta (una taza, no muy apretada) con
      * Aliño francés cremoso
  Un vaso de vino blanco seco de la lista de vinos y
    licores
* Pastel de fresas y melón
  Café o té

TENTEMPIÉ
* Bola de queso
  12 olivas

Tercer día

DESAYUNO
   Tortilla de setas y cebolla frita
   Panceta
   Rebanadas de pan de la Revolución de las Dietas
      o un Bollo de la Revolución de las Dietas
   Consomé, café o té

COMIDA
   Fiambres surtidos
* Ensalada de col con * Aliño de crema agria
* Fresas con nata
   Refresco de dieta, café o té

CENA
   Medio aguacate a la vinagreta (aceite, vinagre y
      especias)
   Filete en lonchas con una diversidad de salsas
      (* Salsa de filete, * Bearnesa, * Mantequilla y
      ajo)
* Bróculi al ajo (media taza)
* Pastel de calabaza con * Nata a la Moca
   Refresco de dieta, café o té

TENTEMPIÉ
   Media taza de frutas secas (nueces vulgares, peca-
      nas, nueces del Brasil, almendras, avellanas)
* Gaseosa de menta

238

NIVEL 5

Primer día

DESAYUNO
Media toronja
Huevos revueltos con panceta
* Bollo o pan de la Revolución de las Dietas
Consomé, café o té

COMIDA
Butifarra con chucrut
* Requesón con * Aliño francés
* Tarta de cerezas
Refresco de dieta, café o té

CENA
* Sopa de huevo
* Cangrejo a la cantonesa (una ración)
Media taza de vainas de guisantes con * Salsa de
    mantequilla
* Pastel de lima
Té chino y vino, si se desea, de la lista de vinos y
    licores

TENTEMPIÉ
Atún con * Salsa de crema
Olivas
Variantes en salmuera
Refresco de dieta

239

Segundo día

DESAYUNO
* Tortilla de mermelada de fresa con crema agria
* Bollo de la Revolución de las Dietas y crema de
    queso
  Consomé, café o té

COMIDA
* Ensalada de espinacas mezclada con una lata de
    atún
* Aliño de ensalada César
  6 fresas con media cucharada grande de Kirsch
  Refresco de dieta, café o té

CENA
  Hígado picado sobre una hoja de lechuga
  Corned beef y col
  Cogollos de lechuga con * Aliño francés cremoso
  Tomates rojos
* Pastel de queso al chocolate (una porción)
  Refresco de dieta, café, té y vino tinto seco, si se
    desea, de la lista de vinos y licores.

TENTEMPIÉ
  Melón con jamón
* Refresco «Capuccino»

Tercer día

DESAYUNO
  Crema de queso, salmón, cebolla y tomate en * Bo-
    llos de la Revolución de las Dietas
  Huevos revueltos
  Consomé, café o té

240

COMIDA

1/4 de melón pequeño
* Ensalada de pollo con * Curry de huevos picantes
* Ensalada removida con * Aliño francés cremoso
* Pan de la Revolución de las Dietas y mantequilla
* Helado
Refresco de dieta, café o té

CENA

Aguacate con * Aliño de Roquefort N.º 1
* Costillas
* Espinacas a la crema (más o menos media taza)
Un vaso de vino tinto seco de la lista de licores
y vinos
* Rollo de chocolate, café y nueces
Café o té

TENTEMPIÉ

* 3 bolas de chocolate o 5 * Cuadraditos de menta
1/2 taza de fruta seca (nueces vulgares, pecanas,
nueces del Brasil, almendras, avellanas)

Para aquellos que prefieran comer fuera de casa,
vamos a incluir algunos platos que pueden pedir
después de haber llegado al cuarto nivel de nuestro
plan de dieta. Se trata solamente de sugerencias.
Pueden encontrar otras comidas en los menús que
se ajusten a nuestro plan.

Cocina China

APERITIVOS

Pollo al horno envuelto
  en hoja de aluminio
Costillas a la barbacoa
Brocheta de pescado

Albóndigas de pescado
Gambas envueltas en
  panceta
Cerdo a la barbacoa

SOPAS

Pollo con verduras chi-
  nas

Con huevo (*sin la fécu-*
  la)
Caldo de pollo, claro

PLATOS

Fung Corn Lung Har
  (*sin la fécula*)
Lub de Pollo Mandarín
  (*sin la fécula*)
Woo Hip Har (*sin la*
  fécula)

Platos de huevo Foo
  Young
Té chino

Gambas con salsa de
  ajo
Pescado Go Ba (*sin*
  arroz)
Filete con pimientos
  (*sin la fécula*)
Lung Tong Gai Kew
  (*sin la fécula*)
Filete Kew (*sin la fécu-*
  la)
Filete Kowloon (*sin la*
  fécula)

Cocina Italiana

APERITIVOS

Apio relleno de queso
Melón con jamón

Antipasto
Almejas Casino

SOPAS

Zuppa di Aglio alla Na-
politana (*sopa de
ajo*)

Sopa Stracciatella
Zuppa di Funghi (*sopa
de setas*)

PLATOS

Filetto alla Chateau-
briand (*chatóbriand*)
Fegato al Vino (*hígado
de becerro al vino*)

Piccata de ternera
Scampi (*gambas*)
Saltimbocca
Langosta Fra Diavolo

ENSALADAS

Ensalada de escarola

Ensalada César

POSTRES

Melón, en su tempora-
da, fresas
Capuccino

Queso
Espresso

Cocina Francesa

APERITIVOS

Aguacate a la vinagreta
Ancas de rana a la pro-
venzal

Pâté Maison
Escargots (*caracoles*)

SOPAS

Consomé

Sopa de cebolla

PLATOS

Pescado Meunière
Sole Amandine (*Len-
guado con almendras*)
Ternera Cordon Bleu

Coq au vin (*pollo al
vino*)
Filete Béarnaise
Cordero asado con mos-
taza

POSTRES

Fresas con crema fres-
ca

Fromage (*queso*)

Menú para cuando hay invitados

Los gramos de carbohidratos están contados por
ración individual

HORS D'OEUVRES GRAMOS

	GRAMOS
Curry de huevos picantes	0,5
Bolas de queso	2,0

SOPA
Vichyssoise   3,1
VINO
Chablis seco (56 gramos)   0,4
PLATO PRINCIPAL
Pollo Dijon   0,8

Ensalada César   4,1
POSTRE
Helado de batido de choc.   4,1
CAFE
Café con crema   0,8

RECETAS

LISTA DE RECETAS

Entremeses

SABROSAS ALBÓNDIGAS DE CARNE

SCAMPI

QUICHE LORRAINE

CURRY DE HUEVOS PICANTES

VERDURAS CON SALSA

BOLA DE QUESO

Sopas

SOPA DE POLLO CON ALBÓNDIGAS MATZOH

VICHYSSOISE

TALLARINES PARA LAS SOPAS

SOPA DE POLLO

SOPA DE POLLO A LA CREMA

SOPA DE HUEVO

Huevos

SOUFFLÉ DE PANCETA Y QUESO

TORTILLA

TORTILLA DE ESPINACAS

Huevos Benedict
Soufflé austríaco

Huevos revueltos con
jamón... con especias

Platos principales: aves, carnes y pescados

Parrillada Londres
Carne asada en marmita
Piccata de ternera
Rollos de ternera al vino
Cantonesa de gambas y langosta
Tempura
Lenguado relleno
Costillas a la barbacoa

Pollo a la barbacoa
Pollo Cordon Bleu
Pollo Dijon
Pollo, cerdo, ternera o pescado rebozados
Hamburguesa con queso y panceta
Fondue hamburguesa
Recubrimiento de queso estilo Roquefort

Salsas

Salsa de filete
Salsa bearnesa
Salsa de mostaza
Salsa holandesa

Salsa básica de crema
Salsa de mantequilla y limón
Salsa fría de rábanos picantes
Salsa de ajo y mantequilla

Ensaladas compuestas

Ensalada de requesón y crema agria
Ensalada del Chef

Ensalada de pollo
Delicias de tomate
Calabacín relleno

246

Ensaladas

ENSALADA CÉSAR
ENSALADA CON VERDURAS

ENSALADA DE COL CON
  ALIÑO DE REQUESÓN
ENSALADA DE ESPINACAS

Aliños de ensalada

ALIÑO DE ROQUEFORT, 1
ALIÑO DE ROQUEFORT, 2
ALIÑO DE CREMA AGRIA

ALIÑO FRANCÉS
ALIÑO FRANCÉS CREMOSO
ALIÑO PARA ENSALADA
  CÉSAR
ALIÑO DE LA DIOSA VERDE

Verduras

ESPINACAS A LA CREMA
FALSOS PASTELILLOS DE
  PATATA

BERENJENA FRITA
BRÓCULI AL AJO
COL AL ESTILO SUR

Pan, bollos, galletas
y corteza de pastel

PAN RALLADO
GALLETAS CRUJIENTES DE
  QUESO
PAN DE LA REVOLUCIÓN DE
  LAS DIETAS
TOSTADA FRANCESA
TARTALETA AMARILLA
  PARA PASTEL

BOLLO DE LA REVOLUCIÓN
  DE LAS DIETAS
BOLLO DE COMINO
BOLLO DE CEBOLLA

Postres

TORTA DE NUECES
NATA BATIDA

GELATINA ROJA
GELATINA DE CÍTRICOS

NATA BATIDA CON CHOCOLATE

NATA BATIDA CON LIMÓN

SORBETE DE LIMÓN

ALMENDRADOS

BUDÍN BORRACHO

FRESAS CON NATA

NATA DE FRESAS

HELADO DE CHOCOLATE BATIDO

HELADO DE VAINILLA

GELATINA DE FRESA

GELATINA DE FRESAS «PARFAIT»

TARTA DE CEREZAS

NATA BATIDA A LA MOCA

ROLLO DE CHOCOLATE, CAFÉ Y NUECES

PASTEL DE FRESAS Y MELÓN

PASTEL DE LIMA

PASTEL DE CAFÉ MOCA

PASTEL DE CALABAZA

PASTEL DE QUESO

Categoría especial

PASTEL DE QUESO ILEGAL, PERO QUE NO ENGORDA NI ES INMORAL

Dulces

CUADRADITOS DE MENTA

BOLAS DE CHOCOLATE

Bebidas

CERVEZA SIN ALCOHOL CON CREMA

BATIDO DE CHOCOLATE, CREMA Y HUEVO

GASEOSA DE MENTA

GASEOSA DE MENTA, RÁPIDA

REFRESCO «CAPUCCINO»

Tentempiés

APIO RELLENO DE CAVIAR

APIO RELLENO DE GORGONZOLA

REQUESÓN Y CREMA AGRIA

BOLAS DE PEPINO

ALBÓNDIGAS DE PANCETA Y QUESO

SALMÓN Y CREMA DE QUESO

248

MELÓN CON JAMÓN
ROLLOS DE JAMÓN Y QUESO

ROLLO DE VACUNO
LECHUGA RELLENA
BOCADILLO DE ATÚN Y
QUESO

ENTREMESES

Curry de huevos picantes

PARA 6 PERSONAS

6   huevos duros
2   cucharadas grandes de mayonesa
1/2 cucharada mediana de cebolletas picadas
1/8 cucharada mediana de curry en polvo
1/2 cucharada mediana de sal
1/4 cucharada mediana de pimienta

Córtense los huevos por la mitad, a lo largo, y sáquense las yemas, que se reservan en un bol pequeño.

Añádase la mayonesa, las cebolletas, el curry en polvo, la sal y la pimienta a las yemas.

Tritúrese con un tenedor hasta que esté todo bien mezclado.

Llénense las claras de los huevos con la mezcla hecha con las yemas.

TOTAL EN GRAMOS   3,1
GRAMOS POR PORCIÓN   0,5

Verduras con salsa

GRAMOS POR 1/2 TAZA

Coliflores pequeñas crudas	5,9
Bróculi crudo, cortado en pedacitos	6,6
Rábanos	0,8
Habichuelas verdes crudas, cortadas	8,0
Setas crudas, a rodajas	5,0
Palitos de pepino	3,6

2   *cucharadas grandes de requesón cremoso*
1   *cucharada grande de rábanos blancos picantes*
1   *cucharada grande de Suprema de ensalada*
1/2 *litro de crema agria*
1   *cucharada mediana de Krazy Mixed-Up Salt*
1   *cucharada mediana de cebolletas picadas*
1 1/2 *cucharadas medianas de estragón*

Córtense los vegetales en pedacitos, envuélvanse muy apretados en papel de estaño, o métanse en la nevera, con agua fría, hasta la hora de servir.

Mézclese el requesón, los rábanos picantes, la Suprema de ensalada, la crema agria, la Krazy Mixed-Up Salt, las cebolletas y el estragón.

Póngase a enfriar en la nevera durante al menos dos horas, luego ponga la salsa en un bol previamente enfriado, en el centro de una bandeja.

Disponga las verduras alrededor de la salsa y sirva.

TOTAL EN GRAMOS   28,8
GRAMOS POR PORCIÓN DE 1/4 DE TAZA 3,6

Bola de queso

340 gramos de queso Cheddar añejo
56 gramos de queso estilo Roquefort desmigado
112 gramos de queso cremoso
1/4 taza de nueces picadas

Deje el queso a la temperatura ambiental.

Bátase con una mezcladora eléctrica, durante 3 minutos, a velocidad media.

Amáselo formando una pelota.

Haga rodar la pelota sobre las nueces picadas y refrigérela hasta el momento de servir.

GRAMOS POR PORCIÓN   2,0
TOTAL EN GRAMOS   16,0

Sabrosas albóndigas de carne

5   cucharadas grandes de mantequilla
450 gramos de picadilla de solomillo
1   cucharada grande de crema agria
225 gramos de queso Roquefort
1   cucharada mediana de Krazy Mixed-Up Salt

Derrita la mantequilla

Junte la carne, la crema agria, el queso y la sal.

Mezcle bien y amase en albóndigas pequeñas.

Dórelas en la mantequilla.

Sírvalas con palillos.

TOTAL EN GRAMOS   4,0
GRAMOS POR PORCIÓN   0,5

Scampi

Salen aproximadamente 16 gambas

PARA 8 PERSONAS

450 *gramos de gambas, limpias*
1   *cucharada mediana de vinagre*
2   *veces la receta de la Salsa de ajo y mantequilla*
        (página 279)
2   *cucharadas grandes de queso parmesano rallado*
4   *rodajas de limón cortadas en tiras.*

Hierva las gambas en agua a la que haya echado una cucharada mediana de vinagre, durante 3 minutos.

Mezcle la Salsa de ajo y mantequilla y el queso parmesano en una sartén.

Caliente hasta que se funda el queso.

Ponga las gambas en una cazuela de hornear y vierta la salsa por encima de ellas.

Hornee a 150° durante cinco minutos.

Guarnezca con las tiras de limón.

Sirva con palillos.

TOTAL EN GRAMOS   20,4
GRAMOS POR GAMBA   1,3

252

Quiche lorraine

(Para 12 personas, si se usa como entremés)

PARA 8 PERSONAS

1   *molde para pastel de unos 20 centímetros*
450 *gramos de panceta frita hasta quedar crujiente*
2   *huevos*
2   *yemas de huevo*
1   *cucharada mediana de mostaza de Dijon*
1/2 *cucharada mediana de mostaza en polvo*
1/8 *cucharada mediana de pimienta de Cayena*
1/3 *taza de la grasa de la panceta*
1/2 *taza de queso parmesano rallado*
2   *tazas de crema espesa*
1   *cucharada mediana de perejil picado*

Desmenuce la panceta crujiente y cubra con la mitad de la misma el fondo del molde para pastel.

Haga la siguiente mezcla: coloque en un bol dos huevos enteros, las dos yemas, la mostaza de Dijon, la mostaza en polvo, la pimienta de Cayena, la grasa de panceta y 1/3 de taza de queso parmesano, mezclándolo todo muy bien.

Caliente la crema hasta llegar justamente al punto de ebullición (¡no la deje hervir!).

Vierta la crema caliente en la mezcla que antes ha preparado.

Hornee a 150° durante 35 minutos. Sáquelo del horno.

Cuando haya reposado, cubra con el queso y la panceta restantes, y con el perejil.

Sírvase caliente.

TOTAL EN GRAMOS	26,0
GRAMOS POR PORCIÓN	3,2

SOPAS

Sopa de pollo

Salen 2,5 litros

PARA 10 PERSONAS

1   *pollo de 1,8 a 2 kilos, desplumado y limpio*
3,5 *litros de agua fría*
1   *cucharada mediana de sal*
2   *tallos de apio (o una taza)*
1   *cucharada grande de perejil*
2   *cucharadas grandes de cebolla picada*

Meta el pollo limpio en agua fría. Hágala hervir.

Retire la espuma que se forma en la superficie del agua.

Añada los ingredientes.

Cubra y haga hervir a fuego lento el pollo hasta que esté tierno (más o menos tres horas).

El pollo debe enfriarse en su caldo. Luego puede ser extraído y usado en ensalada o sopa.

Tras extraer el pollo, cuele la sopa y *congele* el caldo en un recipiente cubierto, dentro de la nevera.

Elimine la capa de grasa que se formará en la superficie cuando esté bien helado.

Caliente el caldo para hacer sopas y salsas. O úselo frío para hacer una jalea o sopa gelatinosa.

TOTAL EN GRAMOS	7,2
GRAMOS POR RACIÓN	0,7

Sopa de pollo a la crema

AÑADA A CADA TAZA DE SOPA DE POLLO:

2 cucharadas grandes de crema espesa
1 yema de huevo (para espesar)

Cocine a fuego lento (no lo haga hervir) duran-te 3 minutos.

TOTAL EN GRAMOS	8,4
GRAMOS POR RACIÓN	0,8

Sopa de huevo

1 litro de sopa de pollo
4 huevos

Caliente la sopa hasta que hierva. Bata bien los huevos y viértalos en el caldo a cucharadas.
Remueva bien con un tenedor.
Manténgalo a fuego lento durante 3 minutos.
Sírvalo caliente.

TOTAL EN GRAMOS	8,4
GRAMOS POR RACIÓN (TAZA)	0,8

Sopa de pollo con albóndigas Matzoh

PARA 8 PERSONAS

1   huevo, separado
1 1/2 cucharadas grandes de grasa de pollo
1/4   taza de agua o sopa caliente
1/4   cucharada mediana de sal

3/4 taza de Baken-ets machacados
2 litros de sopa de pollo

Bata la yema del huevo con la grasa de pollo ablandada hasta que quede espesa y bien mezclada.

Viértala sobre el líquido caliente y remueva bien.

Mezcle la sal y los Bakent-ets.

Bata la clara de huevo a punto de nieve, y añádala a la mezcla.

Enfríe durante una hora en la nevera.

Caliente 2 litros de sopa de pollo hasta hervir (receta de la página 254).

Humedézcase las manos en agua fría y amase la mezcla hasta formar albóndigas de tamaño mediano.

Baje la temperatura, cubra, haga hervir a fuego lento muy suave durante 20 ó 25 minutos, y sirva.

TOTAL EN GRAMOS   Trazas

Vichyssoise

PARA 8 PERSONAS

4 puerros, a rodajas
2 cucharadas grandes de mantequilla
1 taza de caldo de pollo (o 3 cubitos de caldo concentrado de pollo en una taza de agua)
1 taza de coliflor hervida
1 taza de crema espesa
    sal y pimienta según gustos
1 cucharada grande de cebolletas picadas

Saltear los puerros en mantequilla hasta que queden blandos y de un color amarillo dorado.

Meter los puerros y el caldo de pollo en una batidora y batir hasta que quede líquido.

256

Combinar la mezcla de los puerros, las coliflo-res, la crema, la sal y la pimienta en una cacerola y colocar sobre fuego lento durante 10 ó 15 minu-tos.

Pasar de nuevo todos los ingredientes por la ba-tidora, hasta que queden líquidos.

Sírvase caliente o fría, guarnecida con las cebo-lletas picadas.

¡Éste es un plato realmente excepcional!

TOTAL EN GRAMOS	24,8
GRAMOS POR RACIÓN	3,1

Tallarines para sopas

PARA 2 PERSONAS

2   *huevos a la temperatura ambiente, separados*
1/4 *cucharada mediana de Krazy Mixed-Up Salt*
3   *cucharadas grandes de mantequilla*

Funda la mantequilla en un molde de pastelería que tenga paredes laterales.

Bata las claras con la sal hasta que se espesen.

Bata las yemas con un tenedor y mézclelas con las claras.

Extienda la mezcla de los huevos sobre el molde y hornee a 175° durante 10 minutos, o hasta que quede algo marrón. Cuando esté fría, córtela en tiras y utilícelas en las sopas.

TOTAL EN GRAMOS	1,2
GRAMOS POR PORCIÓN	0,6

HUEVOS

Tortilla

Algunos conocimientos acerca de las tortillas:

Reúna todo el equipo y los ingredientes. Use una sartén de hierro o aluminio grueso de unos 5 centímetros de profundidad. Utilice una sartén de 15 a 17,5 centímetros para dos o tres huevos. Una de 25 centímetros para seis u ocho huevos.

Use media cucharada grande de mantequilla para hacer una tortilla de dos o tres huevos, una cucharada grande de mantequilla para una tortilla de seis a ocho huevos.

Caliente la sartén sobre un fuego moderado, o como le indique la receta. La sartén debe estar lo bastante caliente como para hacer que la mantequilla haga espuma y sisee sin volverse marrón.

Casque los huevos en un bol y bátalos hasta que queden esponjosos.

Vierta los huevos en la sartén. Deslice la sartén hacia adelante y hacia atrás, sobre el fuego, mientras hace la tortilla. Alce los bordes de la misma con una espátula o tenedor, inclinando la sartén mientras lo hace para permitir que el huevo aún fluido vaya hacia el fondo de la misma.

Mantenga la tortilla en el fuego hasta que el huevo se haya solidificado, envuélvala sobre sí misma y sírvala.

Si se desea que sea rellena, el relleno tiene que ser añadido *antes* de cerrar la tortilla.

Las tortillas pueden ser rellenadas con muchas cosas. Pruebe con 2 cucharadas soperas de nuestra Mermelada de fresas, o 2 lonchas de panceta frita con una loncha de queso estadounidense, o 1/4 de taza de fiambres picados. El salmón y las cebollas salteadas son los rellenos favoritos de mucha gente.

La tortilla de espinacas que sigue es uno de nuestros platos predilectos.

Puede ser servida recubierta con una capa de Salsa básica de crema (receta en la página 277).

Tortilla de espinacas

PARA 2 PERSONAS

1/2 *taza de espinacas, lavadas y cortadas*
3   *cucharadas grandes de aceite de oliva*
1   *diente de ajo, picado*
4   *huevos, bien batidos*
1   *pizca de pimienta*
1/4 *cucharada mediana de sal*
3   *cucharadas grandes de queso parmesano*

Asegúrese de que las espinacas están bien lavadas, luego escúrralas y séquelas.

Ponga el aceite de oliva en una sartén y caliéntelo.

Añada el ajo y fríalo lentamente hasta que esté un poco dorado.

Añada las espinacas y remuévalas.

Cubra y deje a fuego lento durante quince minutos.

En otra sartén prepare la tortilla (huevos, sal y pimienta) para rellenar.

Después de haber estado cocinando los huevos durante más o menos un minuto, extienda encima la mezcla de las espinacas, esparza el queso parmesano, pliegue y sirva.

TOTAL EN GRAMOS	8,9
GRAMOS POR PORCIÓN	4,5

Huevos revueltos con jamón con especias

4 lonchas delgadas de jamón cocido
  Salsa de mostaza
2 cucharadas grandes de mantequilla
4 huevos
  sal
  pimienta
1 cucharada grande de crema espesa

Corte el jamón por la mitad para hacer cuadrados.

Unte con Salsa de mostaza.

Funda la mantequilla en una sartén.

Bata los huevos con la crema, sal y pimienta, y revuélvalos en la mantequilla hasta que estén algo hechos.

Ponga con una cuchara una pequeña porción de huevos revueltos en el centro de cada cuadrado, enrróllelos, pínchelos con un palillo, y sírvalos calientes.

| TOTAL EN GRAMOS | 4,0 |
| GRAMOS POR PORCIÓN | 2,0 |

Soufflé de panceta y queso

PARA 6 PERSONAS

1/2 taza de mantequilla
1   cucharada mediana de Krazy Mixed-Up Salt, o
        sal y pimienta
1 1/2 tazas de crema espesa

260

2   tazas queso Cheddar fuerte rallado (unos 200
       gramos)
8   huevos, separados (a temperatura ambiente)
1/2 taza de panceta frita crujiente, desmigada
       Bandeja preparada para soufflé (2,75 litros)

Precaliente el horno a 250°.

Prepare la bandeja para soufflé doblando en forma de tira un trozo de papel encerado de un largo de una vez y media el diámetro de la bandeja y rodee con el mismo el borde exterior superior de la misma. Asegúrelo con una cuerda o una goma elástica. Unte con mantequilla el interior de la bandeja y del papel encerado (es mejor utilizar mantequilla fundida).

Funda la mantequilla, mézclela con la sal y la pimienta.

Añada la crema agitando constantemente hasta que no queden grumos (no deje que hierva).

Añada el queso, continúe agitando hasta que se funda, y luego sáquelo del fuego y enfríe.

Bata las yemas de los huevos hasta que queden suaves y añádalas a la salsa, batiendo constantemente. (Los batidores de alambre son los mejores para los soufflés.)

Bata las claras de los huevos a punto de nieve, y vaya añadiendo la mezcla de la salsa a las claras de los huevos, teniendo mucho cuidado de que no se corten.

Esparza con suavidad las migas de panceta encima.

Vierta la mezcla en la bandeja para soufflé.

Hornee durante 10 minutos, baje la temperatura a 200° y hornee durante 30 minutos más.

El soufflé está hecho cuando su parte superior toma un color marrón y es firme al tacto.

Huevos Benedict

PARA 1 PERSONA

*1 Bollo de la Revolución de las Dietas, abierto por
la mitad*
2 lonchas de jamón
1 cucharada grande de mantequilla
2 huevos
1 pellizco de sal
1 cucharada mediana de vinagre
1 cucharada grande de Salsa holandesa (pág. 281).

Corte el bollo por la mitad, a lo largo.

Saltee el jamón en mantequilla durante 2 minutos por cada lado, y colóquelo en el bollo.

Escalfe los huevos por el siguiente método: llene una pequeña cazoleta en sus 2/3 partes con agua, añada un pellizco de sal y una cucharada mediana de vinagre.

Haga que el agua hierva y luego déjela a fuego lento.

Casque el huevo en un pequeño plato plano.

Viértalo (con mucho cuidado) en el agua que está a fuego lento. Repita el proceso con el otro huevo.

Tome agua de los lados de la cazoleta y rocíe los huevos mientras se van haciendo.

Cuando las claras estén firmes y las yemas cubiertas de película, saque los huevos con una espumadera y colóquelos sobre el bollo cortado.

Vierta encima la Salsa holandesa y sirva en seguida.

TOTAL EN GRAMOS   1,7

Soufflé austríaco

2 huevos por persona

huevos separados (a temperatura ambiente)
1 pellizco de tártaro
1 cucharada mediana de Sugar Twin por huevo
1 cucharada grande de mantequilla fundida

Precaliente el horno a 190°.

Coloque una bandeja de hornear poco profunda, medio llena de agua, en la parrilla inferior del horno.

Prepare la bandeja de soufflé enrollando alrededor de su borde una tira de papel encerado, tal como se describe en la página 261, unte la bandeja y el papel encerado con mantequilla fundida.

Bata las claras de los huevos con el pellizco de tártaro y el Sugar Twin.

Bata las yemas de los huevos con un tenedor hasta que no tengan grumos, vaya añadiéndolas a las claras, mézclelas durante menos de un minuto, y viértalo todo en la bandeja para soufflé.

Colóquela en el centro de la bandeja de horneado y cocine durante unos 30 minutos o hasta que la parte superior este firme, y sírvala en seguida.

TOTAL EN GRAMOS PARA 2 HUEVOS   1,3

PLATOS PRINCIPALES:
AVES, CARNES Y PESCADOS

Pollo a la barbacoa

PARA 6 PERSONAS

1/4 taza de Salsa de filete
1   cucharada grande de miel de maple Slim-ette
1   cucharada mediana de mostaza en polvo
1   diente de ajo machado
1   cucharada grande de rábano blanco picante
1,8 kg. de pollo en trozos

Mezcle la miel de maple, la mostaza, el ajo, los rábanos y la Salsa de filete, y mézclelos muy bien.

Ponga el pollo en esta salsa y déjelo escabechar en la nevera durante toda una noche.

Al día siguiente, deje que vuelva a temperatura ambiente.

Áselo tan lejos de la fuente de calor como le sea posible.

Emprínguelo y déle vueltas a menudo, hasta que esté dorado.

Esta Salsa de barbacoa es también buena para el cordero y el cerdo.

| TOTAL EN GRAMOS | 8,3 |
| GRAMOS POR PORCIÓN | 1,4 |

Pollo Cordon Bleu

PARA 6 PERSONAS

4   pechugas de pollo cortadas por la mitad y deshuesadas

264

1/4 *cucharada mediana de Krazy Mixed-Up Salt o*
   sal sazonada
2   *huevos algo batidos*
1/2 *taza de Baken-ets*
8   *lonchas de jamón*
8   *lonchas de queso suizo*
   cordel
60 *gramos de mantequilla*
1/3 *taza de Sauternes (véase lista de vinos)*

Precaliente el horno a 175°.

Golpee el pollo con el martillo para la carne para romper las membranas.

Rocíe Krazy Mixed-Up Salt sobre las pechugas de pollo.

Moje las pechugas en huevo y luego páselas por los Baken-ets.

Coloque un trozo de jamón y otro de queso sobre *cada* pechuga y luego enróllela con el jamón y el queso, manteniendo éste en el interior, atándolo todo con el cordel.

Dore los rollos de pollo en mantequilla, en una sartén.

Sáquelos de la misma y colóquelos en una bandeja de hornear.

Vierta la mantequilla de la sartén sobre las pechugas, añada vino y hornee durante una hora. Sirva una por persona.

(También puede usarlas como entremeses, cortándolas en rodajas después de sacarlas del horno.)

TOTAL EN GRAMOS   5,7
GRAMOS POR PORCIÓN   1,0

Pollo Dijon

2   cucharadas grandes de mantequilla
1   pollo asadero de 1,250 kg., a trozos
1/2 taza de Chablis (compruebe la lista de vinos)
1/4 cucharada mediana de estragón
    pellizco de tomillo
1   hoja pequeña de laurel
1/2 cucharada mediana de sal
1/4 cucharada mediana de pimienta
2   yemas de huevo
2   cucharadas medianas de crema agria
3   cucharadas medianas de mostaza de Dijon
1   pellizco de pimienta de Cayena

Funda la mantequilla en una cazuela, añada el pollo y cocínelo hasta que esté dorado por ambos lados, dándole en una ocasión la vuelta.

Añada el vino, el estragón, la hoja de laurel, el tomillo, la sal y la pimienta.

Hágalo hervir, cúbralo y déjelo a fuego lento durante 45 minutos.

Quite la hoja de laurel, saque la carne y mantenga la cazuela caliente.

Bata las yemas de los huevos mezcladas con la salsa con un batidor de huevos, y luego añada la crema agria, la mostaza y la pimienta de Cayena.

Caliente, removiendo constantemente, pero no deje hervir.

Meta la carne en la salsa, déjela a fuego lento durante 5 minutos, y sirva caliente.

Total en gramos	3,2
Gramos por porción	0,8

Pollo, cerdo, ternera o pescado rebozados

Prepare la receta para Bollos de la Revolución de las Dietas de la página 299 y desmenúcelos en la batidora, una vez fríos.

Bata 2 huevos. Moje trozos de pollo, carne o pescado en el huevo y luego páselos por las migas. Repítalo.

En el caso del *pollo*, fríalo en una sartén gruesa con medio centímetro de aceite vegetal caliente (o mantequilla, si se prefiere). Deje que se dore bien por un lado y déle la vuelta. Dore el otro lado. Cubra la sartén y cocine a fuego lento durante 20 ó 30 minutos, según el tamaño del pollo.

En el caso del *cerdo* o la *ternera*, fría de la misma manera que antes, ajustando el tiempo de cocinado al grosor de la carne. No deje de hacerlo hasta que esté tierna.

En el caso del *pescado*, fría de la misma manera que antes, pero cocine únicamente de 5 a 10 minutos, una vez haya cubierto la sartén.

Nuestras Salsas de mostaza o bearnesa van muy bien con estas comidas fritas.

TOTAL EN GRAMOS	3,9
GRAMOS POR PORCIÓN	1,0

Hamburguesa con queso y panceta

680 gramos de carne de vacuno picada (preferiblemente redondo)

4   lonchas de panceta frita crujiente
1/2 taza de queso Cheddar
1   cucharada mediana de Krazy-Mixed-Up Salt o
    sal sazonada
    pimienta
1   cucharada mediana de perejil
    grasa de panceta

Mezcle la carne picada con la panceta, el queso, la sal y la pimienta.

Forme cuatro masas redondas y aplanadas, de aproximadamente 2,5 centímetros de grueso.

Fría en una sartén a fuego medio en la grasa de panceta, durante 8 minutos, por cada lado, para que queden, ni muy hechas ni poco; durante más tiempo si se quieren muy hechas, y algo menos si se quieren poco hechas.

TOTAL EN GRAMOS   2,8
GRAMOS POR PORCIÓN   0,7
Se pueden comer en la primera semana.

Fondue hamburguesa

PARA 4 PERSONAS

450 gramos de redondo picado
1/2 cucharada mediana de cebolla en polvo
    sal y pimienta según gustos
2   cucharadas grandes de mantequilla fundida

Mezcle la carne, la cebolla en polvo y la sal y forme pequeñas albóndigas.

Mójelas en la mantequilla fundida, métalas en una bandeja de asar cubierta de papel de estaño y áselas hasta que estén doradas.

Sírvalas con cualquiera de las siguientes salsas calientes para que se puedan mojar en ella, ya en la mesa.

Salsa de filete	GRAMOS POR RACIÓN	1,2 (página 279)
Salsa de rábanos picantes	GRAMOS POR RACIÓN	0,9 (página 278)
Salsa de ajo	GRAMOS POR RACIÓN	0,1 (página 279)

TOTAL EN GRAMOS	0,4
GRAMOS POR RACIÓN	*Trazas*

Para la primera semana de la dieta, prepare las hamburguesas como se indica y sírvalas con lo siguiente:

Recubrimiento de queso estilo Roquefort

Mezcle 1/4 de taza de queso estilo Roquefort desmigado y 4 cucharadas grandes de mantequilla o margarina saladas.

Extienda sobre las hamburguesas, una vez cocinadas.

Parrillada Londres

PARA 4 PERSONAS

2   *cucharadas grandes de queso parmesano rallado*
2   *cucharadas grandes de aceite de oliva*
2   *cucharadas grandes de aceite vegetal*

2   *cucharadas grandes de vinagre de estragón*
1   *cucharada mediana de Krazy-Mixed-Up Salt o*
    sal sazonada
1,250 kg. de carnes para parrillada

Mezcle el queso parmesano, el aceite, el vinagre y la sal.

Coloque la carne en la mezcla y rocíela con ésta.

Métala durante la noche en la nevera, y luego hágala a la parrilla, como haría con un filete.

TOTAL EN GRAMOS	2,2
GRAMOS POR PORCIÓN	0,6

Carne asada en marmita

PARA 4 PERSONAS

3   *paquetes de mezcla para caldo de vacuno MBT*
    (seco)
1   *cebolla mediana, picada*
    ajo en polvo, según gustos
1,250 kg. de solomillo para asar

Precaliente el horno a 150°.

Saltee la cebolla en una sartén bien engrasada.

Coloque dos grandes trozos de hoja de estaño, en aspa, dentro de una cacerola gruesa con tapa, de forma que el fondo y los lados queden totalmente cubiertos.

Coloque un paquete y medio de la mezcla seca MBT y la mitad de la cebolla salteada sobre el papel de estaño.

Frote la carne con el polvo de ajo y póngalo sobre el estaño.

Rocíe el remanente del caldo en polvo y la cebolla sobre la carne, enrolle la hoja de estaño muy apretada sobre la carne, y tape la cacerola.

Hornee durante 2 horas, y luego baje la temperatura a 135°, durante una hora.

Enfríe ligeramente antes de cortar en lonchas.

TOTAL EN GRAMOS 7,0
GRAMOS POR PORCIÓN 1,8

Piccata de ternera

PARA 4 PERSONAS

1   paquete de Baken-ets, machacados
1   cucharada grande de queso parmesano
2   huevos, batidos
    sal y pimienta
6   chuletas de ternera
100 gramos de mantequilla
8   cucharadas grandes de aceite de oliva
    la corteza rallada de un limón
1   cucharada grande de zumo de limón
6   rodajas de limón

Mezcle los Baken-ets y el queso en un plato plano.

Bata los huevos, con la pimienta y la sal, utilizando un tenedor.

Moje las chuletas en el huevo y páselas por la mezcla de los Baken-ets.

Funda la mantequilla con el aceite de oliva en una sartén gruesa.

Fría las chuletas en aceite hasta que estén bien doradas por ambos lados (debe ir dándoles vueltas).

Coloque una rodaja de limón sobre cada chuleta

y rocíelas con la corteza rallada y el jugo de limón.

Cubra la sartén y déjela a fuego lento, muy suave, durante diez minutos, dando una vuelta a las chuletas.

Total en gramos 10,2
Gramos por porción T,P

Rollos de ternera al vino

Para 6 personas

6   hígados de pollo, cortados por la mitad
3   cucharadas grandes de mantequilla
8   lonchas de jamón (o panceta con mucho magro, frita)
1/2 cucharada mediana de salvia
1/2 cucharada mediana de albahaca
    sal pimienta
700 gramos de chuletas de ternera cortadas muy finas, formando 12 piezas
24 palillos o cordel
1   taza de Chablis (compruebe lista de vinos)
2   cucharadas grandes de caldo de carne o agua

Saltee los hígados de pollo en una cucharada grande de mantequilla.

Cuando lo haya hecho, píquelos muy finos con el jamón, la salvia y la albahaca, añada sal y pimienta según gustos.

Extienda esta mezcla sobre las chuletas.

Enrolle y sujete cada chuleta (use los palillos o el cordel para mantenerlas enrolladas).

Coloque dos cucharadas grandes de mantequilla en una sartén de gran tamaño y dore la ternera en ella, dando vueltas a las chuletas para que se hagan bien por todas partes.

Añada vino y cocine hasta que casi se haya evaporado.

Saque los rollos de la sartén, colóquelos sobre una bandeja de servir y manténgalos calientes.

Añada el agua o el caldo al líquido que queda en al sartén, mézclelo bien y viértalo sobre los rollos de ternera.

TOTAL EN GRAMOS   9,38
GRAMOS POR PORCIÓN   1,6

Cantonesa de gambas y langosta

PARA 6 PERSONAS

1   taza de Salsa básica de crema (receta en la página 727)
3   Cucharadas grandes de aceite
3   Cucharadas grandes de cebolla picada
250 gramos de carne de cerdo, picado
1   diente de ajo, picado
1   lata de carne de langosta
700 gramos de gambas crudas, limpias y sin cáscara
2   cucharadas grandes de castañas de agua, picadas
2   cucharadas grandes de brotes de bambú, picados
1   cucharada mediana de sal
1/8 cucharada mediana de pimienta
1   taza de sopa de pollo (receta en página 254)
2   cucharadas grandes de ascalonias, muy picadas

Prepare la Salsa básica de crema. Manténgala caliente al baño María.

Caliente aceite en una sartén grande, y dore un poco la cebolla.

Añada la carne de cerdo y el ajo. Mueva la carne de cerdo para que se dore regularmente.

Añada la langosta, las gambas, las castañas de agua, los brotes de bambú, la sal y la pimienta.

Saltee durante 2 minutos.

Mientras tanto, caliente la sopa de pollo hasta que hierva y añádala a las gambas.

Cubra y cocine a fuego lento durante 8 minutos. Apártelo del fuego y añada la Salsa dé crema al líquido, cuidando de que la mezcla sea perfecta. Pruebe el sazonado, rocíe con las escalonias, y sirva.

TOTAL EN GRAMOS   29,5
GRAMOS POR PORCIÓN   5,0

Tempura

PARA 4 PERSONAS

3 *cucharadas grandes semillas de sésamo, molidas en la batidora*
3 *huevos*
2 *cucharadas grandes de requesón*
10 *pizcas de Krazy Mixed-Up Salt o sal sazonada*

TEMPURA: TOTAL EN GRAMOS   9,2

Coloque todos los ingredientes en la batidora y hágala funcionar durante 3 minutos.

Moje 1/4 de taza de los dos ingredientes que prefiera de los que siguen, en el rebozo, y fría en freidora, hasta dorar:

274

	GRAMOS POR 1/4 DE TAZA
Gambas	0,9
Veneras	2,0
Filetes de pescado	0,0
Coliflor	3,0
Setas	2,5
Bróculi	3,3
Alubias verdes	3,1

Sírvalos con Salsa de mostaza, Salsa de rábanos picantes y Salsa de mantequilla y limón.

Lenguado relleno

PARA 2 PERSONAS

2 cucharadas grandes de mantequilla
1/2 cucharada de mediana de Krazy Mixed-Up Salt
    o sal sazonada
1 cucharada mediana de zumo de limón
1/4 cucharada mediana de rábano blanco picante
5 gotas de salsa de Tabasco
1/3 taza de crema espesa
1 lata de carne de cangrejo
4 filetes de lenguado
2 cucharadas grandes de mantequilla fundida
2 cucharadas medianas de zumo de limón
   perejil picado

Funda la mantequilla.

Añada la sal, una cucharada mediana de jugo de limón, el rábano picante y el Tabasco.

Mezcle con la crema.

Póngalo al fuego, removiéndolo constantemente, hasta que esté a punto de hervir (pero no lo deje hervir)

Sáquelo del fuego, añada la carne de cangrejo.
Unte una cacerola poco honda; coloque los dos
filetes en el fondo.

Vierta la mezcla con la carne de cangrejo encima, cubra con los filetes restantes y eche encima
dos cucharadas medianas de mantequilla fundida
mezclada con el zumo de limón.

Rocíe con perejil y hornee a 175° durante 30 minutos.

TOTAL EN GRAMOS	6,0
GRAMOS POP PORCIÓN	3,0

Costillas a la barbacoa

PARA 6 PERSONAS

1,250 kg. de costillas
1/4 taza de cebollas picadas
1   cucharada grande de grasa de panceta
1/4 cucharada mediana de ajo en polvo
1/2 taza de agua
1/8 taza de zumo de limón
2   cucharadas grandes de vinagre de estragón
*1   cucharada grande de Salsa Worcestershire de
     Lee & Perrins*
3   cucharadas grandes de Sugar Twin marrón
1   taza de jugo de tomate Hunt's
*3   cucharadas grandes de Salsa de soja (compra-
     da en una tienda de alimentos naturales)*
1/4 cucharada mediana de pimienta
*1   cucharada grande de jerez para cócteles Gold
     Seal (opcional)*

Precaliente el horno a 230°.
Corte las costillas individualmente, colóquelas en

una sartén grande, cúbrala con papel encerado y hornéelas durante 15 minutos.

Saltee la cebolla en la grasa de panceta hasta que esté dorada, añádale el ajo en polvo y cocínela durante un minuto.

Añada los restantes ingredientes y manténgalos a fuego lento durante 25 minutos.

Apartar.

Saque el papel encerado de las costillas.

Vierta la salsa sobre las costillas, baje la temperatura del horno a 175° y hornee durante una hora, empringando frecuentemente.

TOTAL EN GRAMOS	27,3
GGAMOS POR PORCIÓN	4,6

SALSAS

Salsa básica de crema

PARA 18 CUCHARADAS GRANDES

1/2 taza de mantequilla
3   yemas de huevo
1/4 taza de agua
1/4 taza de crema espesa
1   pizca de sal

Funda la mantequilla en un recipiente puesto al baño María con agua caliente (no hirviendo).

Añada las yemas de huevo una a una, batiendo con un batidor rotatorio.

Mezcle la crema, la sal y el agua, y añada esta mezcla a chorritos, sin dejar de batir constantemente.

277

Continúe batiendo hasta que quede espesa y cremosa (4 ó 5 minutos).

TOTAL EN GRAMOS   4,8
GRAMOS POR CUCHARADA GRANDE   0,3

Salsa de mantequilla y limón

PARA 6 PERSONAS

3   cucharadas grandes de mantequilla blanda o margarina
1   cucharada grande de zumo de limón
1   cucharada grande de perejil picado
1/2 cucharada mediana de sal
1   pizca de pimienta
    la piel rallada de medio limón

Mezcle todos los ingredientes y caliéntelos a fuego lento.

TOTAL EN GRAMOS   4,2
GRAMOS POR PORCIÓN   0,7

Salsa fría de rábanos picantes

PARA 10 CUCHARADAS GRANDES

1/2 taza de crema agria
2   cucharadas grandes de rábanos blancos picantes
2   ascalonias picadas
    sal sazonada
    pimentón

Mezcle todos los ingredientes excepto el pimentón y colóquelos en una salsera.

Guarnezca con el pimentón, y póngala en la nevera, hasta la hora de servir.

TOTAL EN GRAMOS   8,7

GRAMOS POR CUCHARADA GRANDE   0,9

Salsa de ajo y mantequilla

PARA 5 CUCHARADAS GRANDES

1/4 *taza de mantequilla fundida*

2   *dientes de ajo machacados*

     Krazy Mixed-Up Salt o sal sazonada según gustos

1/8 *cucharada mediana de cebolletas picadas*

Mezcle todos los ingredientes en una cazoleta, cocine durante un minuto, y sirva caliente.

TOTAL EN GRAMOS   4,9

GRAMOS POR CUCHARADA GRANDE   1,0

Salsa de filete

PARA 11 CUCHARADAS GRANDES

1/2 *taza de puré de tomate Hunt's*

1/4 *taza de agua*

5   *cucharadas medianas de vinagre destilado*

1/4 *cucharada mediana de extracto de naranja*

1/8 *cucharada mediana de sal*

1   *diente pequeño de ajo, machacado*

1   *cucharada mediana de cebolla rallada*

1/2 cucharada mediana de Condimento Maggi
20 gotas de salsa des Tabasco

Mezcle todo muy bien, y póngalo en la nevera hasta la hora de servir.

TOTAL EN GRAMOS   13,2
GRAMOS POR CUCHARADA GRANDE   1,2

Salsa bearnesa

PARA 16 CUCHARADAS GRANDES

MEZCLE HASTA QUE NO HAYA.GRUMOS:

1/2 taza de mantequilla fundida
2 cucharadas grandes de zumo de limón
3 yemas de huevo
1/4 cucharada mediana de perejil
1/4 cucharada mediana de Krazy Mixed-Up Salt o
    sal sazonada
1/2 cucharada mediana de mostaza preparada

PONGA A COCER AL MISMO TIEMPO:

2 cucharadas grandes de Chablis blanco (compruebe la lista de vinos)
2 cucharadas medianas de estragón seco
1 cucharada grande de vinagre de estragón
2 cucharadas medianas de escalonias picadas
2 paquetes de Sugar Twin

Ponga a fuego muy lento el vino, el estragón, el vinagre, las escalonias y el Sugar Twin en una cazoleta, hasta que su volumen disminuya a la mitad. Añada a esto los otros ingredientes en la bati-

280

dora, bata hasta que no haya grumos, y luego vuelva a calentar fuego lento antes de servir.

TOTAL EN GRAMOS	7,3
GRAMOS POR CUCHARADA GRANDE	0,5

Salsa de mostaza

UNA TAZA (16 CUCHARADAS GRANDES)

3   cucharadas grandes de cebolla picada
1   cucharada grande de mantequilla
8   cucharadas grandes de mostaza de Dijon
1/4 taza de crema espesa
1/2 cucharada mediana de salsa de Worcestershire
     (Lea & Perrins)
1/2 cucharada grande de cebolletas picadas

Saltee las cebollas en mantequilla hasta que queden blandas.

Ponga al fuego la mostaza y la crema hasta que estén bien calientes (que no hiervan).

Mezcle la salsa de Worcestershire.

Rocíe con cebolletas.

Sirva caliente.

TOTAL EN GRAMOS	7,0
GRAMOS POR CUCHARADA GRANDE	0,4

Salsa holandesa

PARA 16 CUCHARADAS GRANDES

1/2 taza de mantequilla o margarina

1/4 cucharada mediana de sal
1   pizca de pimienta de Cayena
2   cucharadas grandes de zumo de limón
2/3 taza ue agua hirviendo
4   yemas de huevo

Funda la mantequilla al baño María con agua caliente (no hirviendo), agitándola constantemente, hasta que esté cremosa.

Añada la sal, la pimienta de Cayena, el jugo de limón y el agua. Bata constantemente con un batidor rotatorio.

Saque el recipiente del baño María, añada las yemas de huevo, una tras otra, sin dejar de batir, hasta que la mezcla quede suave y esponjosa.

Vuelva a colocar el recipiente en el agua caliente y continúe batiendo hasta que la mezcla se vuelva brillante y se espese un poco.

Tape el recipiente y manténgalo caliente hasta el momento de servir.

Si la salsa se corta, vuelva a batir con la batidora rotatoria hasta que esté de nuevo como antes.

TOTAL EN GRAMOS	5,6
GRAMOS POR CUCHARADA GRANDE	0,4

ENSALADAS COMPUESTAS

Ensalada de pollo

PARA 5 PERSONAS

1   taza de pollo hervido, en trocitos
1/2 taza de apio en cuadraditos
1/4 taza de mayonesa

282

1/4 taza de crema agria
1/4 taza de nueces
   Salad Supreme según gustos
1 huevo duro picado (como guarnición)
Mezcle los ingredientes, y enfríelos en la nevera.

Colóquelos en una bandeja de servir cubierta de hojas de lechuga, guarnézcala con los huevos, y sírvala.

Si quiere un plato realmente exquisito, añada rodajas de aguacate a esta ensalada.

TOTAL EN GRAMOS	17,3
GRAMOS POR PORCIÓN	3,5

Delicias de tomate

PARA LA COMIDA DE 2 PERSONAS

1 tomate mediano cortado en rodajas (6 rodajas)
   orégano
   mayonesa
4 lonchas de panceta frita crujiente, desmigada
60 gramos de queso Muenster natural, en lonchas

Coloque los tomates en la bandeja de hornear.

Rocíe con el orégano y ponga una pequeña cantidad de mayonesa sobre cada rodaja de tomate.

Rocíe con la panceta, cubra con el queso.

Ase en el horno muy caliente durante unos 3 minutos, o hasta que se dore el queso.

Sírvalo como plato principal, o como guarnición.

TOTAL EN GRAMOS	6,7
GRAMOS POR PORCIÓN	3,4

Calabacines rellenos

8   calabacines medianos
250 gramos de carne de vacuno picada
1   huevo
2   cucharadas grandes de queso parmesano (tam-
     bién puede usarse queso romano)
1/2 cucharada mediana de sal
1/2 cucharada mediana de pimienta
6   lonchas de jamón (o jamón cocido)
3   cucharadas grandes de aceite de oliva marca Pro-
     gresso
1   cucharada grande de perejil picado
1   loncha de panceta muy magra, picada
2   cucharadas grandes de cebolla picada
250 gramos de zumo de tomate (Hunt's)
3/4 taza de agua

Precaliente el horno a 190°.

Mientras tanto, hierva los calabacines durante 8 minutos.

Corte en mitades a lo largo, saque la pulpa con una cuchara y resérvela. *No* rompa la corteza.

Corte la pulpa en cuadraditos y mézclela con la carne picada, el huevo, el parmesano, el jamón, la sal y la pimienta.

Rellene los calabacines con esta mezcla.

Caliente el aceite de oliva en una sartén grande.

Añada el perejil, la panceta, la cebolla y caliénte-lo todo a fuego lento, hasta que esté bien dorado.

Añada el jugo de tomate y el agua.

Cocine durante 5 minutos.

Coloque los calabacines en una bandeja de hornear sólo lo bastante grande como para que quepan los calabacines. (La bandeja no debe ser demasiado grande, o no tendrá bastante salsa.)

Vierta por encima la salsa y hornee durante 30 minutos.

TOTAL EN GRAMOS   39,2
GRAMOS POR PORCIÓN   4,9

Por sí sola, esta receta constituye un plato que llena mucho en una comida.

Ensalada de requesón y crema agria

PARA 8 PERSONAS

2   *tazas de lechuga o espinacas tiernas, crudas a rodajas*
1 1/3 *tazas de pepinos de tamaño similar, cortados*
1/2   *taza de rábanos, a rodajas*
1/2   *taza de ascalonias*
      sal y pimienta
2   *tazas de requesón*
1   *taza de crema agria comprada en una tienda*

Limpie la verdura, séquela concienzudamente y desmenúcela (nunca corte la verdura con un cuchillo). Si usted usa espinacas en lugar de lechuga, arranque las hojas del tallo duro y elimine éste, usando únicamente las hojas.

Añada los pepinos, los rábanos, las ascalonias, la sal, la pimienta y el requesón.

Remueva un poco (pero no lo bastante como para que se haga una mezcla), eche por encima la crema agria y sirva.

Ensalada del chef

PARA 6 PERSONAS, COMO COMIDA COMPLETA

2   tazas de verdura: lechuga, espinacas, escarola o
    endibias
1   tomate mediano, en cuadraditos
1   pepino pelado y cortado en cubos
3   ascalonias picadas
1   lata de anchoas escurrida
1/2 taza de rábanos, a rodajas
3/4 taza de Aliño francés (receta en página 292)
1   taza de tiras juliana de pollo hervido
1   taza de tiras juliana de jamón horneado
1   taza de tiras juliana de queso suizo o cheddar
6   raciones de curry de huevos picantes (receta
en la página 249)

Lave la verdura y séquela bien.

Pártala en trocitos, métala en un gran bol de
ensalada, poco hondo.

Añada los tomates, el pepino, las ascalonias, las
anchoas y los rábanos.

Coloque la mitad del aliño sobre la mezcla y
menéela.

Alterne unas cuantas tiras de pollo, jamón y
queso alrededor del borde del bol.

Coloque cuatro mitades de los huevos picantes
en el centro, y el resto de las mitades alrededor
del borde del bol.

Vierta el resto del aliño sobre todo, y sirva, asegurándose de que al servir cada plato a cada persona le toque un poco de cada cosa.

286

TOTAL EN GRAMOS   33,2
GRAMOS POR PORCIÓN   5,5

ENSALADAS

Ensalada de col con aliño de requesón

PARA 8 PERSONAS

1/4 taza de mayonesa
1/4 taza de requesón cremoso
1/2 paquete individual de Sugar Twin (o una cucharada mediana de la caja)
1   cucharada grande de vinagre
1/2 cucharada mediana de cebolla rallada
1/4 cucharada mediana de semillas de comino
1   cucharada mediana de semillas de apio o 1/2 cucharada mediana de sal de apio
2   tazas de col a trozos pequeños

ALIÑO: Mezcle todos los ingredientes exceptuando la col, y métalos en la nevera (mejora el sabor cuando están muy fríos). Parta la col en pedazos tan delgados como le sea posible y colóquelos en una ensaladera tapizada con lechuga. Vierta el aliño por encima, mezcle bien, y sirva.

TOTAL EN GRAMOS   23,8
GRAMOS POR PORCIÓN   3,0

Aliño de crema agria para la ensalada de col

1   *taza de crema agria*
1   *cucharada grande de vinagre*
1   *paquete de Sugar Twin*
1/2 *cucharada mediana de semilla de comino*
1   *cucharada mediana de semilla de apio o 1/2 cucharada mediana de sal de apio.*
1   *cucharada mediana de sal*
4   *cucharadas grandes de crema espesa (opcional)*

Mezcle todos los ingredientes, y póngalos a enfriar.

TOTAL EN GRAMOS   ' 38,2
GRAMOS POR PORCIÓN   4,8

Ensalada de espinacas

(Para servir en lugar de una verdura y una ensalada).

PARA 6 PERSONAS

450 *gramos de espinacas frescas*
250 *gramos de setas crudas, a rodajas*
450 *gramos de panceta frita, crujiente*
1/4 *taza de queso parmesano, rallado*
1   *receta del Aliño para ensalada César (página 293)*

4   *huevos duros, enfriados en la nevera y cuarteados*

Lave las espinacas varias veces para eliminar toda la tierra.

Séquelas muy bien y rómpalas en trozos pequeños, eliminando los tallos.

Lave y corte en rodajas las setas.

Mezcle las espinacas, las setas y la panceta en una ensaladera, rocíe el queso por encima, vierta el Aliño para ensalada César y remueva.

Guarnezca con los huevos.

TOTAL EN GRAMOS	33,9
GRAMOS POR PORCIÓN	5,7

Una lata de atún añadida a esta receta la convierte en una *deliciosa* ensalada compuesta. Y *no* añadirá nada a la cuenta de gramos.

Ensalada César

PARA 8 PERSONAS

2 lechugas rizadas
1 diente de ajo, cortado por la mitad
   Aliño para ensalada César (página 293)
450 gramos de panceta, crujiente
1/3 taza de queso parmesano rallado
2 cucharadas grandes de perejil picado
1 lata de anchoas (opcional)
4 huevos duros enfriados en la nevera y picados

Lave y seque bien la lechuga.

Rómpala en trocitos.

Frote la ensaladera de madera con el ajo, ponga en ella la lechuga, añada la mitad del aliño y remueva bien.

Coloque encima la panceta, el queso, el perejil y las anchoas.

Vierta el resto del aliño, guarnezca con el huevo picado y sirva.

TOTAL EN GRAMOS	32,7
GRAMOS POR PORCIÓN	4,1

Ensalada con verduras

PARA 6 PERSONAS

Lave cualquier combinación de ensalada, lechuga, lechuga rizada, espinacas crudas, escarola, endibias o berros. Séquela batiéndola sobre una toalla antes de usarla. (El aliño no se adhiere a las verduras húmedas.)

Rompa las verduras en trocitos.

Póngalo en la nevera.

Habitualmente se utiliza el aliño francés, pero pruebe algunas de sus variantes.

Para 6 personas, remueva aproximadamente dos tazas de ensalada puesta en la nevera y otras dos tazas de dos o más de los siguientes vegetales:

(Gramos totales de 2 tazas de lechuga = 15 gramos).

VEGETALES CRUDOS	GRAMOS POR 1/2 TAZA
Bróculi: *florecillas a rodajas muy finas*	6,5
Coliflor: *florecillas a rodajas muy finas*	5,9
Apio: *rodajas, al sesgo o en cubos*	4,4

290

Pepinos: *Rodajas o en cubos*	3,6
Pimiento verde: *anillos o cubos*	5,4
Puerros o ascalonias: *rodajas*	11,8
Setas: *rodajas o cubos*	5,0
Rábanos: *rodajas o rallados*	4,5
Tomates: *cubos*	5,3
Calabacines: *rodajas muy finas o rallados*	3,5
Olivas verdes: *deshuesadas o con hueso*	1,5
Olivas negras: *deshuesadas*	2,9

VEGETALES COCINADOS Y ENFRIADOS	GRAMOS POR 1/2 TAZA
Espárragos: *o puntas de espárragos*	4,1
Coliflor: *florecitas pequeñas o picada*	4,6
Alubias verdes: *de 2,5 cm. de largo*	6,1

Para obtener un sabor extra, puede añadirse uno o más de los siguientes:

	GRAMOS POR 1/2 TAZA
Anchoas: *unos pocos filetes, picados*	0,0
Trocitos de panceta: *crujiente y desmigada*	3,6
Queso estilo Roquefort: *desmigado*	2,3
Queso Cheddar: *rallado o en tacos*	2,4

Huevos (duros): *picados, en rodajas o cuarteados*	1,0
Cáscara de limón: *rallada (no más de una cucharada grande)*	18,0
Ajo: *machacado*	34,7
Queso parmesano: *rallado*	3,3
Nueces pecanas o del Brasil: *picadas*	17,8

ALIÑOS DE ENSALADA

Aliño francés

PARA 9 CUCHARADAS GRANDES

2   *cucharadas grandes de vinagre de estragón*
1/2 *cucharada mediana de Krazy Mixed-Up Salt o sal sazonada*
3   *cucharadas grandes de aceite de oliva Progresso*
3   *cucharadas grandes de aceite vegetal*
1   *cucharada mediana de ascalonias picadas muy pequeñas*
1/2 *cucharada mediana de cebolletas*
1/2 *cucharada mediana de perejil*
1/2 *cucharada mediana de estragón*

Meta todos los ingredientes en un tarro con tapa a rosca y agite vigorosamente 30 veces.

TOTAL EN GRAMOS	16,2
GRAMOS POR CUCHARADA GRANDE	1,8

Aliño francés cremoso

SALEN 30 CUCHARADAS GRANDES

1   recipiente con tapa a rosca
3   cucharadas medianas de Krazy Mixer-Up Salt
    o sal sazonada
1/2 cucharada mediana de mostaza en polvo
1/2 paquete individual de Sugar Twin
1   cucharada mediana de mostaza de Dijon
1 1/2 cucharadas medianas de zumo de limón
1   cucharada mediana de ajo en polvo
5   cucharadas grandes de vinagre de estragón
6   cucharadas grandes de aceite de oliva Progresso
    u Old Monk
6   cucharadas grandes de aceite vegetal
1   huevo crudo, batido
1/2 taza de crema espesa

Mezcle todos los ingredientes en un tarro con tapa a rosca, agite bien y tenga en la nevera por lo menos una hora antes de servir.

TOTAL EN GRAMOS	9,3
GRAMOS POR CUCHARADA GRANDE	0,3

Aliño para ensalada César

PARA 8 PERSONAS A 2 LECHUGAS CADA UNA

1   cucharada mediana de Krazy Mixed-Up Salt o
    sal y pimienta según gustos
1/4 cucharada mediana de mostaza en polvo

1   cucharada mediana de mostaza de Dijon
1/2 paquete individual de Sugar Twin
    el jugo de medio limón (más o menos una cu-
    charada mediana)
2   cucharadas medianas de vinagre de estragón
2   cucharadas medianas de aceite de oliva Pro-
    gresso
4   cucharadas medianas de aceite vegetal
1   huevo
1   cucharada mediana de ajo en polvo

Mezcle bien todos los ingredientes, y viértalos
sobre la ensalada.

TOTAL EN GRAMOS   3,2
GRAMOS POR RACIÓN   0,4

Aliño de la diosa verde

PARA 16 CUCHARADAS GRANDES

1/2 aguacate mediano
1/2 taza de mayonesa
1   diente de ajo picado
2   anchoas picadas
1/8 taza de ascalonias muy picadas
1   cucharada grande de perejil
1/2 cucharada grande de zumo de limón
1/2 cucharada grande de vinagre de estragón
1/2 cucharada mediana de Krazy Mixed-Up Salt
    sal sazonada
1/4 taza de crema agria

Pele y deshuese el aguacate, páselo por un pasapurés o por la batidora, durante medio minuto.
Coloque la pulpa en un bol con el resto de los

ingredientes, exceptuando la crema agria. Mezcle bien.

Bata la crema agria y únala al resto de los ingredientes.

TOTAL EN GRAMOS   18,0
GRAMOS POR CUCHARADA GRANDE   1,1

Aliño de Roquefort N.º 1

PARA 14 CUCHARADAS GRANDES

1/2 taza de crema agria
2   cucharadas grandes de vinagre de estragón
1   cucharada grande de Sugar Twin
3/4 cucharada mediana de Krazy Mixed-Up Salt
1/2 cucharada mediana de semilla de apio
1/4 taza de queso de Roquefort desmigado

Coloque la crema agria, el vinagre, el Sugar Twin, la sal, la semilla de apio y la mitad del queso en una batidora, y bata hasta que no queden grumos.

Mezcle el resto del queso con el aliño batido, enfríe en la nevera y sirva.

TOTAL EN GRAMOS   9,4
GRAMOS POR CUCHARADA GRANDE   0,7

Aliño de Roquefort N.º 2

PARA UNO SOLO

2   cucharadas grandes de aceite
1   cucharada grande vinagre de sidra

1   cucharada grande Roquefort o similar, desmi-
    gado
1/2 cucharada mediana de Salad Supreme

Mezcle todos los ingredientes y sirva.

<small>TOTAL EN GRAMOS</small>   1,2

VERDURAS

Berenjenas fritas

<small>PARA 4 PERSONAS</small>

1/2 berenjena mediana (más o menos una taza)
1/4 taza de queso suizo rallado
1/4 cucharada mediana de ajo en polvo
1/4 cucharada mediana de zumo de limón
1/2 cucharada mediana de Krazy Mixed-Up Salt o
    sal y pimienta
1/2 paquete de Baken-ets machacados
    aceite de cocina

Hierva la berenjena hasta que esté tierna.

Pélela, píquela, métala en la batidora y bátala a
gran velocidad, durante medio minuto.

Sáquela de la batidora y añádale queso, ajo,
zumo de limón y sal, mezclándolo bien.

Moldee en pequeñas bolas, de unos tres centímetros de diámetro, guardándolas en la nevera durante al menos una hora.

Pase las bolas frías por los Baken-ets, y fríalas
en freidora llena de grasa, hasta que estén doradas
y crujientes.

<small>TOTAL EN GRAMOS</small>   10,4
<small>GRAMOS POR PORCIÓN</small>   2,6

296

Bróculi al ajo

1   paquete de bróculis congelados (1 taza una vez cocinados)
1   diente de ajo, a rodajas
3   cucharadas grandes de aceite de oliva Progresso
1   cucharada grande de queso parmesano, rallado
1/2 cucharada mediana de Krazy Mixed-Up Salt

Haga los bróculis algo menos de lo que se recomienda en el paquete.

Saltee el ajo en aceite de oliva hasta que esté dorado. Sáquelo.

Añada el bróculi, el queso parmesano y la sal, y cocine a fuego lento de cinco a siete minutos, removiendo de vez en cuando. Sírvalo.

TOTAL EN GRAMOS	11,6
GRAMOS POR PORCIÓN	3,9

Col al estilo sur

PARA 6 PERSONAS

1   col mediana
1/2 taza de tocino en dados o 4 cucharadas grandes de grasa de panceta
1   paquete individual de Sugar Twin (o una cucharada grande de la caja)

Elimine las hojas duras o descoloridas de la col y haga pedazos el resto.

297

Caliente un par de centímetros y medio de agua hasta el punto de ebullición en una cacerola de tamaño mediano.

Añada la col, tape la cacerola, y cocine durante unos 10 minutos o hasta que quede traslúcida.

Saltee el tocino hasta que esté dorado o caliente mucho la grasa de panceta.

Escurra la col, añada el tocino (o la grasa de panceta) y el Sugar Twin, cubra y cocínelo todo durante 3 ó 4 minutos, hasta que esté caliente.

TOTAL EN GRAMOS	19,7
GRAMOS POR PORCIÓN	3,3

Espinacas a la crema

PARA 8 PERSONAS

2   paquetes de espinacas picadas congeladas (2 tazas, una vez cocinada)
4   cucharadas grandes de mantequilla
1   diente de ajo, machacado
1   cucharada mediana de cebolla en polvo
1/2 taza de crema agria
1/3 taza de queso parmesano rallado
2   cucharadas grandes de perejil picado
1   cucharada grande de semillas de sésamo

Cueza un poco las espinacas, menos tiempo del recomendado en el paquete.

Funda la mantequilla en una sartén, añada las espinacas, el ajo, la cebolla en polvo y téngalo al fuego durante cinco minutos.

Añada la crema agria, el queso, las semillas de sésamo y el perejil.

Téngalo al fuego, removiendo (no deje que hierva), hasta que esté bien mezclado y caliente.
Sírvalo.

Total en gramos	32,4
Gramos por porción	4,0

Falsos pastelillos de patata

Salen 15

1 1/4 tazas de coliflor, cortada en trozos pequeños
1/2   cucharada grande de soja en polvo
1   huevo grande
1/2   cucharada mediana de sal
2   cucharadas medianas de cebolla rallada
1/2   cucharada mediana de levadura
*   grasa para cubrir una sartén de un centímetro*
*   y medio de profundidad*

Bata todos los ingredientes en la batidora hasta que no haya grumos.

Deje caer cucharaditas de la mezcla en la grasa.

Espere a que se doren por un lado, déles la vuelta y dórelos por el otro.

Saque los pastelillos de la sartén cuando se hayan solidificado (no los toque hasta entonces).

Total en gramos	15,4
Gramos por porción	1,0

PAN, BOLLOS, GALLETAS Y CORTEZAS DE PASTEL

Bollos de la Revolución de las dietas

Salen 6 bollos

Aerosol Pam
3   *huevos, separados*
1/4 *cucharada mediana de tártaro*
3   *cucharadas grandes de requesón*
1   *paquete de Sugar Twin*

Precaliente el horno a 150°.

Separe los huevos *con mucho cuidado* (asegúrese de que *nada* de la yema queda en la clara).

Rocíe Pam en una bandeja de galletas de teflón.

Bata las claras de los huevos con el tártaro hasta que las claras estén espesas, pero no secas.

Añada las yemas, el requesón y el Sugar Twin (tenga un cuidado exquisito para no cortar las claras de los huevos. No mezcle durante más de un minuto).

Coloque cuidadosamente la mezcla en la bandeja de teflón, vertiendo con mucha suavidad una cucharada encima de otra hasta que cada «bollo» tenga unos 5 centímetros de alto. Repita esto hasta que tenga 6 montones.

Ponga la bandeja de galletas en el horno y hornee durante una hora, más o menos.

Los bollos deben parecerse a los que se compran en las pastelerías.

TOTAL EN GRAMOS	3,1
GRAMOS POR PORCIÓN	0,5

Bollo de comino

Añada 1 cucharada grande de semilla de comino a la mezcla, con todos los demás ingredientes.

TOTAL EN GRAMOS	9,4
GRAMOS POR PORCIÓN	1,6

Bollo de cebolla

2   *cucharadas grandes de cebolla picada*
1   *cucharada grande de mantequilla*

Pique finamente las cebollas y saltéelas en la mantequilla.

Séquelas bien en una toalla de papel... ¡no tiene que quedar *nada* de grasa en ellas!

Mézclelas con los huevos cuando añada los otros ingredientes.

TOTAL EN GRAMOS	5,6
GRAMOS POR PORCIÓN	0,9

Pan rallado

Coloque los 6 bollos, una vez hechos y ya fríos, en una batidora, hasta que queden hechos migas.

TOTAL EN GRAMOS	3,1

Galletas crujientes de queso

SALEN 20 GALLETAS

Aerosol Pam
4   *cucharadas grandes de queso parmesano o romano*
2   *huevos*
2   *cucharadas grandes de mantequilla*
1/4 *taza de semilla de sésamo machacada, en la batidora*

1   cucharada grande de crema espesa
1   pellizco de sal

Bata todos los ingredientes, hasta que estén bien mezclados.

Rocíe con Pam en una bandeja de hornear cuadrada de 25 centímetros.

Extienda una capa delgada de la mezcla sobre la bandeja.

Hornee a 150° durante media hora, o hasta que haya adquirido un tono marrón claro. Enfríe y corte en cuadrados de un par de centímetros de lado.

Úselos como tentempié o para untar.

TOTAL EN GRAMOS	14,2
GRAMOS POR PORCIÓN	0,6

Pan de la Revolución de las dietas

SALEN 12 REBANADAS

2   huevos, separados, a temperatura ambiente
3/4 cucharada mediana de Sugar Twin
1/4 cucharada mediana de tártaro
2   cucharadas grandes de requesón
2   cucharadas grandes de soja en polvo
    Aerosol Pam

Precaliente el horno a 160°.

Rocíe con Pam una pequeña bandeja de pan de 15×10×5 centímetros.

Separe los huevos con mucho cuidado. Si una sola gota de la yema cae sobre las claras, debe dejarlos a un lado, y comenzar de nuevo con otros.

Bata las yemas de los huevos con un tenedor.

Bata las claras de los huevos con el Sugar Twin

y el tártaro, utilizando una batidora de alambres o una eléctrica de mano, para que queden batidas de modo muy uniforme. Bata hasta que las claras estén espesas, luego añada el requesón y las yemas.

Coloque la soja en polvo en un cedazo y repártala por encima de la mezcla de los huevos.

Mézclelo todo con gran cuidado, teniendo muy en cuenta que no deben cortársele las claras.

Eche la mezcla al molde para pan y hornéela a 160° (utilizando el termómetro del horno) durante 30 minutos, luego baje el horno a 150° y hornee 30 minutos más. Quizá tenga que ajustar el tiempo según su horno.

Enfríe. Corte en 12 rebanadas.

TOTAL EN GRAMOS	10,5
GRAMOS POR REBANADA	0,9

Tostada francesa

SALEN 12 REBANADAS

2   *huevos*
1/2 *cucharada grande de canela*
1   *paquete de Sugar Twin*
1   *hogaza de nuestro pan, en rebanadas (12 rebanadas)*
2   *cucharadas grandes de mantequilla*

Bata los huevos con la canela y el Sugar Twin.

Moje las rebanadas de nuestro pan en la mezcla de huevos, cubriendo muy bien ambos lados.

Funda la mantequilla en una sartén.

Introduzca el pan en la mantequilla fundida y saltee hasta que se vuelva marrón, déle la vuelta y repita el proceso con la otra cara.

Sáquelo de la sartén y sírvalo con nuestra Mermelada de fresa.

TOTAL EN GRAMOS   18,5
GRAMOS POR PORCIÓN DE 2 REBANADAS   3,1

Tartaleta amarilla para pastel

3   claras de huevo
1/2 cucharada mediana de tártaro
1   paquete de Sugar Twin
2   yemas de huevo
2   cucharadas grandes de requesón
     Aerosol Pam

Precaliente el horno a 150°.
Prepare los huevos.
Bata las claras con el tártaro y el Sugar Twin.
Bata las yemas suavemente.
Añada el requesón y las yemas a las claras espesas.
Rocíe Pam sobre una bandeja para pastel de teflón, vierta la mezcla en su interior y moldéela para que se adapte a su contorno.
Hornee a 150° durante media hora.

TOTAL EN GRAMOS   3,8
TOTAL EN GRAMOS CON UN EDULCORANTE
   LIBRE DE CARBOHIDRATOS   3,0

POSTRES

Gelatina roja

(Frambuesas, fresas o cerezas)

<small>PARA 8 PERSONAS</small>

2 paquetes de D-Zerta o Shimmer
*2 cucharadas grandes de frambuesa No-Cal o jara-
be de fresa*
9 paquetes individuales de Sugar Twin

TOTAL EN GRAMOS	11,2
GRAMOS POR PORCIÓN	1,4

Gelatina de cítrico

(Naranja, limón o lima)

2 paquetes de D-Zerta o Shimmer
*1 cucharada mediana de extracto de naranja, limón
o lima*
9 paquetes de Sugar Twin

TOTAL EN GRAMOS	14,4
GRAMOS POR PORCIÓN	1,8

Prepárela tal como le indican los paquetes, añadiendo Sugar Twin. Enfríela.

Añada el extracto o el jarabe, remueva bien y
colóquela en vasos de sorbete o moldes.

Téngala en la nevera hasta que esté firme. El
extracto o jarabe da a este postre un sabor delicioso.

Use jarabe de fresa o frambruesa en las gelatinas de esos sabores.

Use extractos en las gelatinas de naranja, limón y lima.

Estos postres pueden ser guarnecidos con una cucharada grande de nata batida (una cucharada grande = 0,4 gramos) o nueces picadas (una cucharada grande = 2,2 gramos).

Gelatina de fresas «Parfait»

PARA 8 PERSONAS

Prepare la gelatina de fresa según la receta. Colóquela en un molde para postre «Parfait», alternándola con una mezcla de 2 cucharadas grandes de nata batida y una cucharada grande de mermelada de fresa de dieta.

Remátela con una cucharada de nata batida de dieta.

TOTAL EN GRAMOS	39,2
GRAMOS POR PORCIÓN	4,9

Tarta de cerezas

PARA 10 PERSONAS

2 paquetes de gelatina de cerezas D-Zerta
2 cucharadas grandes de jarabe de frambuesa No-Cal
9 paquetes individuales de Sugar Twin
3 cucharadas grandes de zumo de limón
170 gramos de requesón
1 taza de bolas de melón

306

1/2 taza de nueces pecanas, partidas en dos
1   molde de 6 1/2 tazas, rociado con Pam

Prepare la gelatina tal como le indica el paquete, con el Sugar Twin enfríela.

Añada el jarabe y el zumo de limón.

Congele la mitad de la mezcla de la gelatina.

Cubra el fondo de un molde de 6 1/2 tazas de capacidad con la otra mitad de la mezcla de gelatina.

Moldee el requesón en bolas que tengan un tamaño aproximado a las de melón.

Coloque la mitad de las bolas de requesón y la mitad de las de melón dentro del molde.

Adorne el borde del molde con un círculo de pecanas.

Congele hasta que quede firme.

Saque la otra porción de gelatina, a medio congelar, de la nevera.

Añádale el requesón, el melón y las nueces que quedan.

Vierta esto sobre la mezcla ya coagulada que hay en el molde y congele hasta que todo esté firme.

Si usa Pam, será fácil sacar la tarta del molde para colocarla en la bandeja para servir.

TOTAL EN GRAMOS	49,9
TOTAL EN GRAMOS CON UN EDULCORANTE LIBRE DE CARBOHIDRATOS	42,7
GRAMOS POR PORCIÓN	5,0
GRAMOS POR PORCIÓN CON UN EDULCORANTE LIBRE DE CARBOHIDRATOS	4,3

Ésta es una receta deliciosa para cuando vienen invitados. O prepare sólo la mitad de la receta y guárdela en la nevera para un tentempié antes de irse a dormir.

Tarta de nueces

1   cucharada grande de miel de maple Slim-ette
7   huevos, separados
5   paquetes de Sugar Twin
1   taza de nueces, muy picadas
1 1/2 cucharadas medianas de extracto de almen-
        dras
        Aerosol Pam

Precaliente el horno a 160°.

Bata en el bol pequeño de una mezcladora eléctrica la Slim-ette, el extracto de almendras, las yemas de los huevos y el Sugar Twin. Debe batirlo
durante 10 minutos, a velocidad mediana.

Añada las nueces a la mezcla.

Bata las claras de los huevos a punto de nieve.
Añada un tercio de estas claras a la mezcla de las
yemas.

Añada la mezcla de las yemas al resto de las claras.

Añada las nueces a la mezcla.

Póngala cuidadosamente con una cuchara en un
molde en anillo de 25 centímetros de diámetro, que
haya sido espolvoreado previamente con Pam.

Hornee a 160° durante 45 minutos si tiene un
horno eléctrico, durante 50 si lo tiene de gas.

Enfríe durante 10 minutos.

Déle la vuelta colocándola en un plato o sobre
un salvamanteles de rejilla y deje que acabe de
enfriarse.

Si no se la come en seguida, envuélvala bien
para guardarla. Manténgala en la nevera.

Esta tarta es deliciosa cortada en dos pedazos

a lo largo, y rellena con cualquiera de las natas batidas (véase a continuación), tras lo que debe volverse a colocar encima la parte superior.

TOTAL EN GRAMOS	25,5
TOTAL EN GRAMOS CON UN EDULCORANTE LIBRE DE CARBOHIDRATOS	21,5
GRAMOS POR PORCIÓN	2,1
GRAMOS POR PORCIÓN CON UN EDULCORANTE LIBRE DE CARBOHIDRATOS	1,8

Nata batida

PARA 12 PERSONAS

1 taza de crema espesa
2 cucharadas medianas de vainilla
2 paquetes de Sugar Twin

Mezcle los ingredientes.
Bata hasta que la crema se convierta en nata batida.

TOTAL EN GRAMOS	9,1
GRAMOS POR PORCIÓN	0,8
TOTAL EN GRAMOS CON UN EDULCORANTE LIBRE DE CARBOHIDRATOS	7,5
GRAMOS POR PORCIÓN CON UN EDULCORANTE LIBRE DE CARBOHIDRATOS	0,7

VARIANTES:

Nata batida con chocolate

Añada 2 cucharadas grandes de cacao sin azúcar y 3 paquetes adicionales de Sugar Twin a la crema, y bátala.

TOTAL EN GRAMOS 23,5
GRAMOS POR PORCIÓN 2,0
TOTAL EN GRAMOS CON UN EDULCORANTE
   LIBRE DE CARBOHIDRATOS 21,1
GRAMOS POR PORCIÓN CON UN EDULCORANTE
   LIBRE DE CARBOHIDRATOS 1,8

Nata batida con limón

Añada 1 cucharada grande de zumo de limón, 1 pellizco de corteza de limón rallada y 3 paquetes adicionales de Sugar Twin, y bata.

TOTAL EN GRAMOS 12,6
GRAMOS POR PORCIÓN 1,1
TOTAL EN GRAMOS CON UN EDULCORANTE
   LIBRE DE CARBOHIDRATOS 10,2
GRAMOS POR PORCIÓN CON UN EDULCORANTE
LIBRE DE CARBOHIDRATOS 0,8

Nata batida a la moca

1   *taza de crema espesa*
2   *cucharadas medianas de vainilla*
5   *paquetes de Sugar Twin*
1/2 *cucharada grande de café instantáneo en polvo*

Mezcle los ingredientes y bata hasta que la crema se convierta en nata batida.

TOTAL EN GRAMOS 17,0
GRAMOS POR PORCIÓN 1,1
TOTAL EN GRAMOS CON UN EDULCORANTE
   LIBRE DE CARBOHIDRATOS 13,0

Rollo de chocolate, café y nueces

Para 10 personas

8   *huevos, separados*
     pellizco de tártaro
3   *cucharadas grandes de café instantáneo*
2   *cucharadas medianas de vainilla*
3   *cucharadas grandes de Sugar Twin marrón*
1/4 *taza de nueces picadas*
     Aerosol Pam
2   *tazas de crema espesa*
1   *cucharada grande de Sugar Twin*

Precaliente el horno a 190°.

Separe los huevos.

Bata las claras de los huevos con el tártaro, hasta que estén espesas.

Disuelva el café instantáneo en la vainilla.

Añada a las yemas de los huevos, el café instantáneo, la vainilla, el Sugar Twin marrón y las nueces.

Mezcle esto con las claras de los huevos.

Espolvoree con Pam una bandeja de 25×40 centímetros, para rollos.

Extienda la mezcla de modo uniforme sobre la bandeja y hornee 17 minutos si tiene un horno de gas y 13 minutos si es eléctrico, a 190° (use el termómetro).

Sáquelo del horno, déjelo enfriar lo bastante como para poderlo tocar.

311

Enróllelo a lo largo, cúbralo con un paño húme-
do y deje que siga enfriándose.

Bata la crema con vainilla y Sugar Twin.

Desenrolle la masa cuando esté completamente
fría. Extienda la nata batida sobre la misma y vuelva a enrollar, con mucha suavidad. Congélelo. Cór-
telo en pedazos antes de servir.

TOTAL EN GRAMOS   52,2
GRAMOS POR PORCIÓN   5,2

Pastel de fresas y melón

PARA 10 PERSONAS

1   *tartaleta amarilla para pastel (página 304)*
1   *cucharada grande de crema*
1   *paquete de 90 gramos de crema de queso, blanda*
1   *taza de fresas, limpias y peladas*
1/4 *taza de miel de maple Slim-ette*
1/4 *taza de agua*
1   *cucharada grande de jarabe de fresas No-Cal*
5   *gotas de colorante rojo para comidas*
1   *cucharada mediana de piel de naranja rallada*
1   *cucharada grande de mantequilla*
1/2 *melón pequeño, cortado en bolas y escurrido*

Mezcle la crema con la crema de queso y extienda de modo uniforme la mezcla por la tartaleta.

Mezcle 3/4 de taza de fresas, la miel de maple y
el agua en una cazoleta.

Téngala a fuego lento, durante 5 minutos.

Pase el líquido por un pasapurés, elimine la pulpa y las semillas. Devuelva el resto a la cazoleta y
hágalo hervir durante 5 minutos.

Añada el jarabe de fresas, el colorante rojo para alimentos, la piel de naranja y la mantequilla.

Agite bien

Coloque las bolas de melón sobre la crema de queso.

Ponga cucharadas de la mezcla de las fresas por encima.

Guarnezca en el resto de las fresas.

Métalo en la nevera hasta que se asiente.

TOTAL EN GRAMOS	29,5
GRAMOS POR PORCIÓN	2,95

Pastel de lima

PARA 10 PERSONAS

1   *paquete de gelatina de limón D-Zerta*
1/4 *cucharada mediana de sal*
20   *paquetes individuales o 13 cucharadas grandes de Sugar Twin*
4   *huevos separados (4 yemas, 3 claras)*
     el zumo de 1 lima
1/4 *taza de agua*
1   *cucharada mediana de peladuras de lima*
1   *taza de crema espesa*
1   *cucharada grande de extracto de vainilla*
1   *tartaleta de unos 20 centímetros con coco (tartaleta amarilla para pastel con una cucharada grande de coco en la masa) (página gina 304)*

Mezcle la gelatina, la sal y 4 paquetes de Sugar Twin.

Bata las yemas de los huevos, el zumo de lima y el agua durante 2 minutos, a gran velocidad.

Añada la mezcla de las yemas a la gelatina.

Cocine la mezcla a calor moderado hasta que comience a hervir, removiendo incesantemente.

Apártela del calor, añada las peladuras de lima.

Congele hasta que la mezcla comienza a espesarse, agitando de vez en cuando.

Bata 3 claras de huevo y 8 paquetes de Sugar Twin, hasta que se espesen.

Bata la crema con el resto del Sugar Twin (8 paquetes) y el extracto de vainilla.

Eche la gelatina a las claras de los huevos, y luego añada la nata batida a la mezcla, y congele antes de servir.

Mezcle bien los ingredientes, teniendo mucho cuidado de que no se le corte la mezcla.

Métala en la tartaleta.

Téngalo en la nevera 2 horas antes de servir.

TOTAL EN GRAMOS	35,9
GRAMOS POR PORCIÓN	3,6
TOTAL EN GRAMOS CON UN EDULCORANTE LIBRE DE CARBOHIDRATOS	27,9
GRAMOS POR PORCIÓN CON UN EDULCORANTE LIBRE DE CARBOHIDRATOS	2,8

Pastel de café moca

PARA 10 PERSONAS

2 tazas de crema espesa
6 paquetes de Sugar Twin
1 cucharada grande de café instantáneo
2 cucharadas grandes de miel de maple Slim-ette (sin azúcar)
1 cucharada mediana de vainilla
1 sobre de gelatina sin sabor

314

1   tartaleta amarilla para pastel de 20 cm. (página 304)

1/2 taza de coco tostado

Combine la crema espesa, el Sugar Twin, el café, la Slim-ette y la vainilla en un bol grande de la mezcladora eléctrica, y bata hasta que se espese.

Ablande la gelatina en agua fría, póngala en un recipiente al baño María y agite hasta que se disuelva. Enfríela.

Mezcle muy bien la gelatina con la mezcla de la crema, y viértalo todo en la tartaleta.

Espolvoree coco por encima y congele al menos durante una hora.

TOTAL EN GRAMOS	38,4
GRAMOS POR PORCIÓN	3,8
TOTAL EN GRAMOS CON UN EDULCORANTE LIBRE DE CARBOHIDRATOS	33,6
GRAMOS POR PORCIÓN CON UN EDULCORANTE LIBRE DE CARBOHIDRATOS	3,4

Pastel de calabaza

PARA 10 PERSONAS

1   bandeja de horno poco profunda, medio llena gina 304)

1   tartaleta amarilla para pasteles horneada (página 302)

5   paquetes de Sugar Twin

1   cucharada mediana de jenjibre

1   cucharada mediana de canela

1/8 cucharada mediana de sal

1/4 cucharada mediana de nuez moscada

1/4 cucharada mediana de corteza de nuez moscada
2 tazas de calabaza fresca o enlatada (la fresca es mejor)
2 huevos enteros
1 taza de crema espesa
1 cucharada mediana de coñac sazonante.

Precaliente el horno a 190° y coloque la bandeja de hornear con el agua en su interior.

Mezcle el Sugar Twin, el jenjibre, la canela, la sal, la nuez moscada y la corteza de nuez moscada.

Añada la calabaza y mézclelo todo bien.

Bata los huevos y añada la crema espesa y el coñac en un chorro lento pero continuo.

Mezcle muy bien los huevos y la mezcla de la calabaza.

Vierta la mezcla resultante en la tartaleta y hornee a temperatura moderada de 40 a 45 minutos, o hasta que un cuchillo clavado en el centro salga limpio.

Cubra con la nata batida a la Moca (página 310).

TOTAL EN GRAMOS	33,6
GRAMOS POR PORCIÓN	3,4
TOTAL EN GRAMOS CON UN EDULCORANTE LIBRE DE CARBOHIDRATOS	29,6
GRAMOS POR PORCIÓN CON UN EDULCORANTE LIBRE DE CARBOHIDRATOS	3,0

Pastel de queso

PARA 12 PERSONAS

1/4 taza de crema espesa

250   gramos de crema de queso batida Tem-Tee
1 1/2 sobres de gelatina sin sabor
1/4   taza agua fría
2   huevos a la temperatura ambiente, separados
3   cucharadas grandes de vainilla
1/4   limón (zumo y corteza rallada)
6   cucharadas medianas de Sugar Twin
3/4   taza de crema espesa
*   canela*
*   Aerosol Pam*

Mezcle 1/4 de taza de crema y la crema de queso en una cazoleta. Caliente a fuego lento hasta que el queso se funda. Vierta la gelatina sobre el agua fría. Añádala a la mezcla del queso.

Agite con un batidor de alambres hasta que comience a hervir, apártela del fuego y déjela enfriar.

Añada las yemas de huevo, la vainilla, el zumo y la corteza del limón, y 4 cucharadas medianas de Sugar Twin.

Bata 3/4 de taza de crema con 1 cucharada mediana de Sugar Twin. Bata las claras de huevo con 1 cucharada de Sugar Twin. Mezcle la nata batida y las claras de huevo con la mezcla de queso ya fría. Espolvoree con canela.

Rocíe un molde de pan con Pam. Vierta la mezcla en el molde y métala en la nevera.

TOTAL EN GRAMOS   35,3
GRAMOS POR PORCIÓN   3,0

Sorbete de limón

PARA 6 PERSONAS

2 tazas de crema espesa
5 cucharadas grandes de Sugar Twin

1 cucharada grande de corteza de limón rallada
4 cucharadas grandes de zumo de limón

Agite la crema con el Sugar Twin hasta que éste se disuelva.

Congele hasta que quede pulposa.

Sáquela de la nevera y añada la corteza de limón y el zumo.

Bata hasta que pierda los grumos.

Congele de nuevo, durante unas 2 horas.

Bata la crema una vez más y vuélvala a meter en el congelador hasta que esté de nuevo congelada.

Es ácido y delicioso.

TOTAL EN GRAMOS	22,6
GRAMOS POR PORCIÓN	3,8

Almendrados

SALEN 25

1/2   *taza de almendras*
1   *taza de coco (sin endulzar)*
1   *cucharada grande de extracto de vainilla*
1 1/2 cucharada mediana de extracto de almendras
3   *cucharadas grandes de miel de maple Slim-*
       ette
1/2   *cucharada mediana de sal*
2   *claras de huevo*

Precaliente el horno a 175°.

Bata las almendras en la batidora durante aproximadamente un minuto, hasta que tenga la consistencia de la harina (pero no más tiempo, pues se convertirían en una pasta).

Ponga el coco en un bol de tamaño mediano y

318

espolvoree la vainilla y el extracto de almendras por encima.

Añada las almendras. Mezcle.

Añada la miel de maple y la sal.

Bata las claras de huevo hasta que estén espesas, pero no secas y únalas a la mezcla de coco.

Deje caer la pasta a cucharadas en una bandeja de hornear untada.

Deje espacio para que se extiendan.

Hornee a 175° durante unos 20 minutos o hasta que estén de un color marrón dorado.

Estos pastelitos son buenos para congelar. Puede doblar la receta. ¡Alguna noche, cuando sienta ganas de tomarse algo dulce, le encantará tener un almendrado!

TOTAL EN GRAMOS	51,9
GRAMOS POR PORCIÓN	2,0

Budín borracho

PARA 6 PERSONAS

1 sobre de gelatina sin sabor
2 cucharadas grandes de agua fría
4 yemas de huevo
4 cucharadas medianas de Sugar Twin (o al gusto)
2 tazas de crema espesa
3 centilitros (dos cucharadas medianas) de crema de cacao Old Mr. Boston

Ablande la gelatina en agua fría (*no* deje que se gelatinice).

Combine las yemas y el Sugar Twin en un bol para mezclas y bata hasta que esté suave y cremosa.

Escalde una taza de crema (no la hierva), y viértala gradualmente sobre la mezcla de las yemas, agitando constantemente.

Póngala en un recipiente al baño María y téngala hasta que quede espesa y sin grumos, agitándola constantemente.

Añada la gelatina y dé vueltas hasta que se disuelva.

Enfríela, removiendo de vez en cuando.

Añada el licor. Agregue una taza de nata batida. Viértalo en moldes de flan y métalo en la nevera hasta que se quede firme.

TOTAL EN GRAMOS   16,4
GRAMOS POR PORCIÓN   2,7

Fresas con nata

PARA 4 PERSONAS

2   paquetes de Sugar Twin
1/4 taza de crema espesa, batida (como se indica abajo)
1/2 cucharada mediana de compota de fresa (página 323)
1   taza de fresas, lavadas y peladas

Nata de fresas

Combine el Sugar Twin, la nata batida y la compota de fresa (página 323) en el bol pequeño de su mezcladora eléctrica.

Bata hasta que quede firme.

Sirva sobre las fresas.

TOTAL EN GRAMOS   17,1

GRAMOS POR PORCIÓN 4,3
TOTAL EN GRAMOS CON UN
   EDULCORANTE LIBRE DE
   CARBOHIDRATOS 15,5
GRAMOS POR PORCIÓN CON
   UN EDULCORANTE LIBRE
   DE CARBOHIDRATOS 4,0

Helado de chocolate batido

PARA 8 PERSONAS

1   cucharada grande de cacao (sin endulzar)
1/2 litro de crema espesa (2 tazas)
1/2 paquete de gelatina sin sabor en una cucharada
      grande de agua fría
8   cucharadas medianas de Sugar Twin marrón
1/4 taza de nueces picadas
1   cucharada mediana de vainilla
2   claras de huevo, a temperatura ambiente

Combine el cacao con media taza de crema espesa. Caliente hasta que se disuelva.

Añada gelatina al agua.

Caliente justo hasta el punto de ebullición.

Aparte del calor, y deje enfriar.

Añada las nueces y 4 cucharadas medianas de Sugar Twin.

Bata el resto de la crema con vainilla y 2 cucharadas de Sugar Twin.

Bata las claras de los huevos hasta que queden espesas, con dos cucharadas medianas de Sugar Twin.

Añada la mezcla de chocolate, ya fría, a la crema y luego eche esta combinación sobre las claras de los huevos. Viértalo en una fuente de servir y téngalo en la nevera 4 horas antes de servir.

TOTAL EN GRAMOS   34,0
GRAMOS POR PORCIÓN   4,3

Helado de vainilla

PARA 7 PERSONAS

1   paquete de gelatina sin sabor
1 1/3 tazas + 2 cucharadas grandes de agua fría
2 1/3 tazas crema espesa
2   cucharadas grandes de Sugar Twin
1/8   cucharada mediana de sal
1   cucharada grande de vainilla o 5 centímetros
       de fruto de vainilla rallado

Ablande la gelatina en 2 cucharadas grandes de agua fría.

Mezcle 1 1/3 de tazas de crema espesa con 2/3 de taza de agua. Escáldela (no la hierva).

Mezcle, agitando, la gelatina ablandada en la crema y añada el Sugar Twin y la sal.

Agite hasta que se disuelva la gelatina.

Enfríe, y luego añada 1 1/3 de tazas de crema espesa, 2/3 de taza de agua y la vainilla.

Congele.

Sale un litro y medio.

TOTAL EN GRAMOS   27,8
GRAMOS POR PORCIÓN   3,0

322

Compota de fresa

Salen 23 cucharadas grandes

1 paquete de fresas congeladas, no azucaradas
1 taza de agua
1 cucharada grande de gelatina de fresas, sin azú-
car
1 cucharada mediana de extracto de fresas Wagner's

Descongele las fresas a la temperatura ambiente.
Hierva agua y añádale la gelatina.
Agite hasta que se disuelva la gelatina.
Enfríe en la nevera hasta que adquiera la con-
sistencia de las claras de huevo.
Haga hervir las fresas y téngalas a fuego vivo
durante 6 minutos.
Aparte con una espumadera la espuma que sube
a la parte superior de las fresas.
Retire del fuego.
Agite durante 2 minutos.
Deje enfriar.
Añada el extracto y disuélvalo.
Agregue las fresas a la gelatina espesada. Mezcle
bien y meta en la nevera hasta que se coagule.

Total en gramos	23,0
Gramos por porción	1,0

CATEGORÍA ESPECIAL

Pastel de queso ilegal,
pero que no engorda ni es inmoral

6 huevos

2 *cucharadas grandes de zumo de limón*
2 *cucharadas medianas de vainilla*
4 *cucharadas medianas de margarina blanda o acei-*
   te vegetal
   edulcorante artificial que contenga ciclamatos y
   equivalga a 30 cucharadas medianas de azúcar.

Precaliente el horno a 175°.

Tenga los ingredientes a temperatura ambiente.

Póngalos en la batidora; bátalos muy bien, y luego vaya añadiendo de modo gradual:
   900 gramos (1 litro) de requesón
Bata hasta que quede sin ningún grumo.

Vierta en una bandeja larga y estrecha, como un molde para pan, para asegurarse de que el pastel no se le hunde.

Espolvoree por encima con canela, si lo desea.

Hornee durante 45 minutos, o hasta que el pastel quede firme.

Apague el horno y deje en su interior el pastel durante 1 hora, con la puerta abierta, y luego enfríelo en la nevera.

Dejándolo toda una noche en la misma le daría más sabor.

Pueden añadirse los jarabes de la marca No-Cal, para darle toda una serie de sabores.

DULCES

Bolas de chocolate

SALEN 26 BOLAS

1   *taza de crema espesa*
1   *cucharada grande de cacao*

1   cucharada grande de gelatina sin sabor y una
    cucharada grande de agua fría
2   cucharadas grandes de mantequilla de cacahue-
    te Skippy Chunky
1   cucharada grande de crema de cacao
2   cucharadas medianas de extracto de chocolate
    Wagner's
2   cucharadas grandes de Sugar Twin marrón
1/4 taza de nueces picadas o 1/4 de taza de coco
    no endulzado

Mezcle la crema espesa y el cacao en un recipiente. Póngalo al baño María hasta que se funda el
cacao.

Añada la gelatina que ha sido ablandada con
agua fría. Agregue la mantequilla de cacahuete.
Caliente hasta que empiece a hervir, y aparte del
fuego.

Añada la crema de cacao, el extracto y el Sugar
Twin. Bata bien.

Congele hasta que se convierta en una masa. Moldéela en bolas, y páselas sobre las nueces o el coco.
Vuelva a congelar.

TOTAL EN GRAMOS	44,0
GRAMOS POR PORCIÓN	1,7

Cuadraditos de menta

SALEN 16

100 gramos de crema de queso
3   cucharadas grandes de crema de menta Old
    Mr. Boston de 21°
1/2 cucharada mediana de vainilla
50 gramos o 1/4 de taza de mantequilla

2   paquetes individuales de Sugar Twin
1/2 cucharada mediana de extracto de menta
    Aerosol Pam

Mezcle todos los ingredientes en un bol y bata con un tenedor hasta que quede cremoso.

Colóquelos en una bandeja de 20 cm. rociada con Pam.

Métala en el congelador durante al menos una hora.

Los cuadritos deben ser conservados en el congelador, pues se fundirán a temperatura ambiente.

Corte la masa en cuadraditos de unos 5 centímetros.

TOTAL EN GRAMOS   14,5
GRAMOS POR PORCIÓN   0,5

BEBIDAS

Gaseosa de menta

PARA 6 PERSONAS

2   tazas de nata batida (página 309)
1/2 cucharada mediana de extracto de menta
1   litro de cerveza de jenjibre de dieta
1   hoja de menta (para guarnecer)

Bata la crema espesa hasta que tenga la consistencia de un flan. Añada extracto de menta y colóquelo en una bandeja para helados, metiendolo en el congelador.

Para servir, ponga 1 cucharada de la crema de menta helada en un vaso alto.

Llénelo con cerveza de jenjibre fría.

Agítela ligeramente con una cucharilla para hacerla burbujear.

Guarnezca con una hoja de menta y sirva inmediatamente.

TOTAL EN GRAMOS   8,0
GRAMOS POR PORCIÓN   1,3

Gaseosa de menta, rápida

1 vaso de cerveza de jenjibre de dieta, muy fría

Coloque encima una bola de helado de vainilla de la Revolución de las Dietas o una cucharada grande de crema.

Eche un chorro de extracto de menta.

TOTAL EN GRAMOS   2,0

Refresco «Capuccino»

1   vaso de refresco de café No-Cal
1/2 cucharada mediana de canela
1   cucharada grande de crema espesa

Mezcle la canela con el refresco.
Añada la crema y agite bien.

TOTAL EN GRAMOS   2,5

Cerveza sin alcohol con crema

1   cucharada grande de crema espesa

2/3 *de vaso de cerveza sin alcohol de dieta*
2   *bolas de helado de vainilla de la Revolución*
      de la dietas

TOTAL EN GRAMOS   2,7

Batido de chocolate, crema y huevo

170 *gramos de refresco de chocolate de dieta*
1   *huevo*
30 *gramos de crema espesa*

Combine los ingredientes en la batidora, y bata hasta que quede sin grumos.

TOTAL EN GRAMOS   1,2

TENTEMPIÉS

Albóndigas de panceta y queso

2   *cucharadas grandes de queso estadounidense ra-*
      llado
1/2 *cucharada grande mayonesa o mostaza no muy*
      picante
3   *lonchas de panceta hechas hasta quedar cru-*
      jientes, desmigadas

Bata bien el queso rallado con la mayonesa o la mostaza.

Moldee las albóndigas y páselas por encima de la panceta desmigada.

TOTAL EN GRAMOS   1,4

Salmón con crema de queso

Unte con crema de queso una loncha de salmón ahumado y ponga unas cuantas cebolletas. Dóblela por la mitad y comásela como si fuera un bocadillo.
¡Que aproveche!

TOTAL EN GRAMOS   0,5

Rollo de vacuno

PARA 6 PERSONAS

1/2 taza de requesón
1   cucharada mediana de perejil picado
1   cucharada mediana de rábano blanco picante
2   olivas verdes rellenas, picadas
1   pellizco de pimentón
6   lonchas de vacuno seco o de rosbif
12   palillos

Mezcle todos los ingredientes exceptuando la carne y unte con ellos las lonchas de la misma.
Enrolle las lonchas, asegúrelas con los palillos y enfríelas mucho antes de servir.

TOTAL EN GRAMOS   3,5
GRAMOS POR PORCIÓN   0,6

Lechuga rellena

2   hojas de lechuga
1/4 taza de ensalada de atún, pollo o huevo *
4   palillos

* Esta cantidad de ensalada tiene tan pocos gramos que no vale la pena contarlos.

329

Ponga ensalada en cada hoja de lechuga, enróllela, asegúrela con dos palillos, enfríela bien y sirva.

TOTAL EN GRAMOS   2,0

Bocadillo de atún y queso

1 *lata de atún de 200 gramos*
1 *cucharada grande mayonesa*
  sal y pimienta
  cebolla en polvo

Mezcle el atún con la mayonesa, la sal, la pimienta, la cebolla en polvo.
Ponga la mezcla entre dos lonchas de queso estadounidense y comáselo como si fuera un bocadillo.

TOTAL EN GRAMOS   1,8

Apio relleno de caviar

PARA 3 PERSONAS

1 *manojo de apio*
90 *gramos de crema de queso con cebolletas*
1 *frasco pequeño de caviar rojo o negro*
1 *cucharada mediana de zumo de limón*

Rellene los tallos del apio con la crema de queso,
cortándolos en trozos adecuados.
Ponga por encima caviar y zumo de limón, y
sirva.

TOTAL EN GRAMOS   8,6
GRAMOS POR PORCIÓN   2,8

Apio relleno de Gorgonzola

PARA 2 PERSONAS

1   manojo de apio
60 gramos de queso de Gorgonzola
2   cucharadas grandes de mantequilla
2   cucharadas grandes de crema de queso

Haga una crema bien batida con ambos quesos y la mantequilla. Rellene el apio con la mezcla.

Requesón y crema agria

1   bola de requesón
1   cucharada grande de crema agria
1/2 cucharada mediana de canela

Ponga encima del requesón la crema agria, espolvoree con la canela y sírvalo.

TOTAL EN GRAMOS   3,4

Bolas de pepino

PARA 2 PERSONAS

1 pepino
   aliño francés (véase página 292)

Con el aparato para hacer bolas de melón, haga bolas de un pepino pelado.

Téngalas sumergidas en el aliño francés de nuestra dieta al menos durante una hora.

Escúrralas y sírvalas.

TOTAL EN GRAMOS   5,6
GRAMOS POR PORCIÓN   2,8

Melón con jamón

PARA 6 PERSONAS

1   melón pequeño
250 gramos de jamón

Corte el melón en rajas (de 2 a 3 centímetros de grueso).

Envuelva una loncha de jamón alrededor de cada raja, asegúrela con un palillo. Enfríese bien y sírvase.

TOTAL EN GRAMOS   16,8
GRAMOS POR PORCIÓN   2,8

Rollos de jamón de York y queso

lonchas de jamón de York
lonchas de queso suizo

Coloque una loncha de queso suizo sobre una loncha de jamón de York y enróllelas, dejando el jamón por fuera.

Asegure con palillos, enfríe bien y comáselas.

TOTAL EN GRAMOS   0,5

LISTA DE VINOS Y LICORES

Vinos blancos: 9 centilitros

Chablis: 9 centilitros

	GRAMOS
Barton & Guestier: *12 % alcohol*	0,1
Italian Swiss Colony-Private Stock:	
12 % alcohol	0,1
Louis M. Martini: *12 1/2 % alcohol*	0,2
Gold Seal: *12 % alcohol*	0,4
Italian Swiss Colony Gold Medal:	
11,6 % alcohol	0,6

Sauternes: 9 centilitros

Gold Seal seco: *12 % alcohol*	0,4
Italian Swiss Colony Gold Medal:	
11,6 % alcohol	0,6
Louis M. Martini seco: *12,5 % alcohol*	0,29

Borgoña blanco

Pouilly-Fuissé (Barton & Guestier):	
12 % alcohol	0.3

Vinos tintos: 9 centilitros

Borgoñas tintos

Gold Seal: *12 % alcohol*	0,4
Italian Swiss Colony Private Stock:	
12 % alcohol	0,2
Louis M. Martini: *12 % alcohol*	0,2
Taylor: *12,5 % alcohol*	Trazas
Châteauneuf-du-Pape (Barton & Guestier):	
13,5 % alcohol	0,5

Chianti

Vino de Chianti (Louis M. Martini):

    12 % alcohol   0,2

LICORES

Crema de menta: 3 centilitros

Old Mr. Boston: *21 % alcohol*   6,0
Old Mr. Boston: *30 % alcohol*   8,5

Crema de cacao: 3 centilitros

Old Mr. Boston: *21 % alcohol*   7,0
Old Mr. Boston: *27 % alcohol*   7,0

PRODUCTOS MENCIONADOS EN ESTE LIBRO

Baken-ets: *Distribuidos por Frito Lay, 1261 Zrega Ave., Bronx, N. Y. 10462*

D-Zerta: *Distribuida por General Foods Corp., 250 North St., White Plains, N. Y. 10602*

Hunt's: *Los productos del tomate son elaborados por la Hunt Wesson, Fullerton, Calif. 92634*

Krazy Mixed-Up Salt: *Distribuida por J. P. Simons Co., 1015 Chestnut St., Philadelphia, Pa. 19107*

Salsa Worcestershire de Lea & Perrins: *Producida por Lea & Perrins, 1501 Pollitt Dr., Fairlawn, N. J. 07410*

Condimento Maggi: *Distribuido por The Nestlé Co., Inc., 100 Bloomingdale Rd., White Plains, N. Y. 10605*

Caldo M.B.T.: *Distribuido por Romanoff Caviar Co., 605 Third Ave., New York, N. Y. 10016*

Jarabe No-Cal: *Distribuido por No-Cal Corp., 921 Flushing Ave., Brooklyn, N. Y. 11206*

Pam: *Distribuido por Boyle-Midway, Inc., 685 Third Ave., New York, N. Y. 10017. El Pam puede ser comprado en la sección de aceites de cocina de cualquier supermercado de los Estados Unidos.*

Aceite de oliva Progresso: *Distribuido por Progresso Foods Corp., 100 Caven Pt. Rd., Jersey City, N. J. 07305*

Salad Supreme: *Distribuida por McCormick & Co., 414 Light St., Baltimore, Md. 21202*

Mantequilla de cacahuete Skippy: *Distribuida por Best Foods, una subsidiaria de la Corn Products Corporation International, Englewood Cliffs, N. J. 07632*

Slim-ette: *Distribuida por Chelton House Products, Inc., Pennwauken, N. J. 08110. La Slim-ette produce dos jarabes de meple dietéticos. Utilice el que lleva indicado «Sin azúcar» en el cuello de la botella*

Sugar Twin: *Distribuido por Alberto-Culver, Melrose Park, Ill. 60160*

Extractos Wagner's: *Distribuidos por John Wagner & Sons, Inc., Soyland, Pa., 18974*

Crema de queso Tem-Tee: *Distribuida por Breakstone Sugar Creek Foods Div. of Craftee Corp., 810 Seventh Ave., New York, N. Y. 10019*

ALIÑOS PARA ENSALADA QUE PUEDEN ENCONTRARSE EN TIENDAS Y SUPERMERCADOS

Producto	Cantidad en gramos
Dial-Mel French Dressing (Dieta) *1 cucharada grande*	0,2
Hellman's True Dressing *1 cucharada grande*	0,8
Kraft Blue Cheese Dressing (Dieta) *1 cucharada grande*	0,2
Kraft Green Goddess Dressing *1 cucharada grande*	0,8
Kraft Herb and Garlic Dressing *1 cucharada grande*	0,5
Kraft Italian Dressing *1 cucharada grande*	0,7
Kraft Roka Dressing *1 cucharada grande*	0,8
Kraft Salad Bowl Dressing *1 cucharada grande*	0,7
Lawry's Caesar Salad Dressing *1 cucharada grande*	0,5
Lawry's Canadian Dressing *1 cucharada grande*	0,6
Lawry's Green Goddess Dressing *1 cucharada grande*	0,7
Lawry's Salad Dressing *1 cucharada grande*	0,8
Lawry's San Francisco Dressing *1 cucharada grande*	0,8

Tillie Lewis Blue Cheese
Salad Dressing (Dieta)
1 cucharada grande   0,2
Tillie Lewis Caesar Salad
Dressing (Dieta)
1 cucharada grande   0,2
Tillie Lewis Whipped Thousand
Island Dressing (Dieta)
1 cucharada grande   0,2
Wish-Bone Caesar Salad Dressing
1 cucharada grande   0,6
Wish-Bone Hickory Bits Dressing
1 cucharada grande   0,6
Wish-Bone Italian Dressing (Dieta)
1 cucharada grande   0,1

17

MANTENIMIENTO: CÓMO CONSERVARSE DE UN MODO ÓPTIMO

¡Lo logró! Es usted el afortunado poseedor de una nueva y esbelta figura. Le gusta lo que ve cuando se mira en el espejo (aunque quizás al principio le resulte difícil creer que la persona esbelta que ve allí sea realmente usted).

Como el bullicioso William Miller, de 1,82 metros de altura, que pasó de 160 kilos a 86, siguiendo esta dieta, quizás usted esté diciendo: «Mi vida ha cambiado por completo. Soy una de las personas más felices del mundo. La gente que me conocía de antes no se acaba de creer que sea yo.»

O como Janet MacDonald, cuyo peso cayó de 96 kilos a 55: «Estoy muy excitada por haberlo logrado. No puedo creérmelo. Voy continuamente con una sonrisa en el rostro.»

O como Sharon Weeks, que cuando vino a verme pesaba 81 kilos y ahora usa la talla 10: «Esto ha provocado una forma totalmente nueva de contemplar las cosas... un cambio de dirección psicológico. Es difícil sentirse deprimida cuando te ves con el aspecto que yo tengo ahora.»

O como Laurie Meyer, que pasó de la talla 24 $^1/_2$ a la talla 12 siguiendo esta dieta: «Estoy permanentemente en las nubes. Toda mi autopercepción es distinta.»

O como Joan Farber, que acostumbraba a usar pantalones talla 18 y ahora los compra talla 9. Dice: «Mi esposo da saltos de alegría. Dice que tiene una esposa nueva. Bueno, *soy* una persona distinta. No tengo vergüenza de mí misma. Ahora me siento ansiosa por salir y ver gente.»

O como Alice Lawrence (cuando vino a verme pesaba 73 kilos, y ahora usa la talla 6) quizás usted esté diciendo: «Ya no soy un número de circo. Ahora me siento integrada.»

ALICE LAWRENCE LLEVA USANDO LA TALLA 6 DESDE HACE YA CUATRO AÑOS. A Alice Lawrence la llamo mi ex-paciente problema. Mide 1,55 metros y es una hermosa mujer, pero pesaba 73 kilos y usaba la talla 16 cuando vino a verme el 10 de enero de 1968.

El 1 de agosto de 1968 usaba la talla 6. Casi cuatro años más tarde aún sigue usando una talla 6.

Durante esos meses hubo períodos en los que no perdió peso. «Pero jamás me descorazoné, porque estaba segura de que podía lograrlo», dice, «pues es una forma de comer que puedo seguir durante toda mi vida, y disfrutar con ella. Hay mucha variedad, y siempre están siendo añadidas comidas.»

Incluso antes de los 20 años, Alice pesaba entre 61 y 68 kilos. Así que, como es natural, siempre había estado a dieta, ganando y perdiendo, ganando y perdiendo, habitualmente a base de píldoras.

«Acostumbraba a dormirme llorando cada noche», dice. «Esta dieta me ha abierto una nueva vida.»

Sus padres eran muy obesos, los dos. Su abuela era diabética, y con cada preñez ganaba entre 18 y 20 kilos. Era una comedora nocturna. Devoraba los dulces. Tenía poco azúcar en la sangre. De hecho, tenía casi todos los problemas que puede tener alguién que esté a dieta, y ha logrado superarlos todos.

CÓMO MANTUVO ALICE SUS DIECIOCHO KILOS DE PÉRDIDA DE PESO. Durante los años de mantenimiento, a veces comer fruta en exceso hacía que su peso aumentase hasta los dos kilos de fluctuación permitidos. Incluso sin consultar la báscula se daba cuenta de esto, porque comenzaba a sentirse cansada de nuevo. Y también volvía su antigua ansia por comer cosas dulces... señal de que estaba volviéndole su hiperinsulinismo y, por consiguiente, un descenso en el nivel de azúcar en la sangre.

Y así, Alice Lawrence vuelve a la dieta básica de la primera semana, hasta que sube su nivel energético y desaparecen esos kilos extra, junto con sus ansias por los dulces. Durante esas épocas de recuperación Alice no toma desayuno, pero se come dos grandes hamburguesas y una ensalada al mediodía. Y para cenar se toma toda una langosta, y a veces también una ensalada César, con Baken-ets en lugar de los tropezones de pan. ¿Postres? Mi receta del pastel de queso, de la página 323, es su favorita, pero a menudo satisface ese deseo de acabar la comida con algo dulce tomándose un café endulzado, al que le pone una cucharada de nata batida.

MANTENER SU PÉRDIDA DE PESO ES MÁS FÁCIL CON ESTA DIETA QUE CON NINGUNA OTRA. No le estoy contando a usted nada nuevo cuando le digo que la mayor parte de los planes de dieta fracasan de un modo miserable en el intento de mantener controlado su peso. En las dietas de bajo contenido calórico uno no puede volver a su peso ideal sin matarse de hambre.

Es difícil decidir a sangre fría que uno va a pasar una temporada de hambre. Y aún es más difícil el hacerlo: soportar durante semanas y más semanas una dieta que lo mantiene a uno siempre insatisfecho.

Pero con esta dieta usted puede eliminar esos kilos extra que pueda haber ganado sin sentir jamás un retortijón de hambre. No es nada difícil volver a esa dieta de la primera semana, biológicamente libre de carbohidratos.

Hay un gran mito del que tiene que olvidarse: «Ahora que peso lo que deseaba, puedo volver a comer como la demás gente.»

Si ha perdido el peso utilizando píldoras, inyecciones y/o pasando hambre, su propio cuerpo hambriento, así como su mente, tienen unos deseos infernales de volver a las comidas «normales» que le hicieron a usted estar gordo antes, y que le volverán a hacer estar aún más gordo esta vez.

Pero si ha perdido el peso manteniendo los carbohidratos que toma por debajo de su NCC, no se siente privado de nada, en lo más mínimo. Así que sólo es cuestión de su *cabeza*... debe asegurarse de que comprende muy bien cuál es el orden de prioridades. Y la prioridad número uno es comprender el problema en toda su amplitud.

EL PRINCIPAL CAMBIO QUE DEBE SER LLEVADO A CABO ES EN SU CABEZA. Quedará garantizado el éxito en el mantenimiento de su figura esbelta, y también su alegría de vivir, si logra llevar a cabo este cambio radical en su modo de pensar.

Si tiene un problema de peso crónico, es esencial que acepte por completo y que comprenda absolutamente que su grasa es un síntoma de una enfermedad que dura toda la vida. Sus procesos metabolizadores son, y siempre tenderán a ser, anormales. Sí, incluso aunque adelgace, y se mantenga delgado.

Muchos estudios médicos han mostrado que las respuestas bioquímicas de una persona anteriormente obesa, tales como la excesiva emisión de insulina cuando se comen carbohidratos, siguen siendo muy diferentes a las de una persona que jamás ha sido gorda. En otras palabras: *no puede comer lo que come la gente normal y esperar seguir delgado.*

Así que dígase a sí mismo, una y otra vez, hasta que logre que cale en su rebelde cerebro: «Mi tendencia a engordar es un signo de un desarreglo metabólico crónico. Mi fisiología no puede operar con ciertos tipos de alimento, tal como pueden hacer las fisiologías de los delgados. No debo tratar de comparar mis hábitos alimentarios con los de una persona que jamás ha tenido un problema de peso. No debo hacerlo ni ahora, ni nunca.

»Tengo una enfermedad, una enfermedad que me durará toda la vida. No puedo curarla, pero puedo controlarla.»

Y para controlarla es básico que comprenda que se trata de una condición permanente... acerca de la cual usted puede hacer mucho. Controlarla no es tan difícil. Millares de personas que han adelgazado con éxito pueden atestiguarlo.

PASEMOS AHORA A LOS ASPECTOS MECÁNICOS DEL

MANTENIMIENTO. Una vez ha bajado a su peso ideal (y espero que perdiese los últimos dos o tres kilos con bastante lentitud) he aquí lo que le interesa más: cómo continuar así.

Centenares de mis pacientes no parecen tener jamás ningún problema al respecto: su peso se ha estabilizado al nivel ideal, y jamás cambia. Pasar por alto los carbohidratos se convierte para ellos en algo natural.

Pero es posible ganar unos pocos kilos de un modo casi accidental. He aquí cómo: el Nivel Crítico de Carbohidratos de cualquier persona puede variar en distintos momentos de su vida, dependiendo esto de varios factores. El suyo puede disminuir y ¿cómo va a saberlo? Por consiguiente, ganará peso a menos que su toma de carbohidratos disminuya también.

Lo que sucede habitualmente es que, de modo gradual, usted va añadiendo demasiados carbohidratos a su dieta, sin siquiera pensarlo. De repente, se encuentra con que su apetito es estimulado por ellos. Pan, frutas, postre, patatas... ¡de pronto se encuentra usted con que quiere más, más y más! Esas ansias desaparecen tan pronto como vuelve a la dieta básica por unos pocos días y comienza a llenarse de proteínas y grasas, exclusivamente... pero es necesario emprender una acción inmediata.

EN PRIMER LUGAR: ¿CUÁL ES SU OBJETIVO? La primera regla: decida exactamente qué peso desea tener *para todo el resto de su vida*. No sea tolerante consigo mismo en este aspecto. No acepte ninguna otra cosa que no sea el peso en el que tiene el mejor aspecto y en el que se siente mejor y más joven.

Si usted estaba delgado a los 20 años, quizás el peso de entonces sea el mejor para usted.

Si no lo estaba, entonces vea la tabla de pesos

descables que hay en las páginas 395-97 para tener una idea aproximada de cuál es su mejor peso. No suponga automáticamente que tiene una estructura robusta y escoja el peso superior.

Me he dado cuenta de que la mayor parte de la gente se ve a sí misma a través de cristales color de rosa cuando llega el momento de decidir cuánto peso tienen que perder. Mi estimación acerca de lo que deben perder es, habitualmente, muy superior a la de ellos.

REGLAS 2 Y 3: CONCÉDASE A SÍ MISMO UN CAMPO DE FLUCTUACIÓN DE UN PAR DE KILOS; Y PÉSESE DIARIAMENTE. Ahora, la siguiente cosa que tiene que hacer es convencerse de que tiene que permanecer a un máximo de dos kilos de su peso ideal. Puede permitirse este campo de fluctuación de dos kilos sin remordimiento alguno. Y recuerde: el *límite superior* es vital.

Tiene que hacerse a la idea de que ha de ir cada mañana a la báscula, de un modo tan regular como el limpiarse los dientes. Y, mientras mira lo que le dice su báscula, tome su decisión. ¿Está su peso en el límite superior? En este caso, debe usted pasar a un nivel de dieta más estricto, ese mismo día. Para la mayor parte de la gente eso significa el segundo nivel de dieta.

Tiene que permanecer a ese nivel de dieta hasta que haya perdido esos dos kilos y llegado a la parte *inferior* de su peso ideal.

Entonces y sólo entonces, puede usted ir añadiendo más carbohidratos a su dieta... pero gradual, muy gradualmente. Y si sucediera que en unos pocos meses se hubieran vuelto a acumular los dos kilos, repita el ciclo.

Así que podrá darse cuenta de lo vital que es el pesarse cada día y tomar la decisión absolutamente inviolable de volver a los niveles primero o segundo de la dieta cuando haya alcanzado la parte superior de su margen de oscilación de dos kilos. De esta manera, podrá usted mantener su peso a un par de kilos del ideal, y sin privación alguna... ya que la dieta básica elimina el apetito y le permite comer muchas cosas buenas.

LA CUARTA REGLA: ELIJA SUS CARBOHIDRATOS PARA TODA LA VIDA. Una vez esté dispuesto a iniciar su dieta de mantenimiento, decida de modo definitivo qué carbohidratos son los que va usted a incluir en su dieta de toda la vida, porque, después de todo, eso es lo que es su dieta de mantenimiento... la forma en que va a comer durante toda su vida.

A causa de su alteración metabólica innata, y que ya nunca va a eliminar, su forma de comer y de beber jamás podrá ser descuidada ni dejada al azar. Si esto ocurriera, volverían los feos kilos, la fatiga, el envejecimiento prematuro, el constante apetito y el ansia de dulces, los altos niveles de triglicéridos y el colesterol... todos sus siete jinetes del Apocalipsis.

Probablemente, la mejor decisión sea permanecer en la misma dieta de bajo contenido de carbohidratos con la que perdió el peso: sólo que ahora puede desviarse un poco de ella. De modo que, si le gusta el vino o tomar un trago antes de la cena, puede tener algo de manga ancha a este respecto.

Otra decisión casi tan buena como ésta es añadir algunas féculas: una rebanada de pan tostado, algunos de los vegetales con más féculas. Pero *la peor decisión de todas es añadir dulces.*

Recientemente, el Brookhaven National Laboratory informó de algunos hallazgos muy interesantes acerca del «poder de engorde» comparativo de las féculas y los dulces.

Esos hallazgos son el resultado de una serie de pruebas llevadas a cabo durante los pasados dos años por un equipo de doctores dirigido por el doctor Walton W. Shreeve.

Aparentemente, una caloría de azúcar produce más grasa que una caloría de fécula. Alimentando a sus pacientes con dietas que tenían alternativamente un alto contenido en azúcar y un alto contenido en féculas, los doctores del Brookhaven averiguaron que el porcentaje de azúcar convertido en grasa sanguínea como resultado de la dieta de azúcar era de dos a cinco veces mayor que el porcentaje convertido tras la dieta de féculas.

De modo incidental, los efectos productores de grasa del azúcar en este experimento fueron más exagerados en las mujeres que estaban tomando la píldora, lo que apoya mi observación de que las mujeres que toman contraceptivos orales son vulnerables de un modo peculiar al poder engordador del azúcar.

Lo que la investigación del Brookhaven sugiere de un modo muy claro es asombroso: significa que un trozo de 30 gramos de dulce de chocolate (113 calorías) engorda de dos a cinco veces más que un bocadillo de hamburguesa (116 calorías). También significa que un trozo de fruta, que es un carbohidrato simple (azúcar), es menos deseable para su dieta que una patata al horno, que es una fécula.

Tanto si nuevas investigaciones vienen a corroborar la relación de dos a cinco hallada por la investigación del Brookhaven como si no, lo que ésta sugiere ha sido corroborado por observaciones experimentales que indican que en una dieta libre de azúcar existe una caída casi uniforme del nivel de los triglicéridos (una grasa de la sangre), y en el 90 por ciento de los casos que he tratado, la caída del nivel de triglicéridos es espectacularmente significativa.

EL FACTOR DEPENDENCIA: OTRA RAZÓN PARA NO AÑADIR NINGÚN DULCE QUE NO SEA AQUELLOS QUE ENCONTRARÁ EN ESTE LIBRO. En realidad, no puedo recomendar que añada dulces con azúcar en ningún punto de su régimen. No estoy hablando acerca de añadir un poco de fruta fresca: en particular melones y bayas. Estoy hablando de no añadir pastelillos, galletas, pasteles, dulces, ni cualquiera de los otros postres muy azucarados. La razón es que todos esos dulces son para la gente que tiene un metabolismo de los carbohidratos alterado lo que el alcohol es para el alcohólico, la heroína para el drogadicto, un paquete de cigarrillos para un ex-fumador, Las Vegas para un jugador. Lo mejor que puede hacer es permanecer alejado por completo de tales dulces. Quizás ocurra que no pueda tomar ni una mínima cantidad de los mismos, pues su enfermedad no se lo permitiría.

Casi todos nuestros fracasos son comedores adictos de pasteles y dulces. Son gente que tiene los mismos problemas, exactamente, que los alcohólicos incurables: un carácter bioquímico del que son víctimas.

EL QUE REALIZA ORGÍAS SIBARÍTICAS ES UN ADICTO. Michael S. acostumbraba a efectuar orgías de deglución de pasteles y helados de un modo regular. Se comía más de dos litros de helado y un pastel entre las cuatro de la tarde y la hora de cenar. Como es natural, todo ese azúcar obligaba a su páncreas a emitir una marea de insulina al riego sanguíneo. Y la insulina disminuía de forma brusca y al poco tiempo su nivel de azúcar en la sangre, haciéndole sentir apetito. Resultado: Michael comenzaba a sentirse inquieto, irritable, exhausto, deprimido... y *hambriento*. Notaba la necesidad de más azúcar, de un modo más perentorio que antes. Necesitaba su dosis. El azúcar no podría crear dependencia si no fuera por su resultante: un bajo nivel de azúcar en la sangre o hipoglicemia, el estado de depresión de los adictos al azúcar.

Dado que el azúcar es barato, Michael no tenía que robar o atracar para mantener su hábito, pero éste era tan mortífero para él como el de las drogas para sus adictos.

Eventualmente, Michael se sentía tan asqueado por su comportamiento que se «reformaba». Pero cualquier cosa: una fiesta de cumpleaños en la que hubiera pastel, un caramelo con que consolarse en un momento de tensión, lo llevaba, inerme, a otra orgía.

EN EL CASO DE UN ADICTO AL AZÚCAR INCLUSO UN SABOR PUEDE INICIAR UNA RECAÍDA. Lo importante es evitar el inicio de una de esas orgías. A los alcohólicos se les advierte contra ese primer trago... incluso contra el extracto de vainilla, porque contiene alcohol. A un adicto al azúcar se le debería decir que no puede permitirse el lujo de tomar nada (ni siquiera aliños de ensalada y sopas) que contenga azúcar. Pues esto puede hacerle recaer. La mayor parte de los obesos no se sienten tan afectados, pero un número significativo de ellos sí sufre estas recaídas.

Los adictos parecen tener una cosa en común: una hipoglicemia en segundo plano. Ciertamente vemos la hipoglicemia en los adictos al azúcar, en los alcohólicos, en los adictos al café. Las personas que han estudiado a los adictos a las drogas me han dicho que la hipoglicemia es común entre ellos.

Y hace mucho tiempo que los refrescos de cola han acabado en hábito para mucha gente.

TAMBIÉN LAS FÉCULAS PUEDEN PRODUCIR HÁBITO. Muchas formas de fécula pueden crear dependencia, aunque esto es bastante menos común. Las patatas fritas. El pan. Las galletas crujientes. Las pizzas. Los espagueti. Y cuando la harina refinada es combinada con el azúcar refinado, como en los pasteles, pastas, galletas, postres, sólo se necesita una pequeña cantidad para poner en marcha de nuevo todo el círculo vicioso.

CON ESTA DIETA, INCLUSO PIERDEN PESO LOS QUE LLEVAN A CABO ORGÍAS SIBARÍTICAS. Una paciente me dice: «¡Honestamente, doctor, no dejé de comer en todo el fin de semana! ¿Por qué? Pues porque estaba muy *aburrida*.» (O, «estaba muy nerviosa».)

Y yo pregunto: «¿Se salió de la dieta?»

«No, pero comí *demasiado*. Fue una verdadera orgía. Incluso me levanté a las cuatro de la madrugada para volver a comer. Me siento realmente culpable.»

Y entonces llega el gran momento: ¡la báscula muestra que ha perdido un kilo y cuarto!

Naturalmente, pueden ganarse algunos kilos si continúan durante mucho tiempo este tipo de orgías. Pero aún no he visto que nadie sufra un retroceso significativo por llenarse de proteínas.

Tener orgías de proteínas es autolimitativo. La ausencia de carbohidratos es lo que sirve de factor de limitación. Cuantas más proteínas y grasas coma usted, en combinación, más valor saciante tiene la comida.

En definitiva, estas orgías no son ninguna cosa del otro mundo. Son miniorgías. Ya se que resulta difícil de creer, pero, habiendo tratado a millares de pacientes que llevaban a cabo estas orgías, puedo asegurarle que es cierto.

Por eso puedo decirle: «¿Come usted en los momentos no adecuados? No se preocupe por ello. Siga hinchándose. Mientras se harte de proteínas y grasas y se mantenga alejado de los carbohidratos, no ganará ninguna cantidad de peso importante.»

ADVERTENCIA: CUANTO MÁS PESO HA PERDIDO, MÁS FÁCIL ES RECUPERARLO. Si usted tenía que perder cinco kilos cuando inició esta dieta, encontrará que le resulta más fácil mantener esa pérdida de peso que si tenía 25 ó 50 kilos que perder, al empezar. Una vez el cuerpo ha llenado sus depósitos de grasa hasta un cierto nivel de obesidad, éste es el peso al que le llevará con rapidez el comer descuidadamente.

Por otra parte, la persona que ha perdido de 25 a 50 kilos puede sentirse más *motivada* a conservar la pérdida, vigilando con mucho cuidado su dieta de mantenimiento. Pues su vida se ha transformado mucho. Es realmente maravilloso poder disfrutar probándose y comprando nuevas y elegantes ropas, oír cumplidos, tener el aspecto de los demás, sentirse parte del grupo. Y, sobre todo, teniendo en cuenta que la dieta de mantenimiento no le deja a uno hambriento, ni lo mantiene apartado. No es una dieta, sino sólo una forma diferente y discriminativa de comer.

Es la forma en que va usted a comer durante el resto de su vida. Puede comer en cualquier restaurante de cualquier país y nadie tiene que saber que como usted de una forma distinta y selectiva, para mantener su bella figura.

EN CUALQUIER PAÍS, EN CUALQUIER RESTAURANTE, USTED OBTIENE LO QUE PIDE. Esté usted comiendo para perder o sólo para mantener su actual peso, siempre va a tener que estar rechazando los carbohidratos. Y éstos saturan todas las cocinas.

Pero es fácil el decarbohidratizar la comida. Lo único que tiene que hacer es decir lo que desea. Pida comida decarbohidratizada, y la conseguirá. Como ya he dicho en muchos sitios, la mayor parte de los dueños de restaurante sienten grandes deseos de complacer a sus clientes. Ése es su trabajo. Están acostumbrados a la gente con misteriosas enfermedades. Así que pregunte: «¿Hay algo de azúcar en este aliño de ensalada? No puedo tomar azúcar.» O si usted dice: «Soy alérgico a la harina. ¿Han usado harina para preparar la carne de esta manera? Me gustaría que lo hicieran sin enharinarla.» O, «¿qué otra cosa puedo tomar en lugar de esto?»

La cocina italiana puede ser baja en hidratos de carbono si... Yo lo hago en cada restaurante que visito. Dado que soy soltero, como mucho fuera de casa, así que tengo una buena selección de restaurantes a los que he enseñado que deben eliminar los hidratos de carbono de la comida que me sirven.

Creo que el mejor lugar para seguir la dieta es un restaurante italiano. Puedo comer la mayor parte del antipasto: el atún, las sardinas, el jamón, el salchichón de Génova, los huevos duros, las olivas, las anchoas, el pimiento, el apio, la ensalada. Casi lo único que dejo son las habas.

Como sopa me tomo una stracciatella, un caldo claro, color ámbar, con hojas de espinaca picadas, huevos picados y una buena cantidad de parmesano encima.

De plato principal me tomo scampi o rollatini con su sensacional triple sabor de vacuno, jamón de York y queso, o saltimbocca o piccata de ternera.

«Nada de harina», digo, así que me llega delgada y tierna, salteada y fragante con limón y una pizca de ajo. Mi plato favorito es el pollo scarpariello, cortado en pedacitos, frito en una sartén y aromatizado con ajo.

Cuando todo el mundo está tomando pasta, yo pico la mar de alegre en un plato de espinacas o escarolas salteadas con mucha cantidad de ajo y aceite de oliva. Y disfruto viendo cómo los que están a dieta de pocas calorías me contemplan con envidia.

Después de esto, ya no puedo tomar postre. No obstante, de vez en cuando el maître me prepara un plato de zabaglione, delante de mí y sobre un hornillo de alcohol, utilizando el edulcorante que yo llevo expresamente.

LA COCINA CHINA ES YA BAJA DE POR SÍ EN HIDRATOS DE CARBONO. Una vez que uno se ha puesto firmemente sobre la nariz esas gafas detectoras de carbohidratos, resulta muy difícil tener problemas en un restaurante japonés o chino. Para empezar, no sirven pan. Y lo único que hay que dejar a un lado es el arroz.

En un restaurante chino yo tomo costillas (pues, aunque han sido escabechadas en una salsa dulce, ésta ha sido eliminada al hacerlas a la barbacoa). Uno tiene que tener mucho cuidado en limitarse a la salsa de mostaza picante y evitar la salsa dulce de pato.

Un plato podría ser sopa: de huevo, de nidos de golondrina, o de aleta de tiburón. Los vegetales chinos son uniformemente escasos en hidratos de carbono, así que se combinan bien con la langosta, las gambas, el pollo, el pato, el vacuno y el cerdo. Pero uno tiene que expresar con mucha claridad que no quiere nada de almidón de maíz. También puede pedir huevos foo yung, pero *sin* la salsa. Y con esta dieta los pastelillos de la suerte son para leer y *no* para comer.

En un restaurante japonés tengo la misma cantidad de platos a elegir, tales como sushi (pescado crudo, en escabeche) y sukiyaki. (Vea la receta que hay en este libro para la temperatura.)

Y me encanta comer en un restaurante armenio. Pido una ración doble de shish kebab y me olvido de todo lo demás, comiendo dos enormes brochetas repletas de carne, pimientos, setas, cebollas y tomates.

Los RESTAURANTES FRANCESES Y JUDÍOS SON MUY FÁCILES. En un restaurante francés a menudo comienzo con escargots (caracoles). ¡Gran comida de dieta! O también con pâté o con coquilles St. Jacques (veneras).

Me encanta pedir cualquier cosa que haya en el menú que indique: «Sauté meunière». Y, a menos que esté usted en la primera semana de su dieta, también puede tomar cualquier tipo de pescado que sea «amandine». O quizá pida paillard de ternera o coq au vin o pato... «pero sin la salsa, por favor». Me encanta la grasa y la carne tostada del pato (si estoy en un restaurante checo, húngaro o alemán, es muy probable que pida pato. Lo hacen muy bien). También pido quiche Lorraine y trato la corteza como si fuera cartón.

Naturalmente, en un restaurante francés la ensalada acostumbra a ser excelente.

Un consejo acerca de los aliños de ensalada. Algunos aliños franceses tienen azúcar: especialmente los comerciales, de color naranja. Algunos aliños de Roquefort son bajos en carbohidratos, pero otros tienen muchos, así que es mejor que lo pregunte. Los aliños rusos siempre contienen azúcar. Y también es mejor que pregunte acerca de la salsa vinagreta, pues en algunas echan azúcar. Bueno, el azúcar tiene un sabor muy distintivo, ¿lo recuerda? Es fácil descubrirlo. La fécula, la harina y el almidón no; su sabor puede perderse en la mezcla de sabores de la comida. Así que, cuando tenga dudas, pregunte...

Para postre disfruto con los excelentes quesos franceses.

En un restaurante judío puedo elegir salmón y huevos. Y también puedo tomar muchísimas carnes frías: de pechuga, lengua, corned beef, pastrami, pavo. Evito la ensalada de col: la hacen con azúcar. Pero se me va la mano con esas crujientes y fragantes variantes en hinojo.

En un restaurante ruso me encanta pedir pollo a la Kiev. También tomo buey Stroganoff, pero les pido que me lo sirvan con espinacas en lugar de con tallarines.

Trate de usar su influencia en los restaurantes de su vecindario. ¿Qué es lo que tiene que perder?

UNA EMOCIÓN CONTRA LA QUE DEBE CUIDARSE MIENTRAS MANTIENE SU PESO IDEAL. Aunque no hubiera ninguna otra razón para sobrepasar su campo de fluctuación de cinco kilos, el sólo hecho de que estemos tan rodeados de hidratos de carbono hace muy probable que se produzcan lapsos ocasionales. Así que no deje que esto le altere. Es el riesgo que hay que correr.

En mi propia experiencia la causa más común de fracaso en el control del peso es una respuesta muy específica que, aproximadamente, podría originar esta declaración: «Abandoné mi dieta. Gané un poco de peso. Y estoy avergonzado.» Siempre hay algo acerca de estar avergonzado que impide que uno lleve a cabo un nuevo intento.

354

Si al reflexionar acerca de sus esfuerzos pasados para controlar su peso recuerda haber pensado de esta manera, entonces sabrá exactamente de lo que estoy hablando.

Ésta es una emoción contra la que debe protegerse, a cualquier precio. Nunca debe estar usted avergonzado de sus acciones pasadas.

Archive el pasado. Lo único que podemos hacer es enfrentarnos con el presente; no podemos cambiar el pasado, ¿no es así? Recuérdelo. Deje que el pasado tenga un valor al enseñarle qué bloqueos mentales pueden llegar a oponérsele... para así poder aprovecharse de sus errores.

Recuerde que es fácil perder esos pocos kilos extra volviendo a la dieta de la primera semana, lo que además constituye un placer. Así que dedíquese a planear qué exquisiteces desprovistas de hidratos de carbono va a poder comer durante el resto de hoy y mañana. Tómese algo *especialmente* sibarítico: salmón ahumado o caviar para empezar; redondo de ternera sobre jamón a la plancha con queso fundido como plato principal, o una grande y hermosa langosta, mojando cada bocado en mantequilla fundida. O, si es para comer al mediodía, tómese un plato lleno de fiambre, o una gran hamburguesa con queso y panceta con un cucharón de nata batida en su café como postre. Y además, páseselo bien, comiendo todo esto en su restaurante favorito. *Bon appetit!*

18

RESPUESTAS A LAS PREGUNTAS QUE MÁS ACOSTUMBRAN A HACERME LOS PACIENTES

He encontrado que las preguntas que me han hecho mis diez mil pacientes acostumbran a tener mucho en común. A continuación expongo los temas que más frecuentemente han ido surgiendo, junto con mis respuestas a los mismos, todo ello en orden alfabético.

A. Acidez

P. *Las dietas me producen acidez. ¿Qué puedo hacer?*

R. Empiece inmediatamente esta dieta. No hay ninguna cosa que desaparezca de un modo tan seguro con ella como la acidez.

A. Alcohol, calorías y carbohidratos

P. *¿Tiene calorías el alcohol? ¿Hay alguna diferencia entre el alcohol y las calorías? ¿Tiene el alcohol carbohidratos?*

R. La mayor parte de los nutricionistas suponen que en el alcohol hay energía utilizable. Una regla aproximada para contar las calorías de los licores destilados es que, sabiendo su graduación, se puede considerar que el número de calorías por litro equivale a multiplicar por 67 el número de grados. Pero no son las calorías del alcohol lo que tiene que preocuparle. Las calorías del alcohol están relacionadas muy íntimamente con las calorías de carbohidratos por el hecho de que el alcohol también inhibe la movilización de las grasas... y es un factor muy importante en que el nivel del azúcar en la sangre sea bajo.

No hay ningún estudio que muestre *cuán* inhibidor puede ser el alcohol en una dieta baja en carbohidratos, pero mi impresión clínica es de que el alcohol es casi tan inhibidor de la HMG como las féculas. Por consiguiente, sólo puedo permitir bebidas alcohólicas tras las primeras semanas de la dieta, y en *cantidades moderadas*. Pero cuando una persona está acostumbrada a beber mucho, el permitirle unos tragos puede ser una regla más difícil de seguir que el no permitirle ninguno.

A. Alcohol: dificultad para abandonarlo

P. *No soy ningún alcohólico, pero no puedo dejar de beber. ¿Qué puedo hacer?*

R. Si *no puede* dejar de beber, entonces será mejor que admita que tiene un «problema con la bebida». Es muy poco probable que se resuelva su problema de peso si no logra resolver su problema respecto a la bebida. La experiencia muestra que cuando un alcohólico logra escapar al alcohol, acostumbra a sustituirlo por los dulces. Esto se debe a que casi todos los alcohólicos son hipoglicémicos, y el azúcar les proporciona la misma sensación temporal de bienestar que les proporcionaba el alcohol.

A. Aliento

P. *¿Es cierto que con la cetosis uno tiene mal aliento?*

R. Sí, si está usted quemando sus propias grasas a un ritmo muy rápido. Así que éste es un caso en el que no todo es bueno. El beber más agua le ayudará un poco. Y también las tabletas de clorofila. Lleve con usted uno de esos aerosoles de bolsillo refrescadores del aliento, y así podrá tener un aliento agradable, al tiempo que quema grasas.

A. Ayuno

P. *¿Qué es lo que piensa usted del ayuno como método para perder peso?*

R. Lo que el ayuno tiene de bueno es que, a las 48 horas, uno ya no tiene hambre; pero, desde luego, no puede considerarse como un método permanente de vida. Y tres estudios bastante recientes demuestran que entre el 59 y el 66 por ciento de lo que se pierde no es tejido graso sino tejido vital tomado de los músculos y órganos... tejido que usted necesita.

B. Básculas

P. *¿Con qué frecuencia debo pesarme?*

R. Cada día. El *saber* no ocupa lugar. Es un buen hábito el comenzar a pesarse antes de llegar al estadio del mantenimiento, porque si alguna vez se da cuenta de una pequeña ganancia de peso, es muy probable que responda a la misma mostrándose, inmediatamente, más estricto con su dieta.

B. Bebidas de dieta

P. *¿Tienen algo malo las bebidas de dieta embotelladas?*

R. No, a menos que contengan azúcar. Algunas siguen conteniéndolo. Lea *con mucho cuidado* la etiqueta. Para el adicto a lo dulce incluso la más pequeña cantidad de azúcar puede tener un efecto muy parecido al de un pequeño martini para un alcohólico.

B. Bitter de limón

P. *¿Por qué no puedo beber bitter de limón? La etiqueta dice que sólo contiene quinina y aroma de limón... no hay ni una sola palabra acerca del azúcar.*

R. Pues el azúcar está ahí, a pesar de que la etiqueta no lo diga. También hay azúcar en el agua de quinina (a menos que sea No-Cal o alguna otra variedad dietética). Los engaños de este tipo son los que hacen necesario que se consulte siempre una de esas listas de cantidades de gramos de carbohidratos que dan nombres de marca.

C. Café

P. *¿Agrava la cafeína el nivel bajo de azúcar en la sangre?*

R. Sí. La gente que toma mucha cafeína casi siempre acostumbra a tener un bajo nivel de azúcar. Pero, ¿qué precede a qué? Pocos tienen síntomas clínicos con menos de tres tazas de café por día. Y para aquellos que toman más y tienen una dependencia por la cafeína, ésta puede ser útil para movilizar la energía extra requerida para la digestión.

C. Calambres (piernas)

P. *¿Qué es lo que tengo que hacer si tengo calambres en las piernas mientras sigo la dieta?*

R. Este síntoma acostumbra a producirse por la noche y, probablemente, se debe a una deficiencia en calcio. Yo lo trato con suplementos de calcio y de vitaminas E y C. A veces tiene que añadirse magnesio y potasio. Lily Daché, que sigue esta dieta y parece veinte años más joven de su verdadera edad, siempre me dice que lo que más me agradece es que «usted me curó los calambres en las piernas».

C. Calorías

P. *¿Es que no juegan ningún papel las calorías?*
R. Claro que sí. Una dieta de 1.500 calorías y diez gramos eliminará más peso, y con mayor rapidez, que una de 2.000 calorías y diez gramos. Si el nivel de carbohidratos permanece inalterado, entonces la toma de unas calorías extra puede ser significativa. La gente que come por puro hábito y no disminuye la cantidad de lo que come pierde peso con mayor lentitud, a causa de la gran cantidad de calorías que toma.

Si puede reducir la cantidad de lo que toma, será mejor que lo haga... pero no cuando se llega a un punto en el que tiene que soportar sentirse incómodo o hambriento. En este caso, no vale la pena. Sin embargo, si es usted una persona que tradicionalmente ha comido en demasía, puede haber ido haciéndose una impresión equivocada de la cantidad de comida necesaria para satisfacerle. Con esta dieta se logra un nuevo nivel de saciedad con el que hay que familiarizarse... pruebe a comer menos y se dará cuenta de que se siente usted tan bien como cuando comía más en una dieta con mayor cantidad de carbohidratos.

No es que yo diga que «las calorías no cuentan». Lo que digo es que una dieta de bajo contenido calorífico no es la mejor de las dietas.

C. Catsup

P. *¿Por qué no puedo usar catsup? Es sólo un condimento.*
R. Sí, pero es un condimento que tiene 14,4 gramos

de carbohidratos en una porción normal de 60 gramos. En lugar de catsup pruebe un chorro de Worcestershire con algunas gotas de Tabasco. O, con el pescado, pruebe mayonesa con rábanos picantes o con mostaza.

C. Centímetros

P. *¿Cómo puedo perder centímetros si no pierdo kilos?*

R. Esto es algo que pasa casi siempre. Demuestra que puede ser retenida el agua mientras se está eliminando la grasa. La pérdida de ésta permite que desaparezcan los centímetros, pero el incremento de la retención de fluidos neutraliza la pérdida en kilos.

C. Cereales

P. *¿Qué clase de cereales puedo añadir para la dieta de reducción?*

R. Básicamente, ninguno. Por ejemplo, treinta gramos (una taza) de copos de maíz, con 3/4 de taza de leche y sin azúcar, contienen unos 32 gramos de carbohidratos. Esto es, desde luego, más de lo que debiera usted tomar en cualquier comida, incluso cuando se encuentre en el estadio de mantenimiento. Y es posible que sea más de lo que puede tomar y mantenerse en buen estado de salud, en cualquier día. Recuerde, si su metabolismo de los hidratos de carbono no está bien ajustado, no puede usted comer como si lo estuviese... al igual que tampoco puede hacerlo un diabético.

C. Cerveza

P. *¿Qué hay acerca de la cerveza sin carbohidratos? ¿Hay algún límite para ella?*

R. Una lata de la misma cuenta como una unidad de licor; lo mismo que un vaso de un decilitro de vino. No es sólo el hidrato de carbono de la cerveza lo que disminuye la velocidad con que usted quema sus grasas, sino también el alcohol, que es el combustible más fácilmente utilizable por el cuerpo.

C. Cigarrillos

P. *¿Por qué gané tanto peso cuando dejé de fumar?*

R. La nicotina que hay en los cigarrillos está, de alguna manera, relacionada farmacéuticamente con las anfetaminas, y en ambos casos es probable que se produzca un aumento de peso al finalizar su uso. La nicotina tiene un efecto directo sobre la actividad y las secreciones estomacales, y esto actúa como supresor del apetito.

P. *Desde el punto de vista del control del peso, ¿debería volver a fumar?*

R. ¿Por qué comenzar de nuevo a hacer algo que le hace ganar tanto peso cuando lo abandona?

C. Clubs de dieta

P. *¿No hay algunos clubs de dieta en los que uno no cuenta las calorías?*

R. Hay algunos clubs en los que *usted* no cuenta las calorías, pues alguien lo ha hecho ya. Lo único que tiene que hacer es *pesar* las porciones. En la actualidad no hay ningún club dedicado a la dieta de pocos carbohidratos, pero, tras la Revolución de las Dietas, habrá muchos.

C. Cócteles

P. *¿Cómo voy a pasar sin mi cóctel de antes de cenar? Le aseguro que* lo necesito.

R. Mucha gente bebe antes de cenar porque esto les da un alivio temporal a su bajo nivel de azúcar. Se produce una mejora tan espectacular en lo que se refiere a sus nervios, fatiga e irritabilidad, que valoran mucho ese trago. Mientras está siendo curada por la dieta la alteración del azúcar en la sangre, no existe esta necesidad biológica. Y la persona que no tiene esta necesidad, la que sólo bebe por el valor social de ese trago, únicamente echa de menos la *idea* de tomar un trago con los demás. Pero, por lo general, esto no dura mucho. Entre otras cosas, porque el no beber está cada vez más de moda... los jóvenes han influido mucho en esto.

C. Comer con exceso

P. *Si odio tanto el ser obeso, ¿por qué como con exceso?*

R. Probablemente porque tenga un exceso de apetito. Después de que lleve un tiempo con esta dieta, ya no tendrá ese apetito, y su odio a la obesidad logrará triunfar.

C. Comer con exceso (psicológico)

P. *¿Qué puede ser más psicológico que el hecho de que como cuando estoy nervioso?*

R. ¿Qué podría ser más físico que el hecho de que la ansiedad incrementa su secreción de insulina, lo que a su vez disminuye la cantidad de azúcar en su sangre y le hace sentir hambre?

C. Comer por compulsión

P. *Como cuando no puedo, absolutamente, tener apetito: justo después de una gran comida. ¿No quiere eso decir que como por compulsión?*

R. *Au contraire*; esto representa una alteración metabólica común entre la gente obesa. La gran comida que contiene hidratos de carbono origina una respuesta insulínica excesiva y el azúcar en la sangre comienza a caer en barrena y, en algunas personas, esto sucede antes de que se levanten de la mesa.

P. *Cada vez que estoy nervioso voy a la nevera y como. ¿Puede usted ayudar a un comilón compulsivo como. yo?*

R. ¡Estupendo! ¡Me parece maravilloso! Quiero que siga así y coma proteínas. No quiero arrebatarle la función de la comida como lenitivo para los estados de ánimo molestos o como eliminador de la depresión. Sólo quiero que se asegure de que la comida que toma no contiene carbohidratos. Pero creo que el dirigirse a la nevera es exactamente lo que tiene que hacer cuando está nervioso, Cómase un trozo de pollo frío frito o una loncha del asado que quedó de ayer. O un poco de queso. O córtese un trozo del pastel de queso hecho en casa. O tómese unos Baken-ets.

Lo que algunas personas no acaban de comprender es que las proteínas y las grasas tienen un valor saciante, mientras que los hidratos de carbono provocan hambre. Así que si come un alimento que le va a saciar (la proteína y las grasas) cuando está nervioso, lo que sucederá es que cuando llegue la hora de comer usted no tendrá apetito. Y si la comida «por nervios» se produce durante la noche, acabará por no tener apetito al día siguiente. Esto es debido a que la saciedad de la dieta de proteínas y grasas tiene un efecto remanente de 24 o incluso 48 horas. Por eso el comer con exceso algún día, mientras se sigue esta dieta, no es tan terrible, ya que casi siempre se produce una disminución del apetito al día siguiente.

C. Comidas nocturnas

P. *Me porto muy bien con mi dieta durante todo el día. ¿Por qué lo echo todo a rodar al hincharme cada noche?*

R. El comer por la noche es la consecuencia más común de una alteración del hábito alimentario a causa de un problema metabólico: casi siempre significa una respuesta al azúcar de la sangre. Si ha tenido usted hambre durante todas las noches del pasado, hay una cosa de la que puede estar seguro: también esta noche tendrá hambre.

¿Por qué no se prepara para esto comiendo la suficiente comida (sin carbohidratos) durante *el día* de hoy, en lugar de su escasa dieta diaria, para que, por una vez, esté usted saciado cuando llegue la noche?

Cada año veo al menos a doscientos pacientes que han sido comedores nocturnos. Su hábito alimentario es nada de desayuno, o muy poco, una pequeña comida, seguida por un comer de modo casi continuo desde última hora de la tarde, o desde la cena, hasta bien entrada la noche. La experiencia clínica de tratar a pacientes como éstos con la dieta sin carbohidratos es al mismo tiempo halagadora y espectacular. Esta dieta es infinitamente mejor para los comedores nocturnos que cualquier otra. He visto a muchos centenares de pacientes cuya hambre nocturna desaparece con la restricción de los hidratos de carbono. No obstante, si comienzan a comer carbohidratos, vuelven a comer por la noche.

P. *Me despierto de un profundo sueño, y no puedo volver a dormir hasta que como algo; esto es psicológico, ¿no?*

R. Se equivoca. No podría ser más físico. Hay un 99 por ciento de probabilidades de que sea su *bajo nivel de azúcar en la sangre nocturno* lo que le despierta y lo encamina a la cocina. Ni lo dude, prepare su test de tolerancia de glucosa para la próxima semana.

C. Contumacia

P. *Nunca he podido perder peso ni con una dieta muy baja en calorías; ¿qué es lo que puedo hacer si no pierdo peso con esta dieta?*

R. Existen las personas como usted; he visto a muchas de ellas. Necesita una revisión médica profunda. Si su doctor no puede hallar la respuesta, yo me atrevería a sugerirle, muy respetuosamente, que lleve a cabo una prueba clínica con una hormona tiroidea sintética. Los indetectables anticuerpos contra su glándula tiroides son la causa más común de este fenómeno.

C. Costo

P. *¿No es cara una dieta escasa en carbohidratos?*
R. Es cierto que los alimentos a base de féculas son la comida de la gente pobre de todo el mundo; pero los estadounidenses gastamos miles de millones de dólares en coca-colas, caramelos, galletas, pastelitos y cereales. Si sigue una dieta con pocos carbohidratos puede comprar los filetes menos caros, costillas de cerdo, mollejas, chuletas y similares, porque puede comer grasas. Y el pollo es de un precio razonable. Igual que muchas variedades de pescado. Pero la comida de dieta más barata son los huevos.

C. Crema de queso

P. *¿Puedo comer cremas de queso y platos preparados con las mismas?*
R. Sí, en la misma cantidad que se recomienda para el queso duro, y si está usted *seguro* de que no han añadido hidratos de carbono a los platos.

C. Cura

P. *¿Cuándo podrá usted decir que estoy curado? ¿Tras cinco años, como a veces se dice con respecto a las cuestiones del cáncer?*

R. La obesidad no se cura jamás. Incluso aunque no hubiera una recurrencia al cabo de cinco años, sabemos que la patología fundamental del metabolismo prosigue en el interior del cuerpo.

Ch. Chocolate

P. *¿Por qué caigo en una verdadera orgía, cada vez que me como un trozo de chocolate?*

R. El «chocolatismo» es un tipo específico de vicio, una de las variantes más comunes de la dependencia del azúcar. Como con sus homólogos, la heroína y el alcohol, el sólo probarlo puede provocar un período prolongado de recaída. Jamás he podido averiguar por qué existe esta reacción específica al sabor a chocolate, pero jamás he conocido a un adicto a la vainilla. ¿El tratamiento? *No dé ese primer bocado.* No obstante, hay algunos buenos extractos con aroma a chocolate que, mezclados con crema espesa y un buen edulcorante artificial, pueden producir un batido de chocolate muy satisfactorio.

D. Deficiencia en hidratos de carbono

P. *¿No necesito algunos carbohidratos para satisfacer mis requerimientos corporales? ¿No sufriré algún tipo de deficiencia si no los tomo nunca?*

R. Absolutamente no. Yo he afirmado esto antes, pero deseo repetirlo. Sólo una persona delgada necesita comer carbohidratos. Si tiene usted tejido graso en su cuerpo, ese tejido adiposo será convertido en azúcar por usted. Un total del *58 por ciento de la proteína dietaria es convertida en azúcar por el cuerpo.* Los alimentos a base de grasa y proteína tienen la ventaja de ser convertidos en azúcar combustible con mayor lentitud que los carbohidratos. Dan menos apetito y más satisfacciones para el mismo número de calorías. Y en lugar de tener que comer hidratos de carbono para no dañar su cuerpo, aquellas personas que tienen un metabolismo de los hidratos de carbono alterado (y son del 80 al 90 por ciento de mis pacientes) necesitan evitar comer los hidratos de carbono. Para ellos tomar azúcar, harina, incluso hidratos de carbono no refinados, es como tomar veneno. Existe sólo otra excepción: algunas personas dedicadas a los deportes de competición o que deben efectuar ejercicios extenuantes no pueden convertir grasas en energía *lo bastante rápido* como para poder llevar a cabo estos esfuerzos sin tomar algunos carbohidratos.

D. Diabetes

P. *¿El tener poco azúcar en la sangre es lo opuesto a tener mucho... o, en otras palabras, a la diabetes?*

R. Ni hablar. Lo opuesto a la diabetes es la normalidad. De hecho, el tener poco azúcar en la sangre es probablemente la manifestación temprana de la diabetes. En mi opinión, son diferentes estadios de la misma enfermedad, y ambas tienen muchos síntomas comunes. Los síntomas de la diabetes incipiente pueden ser atribuidos al poco azúcar en la sangre que se observa en la mayor parte de los afectados.

D. Dieta de Vogue

P. *En la revista* Vogue *usted recomendó esta die-*
ta para sólo 16 días, y en la revista Cosmopolitan *para sólo 10; ¿quiere decir esto que la dieta*
no es aconsejable para períodos más largos de
tiempo?
R. De ningún modo. El propósito de un intervalo
tan breve era sólo para permitir que los lectores experimentasen las ventajas de esta dieta
sobre aquellas que habían probado con anterioridad, para que pudiesen decir mejor cuál les
parecía ser la más adecuada para edificar sobre
ella sus hábitos dietéticos *para toda la vida.*

D. Diuréticos

P. *¿Es malo tomar diuréticos para la retención del*
agua?
R. Bueno, tomar un diurético parece ser la forma
predilecta de hacer trampas en la obesidad. Recuerde que eliminan el agua pero dejan la grasa. De hecho, la dieta de bajo contenido en
carbohidratos *actúa como un diurético natu-*
ral. Yo no veo que sirva para nada tomar diuréticos durante un largo período. Los pacientes que lo hacen se quejan frecuentemente de
calambres en las piernas, dolores de estómago
y una sensación de debilidad y vacío internos.
Y es que están vacíos... de los minerales y vitaminas vitales. Eso es lo que ocasionan los
diuréticos cuando son tomados durante un cierto período. Y lo que es peor, los diuréticos del
tipo más comúnmente usado tienden a agravar
la diabetes y el tipo prediabético de no toleran-

cia de los hidratos de carbono que sufren la
mayor parte de los obesos. Además, la pérdida
de agua sólo aparece en las básculas durante
dos o tres días, y luego vuelve usted a estar allá
de donde partió.

D. Doctores

P. *¿Cómo sé cuándo debo ir a ver a un doctor para
mi problema de peso?*
R. Siempre es buena idea el visitar al doctor si
tiene usted un problema de peso, porque, si lo
tiene, es muy probable que haya alguna otra
cosa que ande mal. Si presenta usted alguno
de los síntomas mencionados en este libro, es
probable que pudieran ser diagnosticados mejor con un chequeo médico. Si sigue esta dieta
y no parece estar perdiendo peso, quizás un
doctor le ayude, y lo mismo puede ser cierto
en el caso de que no se sienta en su mejor forma mientras lleva a cabo la dieta.

D. Doctores, elección

P. *¿Cómo puedo escoger un buen doctor?*
R. Ésta, como puede usted imaginarse, es la pregunta más difícil de todas las que me hacen.
Deben buscarse ciertos puntos. Su doctor debe
mostrarse *interesado* en su problema de peso
y en los problemas de la obesidad, en general. Debe estar interesado en hacerle tests para
buscar las *causas* de su obesidad. No debe re-
cetar supresores de apetito o inyecciones. *Sus
consejos dietéticos deben ser algo que usted
pueda seguir.* Debe tratarse de un doctor del

372

que usted crea que puede fiarse para tratar una
enfermedad crónica y grave, o al menos sentir
por él el respeto profesional que siente por el
doctor al que confía su salud general.

E. Edema

P. *¿Cómo puedo eliminar las píldoras diuréticas?
¡Acabaría hinchándome por el edema!*

R. Lo más probable es que sea usted una mujer
y que tenga el «edema idiopático de las mujeres». Ésta es una condición bastante común,
descrita por el doctor Edgar Gordon de la Universidad de Wisconsin como «caracterizada por
la depresión, la irritabilidad nerviosa, la obesidad media o grave, las ganancias y pérdidas
rápidas de peso y, habitualmente, por una gran
acumulación de problemas emocionales». Se
piensa que este estado puede ser una alteración del metabolismo de los carbohidratos y,
en mi experiencia, la depresión y la irritabilidad
es probable que sean debidas al poco azúcar en
la sangre que, de modo invariable, se da con
ella. Esta dieta le aportará el tratamiento más
efectivo que jamás haya conocido.

E. Embarazo

P. *¿Puedo seguir esta dieta durante un embarazo?*

R. Yo recomiendo esta dieta a todas mis pacientes
embarazadas; y ciertamente no puedo recomen-
darles que se llenen de carbohidratos. No obstante, la mayor parte de los tocólogos logran
impedir muy bien un incremento desmedido
de peso durante la preñez.

E. Envejecimiento prematuro

P. *¿Existe alguna conexión entre un metabolismo de los hidratos de carbono alterado y el envejecimiento prematuro?*

R. Ya lo creo. El envejecimiento prematuro, y la fatiga que comúnmente le acompaña, es un síntoma de un metabolismo de los hidratos de carbono alterado, tanto como lo es la obesidad. Así que cuando trato esta enfermedad yo creo que estoy ayudando a impedir los progresos del envejecimiento prematuro tanto como los de la obesidad. El doctor Irving Perlstein de la Facultad de Medicina de Louisville demostró que el tipo de incremento en grosor de los vasos sanguíneos que se observa en la gente que envejece normalmente, al pasar los sesenta, puede también ser hallado en un alto porcentaje de obesos, incluso aquellos que sólo tienen la veintena.

E. Estómago

P. *¿No sería buena idea el ir llenándome y llenándome de ensalada y verduras, de forma que mi estómago nunca estuviese vacío? Así, nunca tendría hambre.*

R. No, porque su hambre es un resultado de lo que hay en su riego sanguíneo, y no en su estómago.

F. Fuerza de voluntad

P. *¿Cómo puedo hacer régimen, si no tengo ninguna fuerza de voluntad?*

R. La fuerza de voluntad en la cuestión de las dietas acostumbra a ser definida como la fuerza mental que le permite a uno soportar el hambre. En una dieta en la que no se pasa hambre, no es necesaria fuerza de voluntad. Además, es la cualidad que le permite a usted hacer algo que no desea hacer. Si usted *quiere* estar delgado y saludable, debería poder hacerlo por *elección* y no por fuerza de voluntad.

G. Ganancia repentina

P. *¿Qué es lo que significa si gano dos kilos en una noche, sin haber hecho trampas?*

R. El ganar peso sin hacer trampas representa, de modo invariable, retención de agua y no acumulación de grasa. Desaparece de modo espontáneo y, por lo usual, es causada por incrementos temporales de la toma de sal o por hallarse en un estado premenstrual.

G. Grasas no saturadas

P. *¿Son mejores las grasas no saturadas para esta dieta que las saturadas?*

R. No he insistido en esto, pero el usar grasas no saturadas puede ser ventajoso para controlar los niveles de colesterol de ciertas personas. Esto no le sirve a todo el mundo, porque la mayor parte de las proteínas que comemos se dan en combinación natural con grasas saturadas, y una dieta sin ellas podría ser bastante monótona y desagradable.

H. Hidratos de carbono

P. *¿Qué es lo que contiene hidratos de carbono?*

R. Las frutas, los vegetales, los granos... todos los alimentos del reino vegetal. La mayor concentración de carbohidratos refinados se halla en el azúcar y la harina; son nuestro peor veneno, nuestros mayores asesinos. Pero la leche contiene azúcar lácteo. Los limones y las limas también contienen carbohidratos, a pesar de que no son dulces. Vea los opúsculos, las listas de gramos de hidratos de carbono y los libros mencionados en el capítulo 9.

P. *¿Son todos los carbohidratos iguales, gramo a gramo?*

R. Según los recientes trabajos del doctor Walton Shreeve y sus asociados de Brookhaven, no lo son. Un azúcar simple tiene más tendencia engordadora a largo plazo que un carbohidrato complejo, tal como la fécula. Dado que la fruta es un azúcar simple, sólo puede ser añadido con gran precaución.

H. Hipoglicemia, otras dietas para la misma

P. *He leído acerca de otras dietas para la hipoglicemia... la dieta original de Seale Harris, y otras más recientes. Todas parecen permitir muchos más carbohidratos de los que permite usted. ¿Son igualmente efectivas en el tratamiento de la hipoglicemia?*

R. Depende de si usted está hablando de hipoglicémicos delgados u obesos. La gran diferencia estriba en que esta dieta es cetogénica, mientras que la Harris no lo es. El tipo de dieta de

376

Seale Harris es más adecuado para esos casos, menos frecuentes, de personas *delgadas* que sufren de deficiencia de azúcar en la sangre.

Pero si es usted obeso, la dieta de este libro es motivo de alegría para los hipoglicémicos. La dieta Seale Harris contiene demasiados carbohidratos como para permitir que la hormona movilizadora de grasas entre en acción. Por consiguiente, la única energía que tienen los hipoglicémicos delgados es la que obtienen de la pequeña cantidad de carbohidratos que comen.

En esta dieta, la ausencia de hidratos de carbono causa una movilización constante de la HMG, obligando, consecuentemente, a utilizar la gran reserva de energía que contienen sus depósitos de grasa. Esta continua provisión de combustible es lo que impide un bajo nivel de azúcar en la sangre, y tiende a mantenerlo estabilizado a un nivel casi normal.

H. Huevos

P. *¿No va a subir mi colesterol por el hecho de que tome huevos cada día?*

R. Yo les digo a mis pacientes: «Coma todos los huevos que quiera». La razón es que, si bien en teoría los huevos tienden a incrementar el nivel de colesterol, el comer dos huevos al día, los siete días de la semana, sólo lo incrementa unas pocas unidades. Los estudios han demostrado que uno no puede absorber más colesterol del que hay en dos huevos por día. Y lo que es más importante, en su cuerpo existe un mecanismo de control que opera según los datos recibidos, de forma que, cuanto más colesterol come usted, menos elabora. Y las tres cuartas partes del colesterol de su cuerpo proviene de lo que fabrica por usted mismo, habitualmente a partir de los hidratos de carbono de su dieta.

Por otra parte, en la práctica, el eliminar los hidratos de carbono de la dieta hace descender el nivel del colesterol a veces incluso hasta 200 unidades. Hemos tenido caso tras caso en los que el nivel de colesterol ha bajado 100 unidades o más en sólo unas pocas semanas de régimen, sin ninguna otra variable. Yo diría que los niveles de colesterol permanecen siendo los mismos, o descienden, en ocho de cada diez pacientes. Sólo un paciente de cada diez necesita medicación contra el colesterol. Además, uno no puede valorar los cambios en el colesterol sanguíneo sin saber también lo que está pasando con los triglicéridos. Cuando el colesterol sube, es muy frecuente que sea compensado por una pérdida superior en el nivel de triglicéridos.

J. Jamás

P. *¿No podré jamás volver a tomar mi plato favorito de hidratos de carbono?*

R. Seguro, en cualquier momento en el que desee *ganar* un kilo y medio o dos. Lo único que tiene que hacer es ponerse a dieta hasta que esté a un par de kilos *por debajo* de su peso ideal, comer lo que quiera, recuperar esos dos kilos y acabar de nuevo con su peso ideal. Pero debe evitar su vieja filosofía de «gano ahora... me pondré a dieta después».

L. Leche

P. *Si puedo tomar queso, ¿por qué no puedo tomar leche?*

R. La leche contiene un azúcar que le es propio, llamado lactosa. En el proceso de ser convertida en queso, la mayor parte de la lactosa de la leche se fermenta. Lo que queda es, en su mayor parte, proteínas y grasas.

L. Lentitud en la pérdida

P. *Estoy perdiendo con mucha lentitud; ¿será que esta dieta no es buena para mí?*

R. Por lo normal, si pierde usted peso lentamente con esta dieta, lo perderá con lentitud con cualquier otra. El que pierda lentamente no quiere decir que no vaya a llegar a ser delgado, sólo que le costará más tiempo. Después de todo, no todo el mundo puede correr los 100 metros lisos en 10 segundos, pero la mayor parte de las personas *pueden* correr 100 metros.

M. Mantenimiento

P. *Cuando elimine mi peso y vuelva a ser de nuevo una persona normal, ¿por qué no puedo mantener ese peso normal limitándome a comer normalmente?*

R. Porque *sólo* tiene un aspecto normal; en su *interior* sigue la misma anomalía metabólica que le convirtió en gordo. Y, por cierto, éste es uno de los puntos clave de todo el libro.

M. Medicación

P. ¿*Cómo puede usted hacerme perder peso sin medicación?*

R. (Ésta es la pregunta que se me hace más veces.) Yo no puedo *hacerle* perder peso. Sólo puedo mostrarle cómo puede lograrse. Pero no hay ningún medicamento (hasta el año 1972) que pueda hacerle perder peso, excepto de un modo temporal, y esta pérdida de peso no puede ser mantenida sin seguir tomando lo que siempre ha resultado ser una droga peligrosa.

P. Pan

P. ¿*Está menos lleno de carbohidratos el pan de dieta que los demás?*

R. Al escribir esto, ninguno de los panes de dieta contiene una cantidad significativamente menor de hidratos de carbono que los panes normales. Se ha conseguido un pan que virtualmente está libre de carbohidratos, pero aún no se encuentra a la venta. Hasta que pueda ser adquirido, el pan con menor contenido en carbohidratos es el de gluten: 5,6 gramos por rebanada.

R. Recuperación del peso

P. ¿*Qué es lo que tiene de bueno una dieta en la que uno recupera el peso con gran rapidez, tan pronto como deja la dieta?*

R. Acepto que la PEOR cosa de esta dieta es la rapidez con la que uno gana peso si la abandona. Pero la MEJOR es que uno no tiene que SALIRSE

380

de ella, y, lo más importante, es que ÉSTA ES UNA DIETA CON LA QUE USTED PUEDE VIVIR SIEMPRE, CÓMODAMENTE Y DE UN MODO SIBARITA.

R. Riñones, enfermedad

P. *¿No es perniciosa esta dieta para alguien que tenga una enfermedad en los riñones?*

R. Podría ser perniciosa para el paciente que tiene una insuficiencia renal crónica tan avanzada que se le recomienda una dieta de pocas proteínas. La dieta es segura incluso aunque exista un pequeño desarreglo en el funcionamiento del riñón. No es nada probable que usted tenga una enfermedad crónica renal sin saberlo, mientras siga usted la simple norma de ir a ver a un doctor cuando no se encuentra bien.

S. Sal

P. *¿Por qué no prohíbe usted la sal? ¿Acaso la sal no retiene el peso?*

R. Sí, lo hace, pero ese peso es peso en agua, y no representa grasas. Cuando se restringe la sal, uno corre el riesgo de que se presente un síndrome de carencia de sodio, lo que origina una sensación de debilidad y agotamiento. (Los diuréticos producen lo mismo.) Cuando tiene lugar un grado grave de retención de fluidos, entonces puede ser una buena idea la restricción de la sal. Recuerde que esta dieta puede ser en sí misma un potente diurético.

T. Té

P. *Me encanta el té. ¿Contiene muchos carbohidratos? ¿Existe un límite?*

R. En el té (o en el café) lo que cuenta no son los hidratos de carbono, sino un análogo de la cafeína que se encuentra en el té, y se llama teobromina, que hace lo que la cafeína (aunque no sea tan potente). Lo que ocasionan tanto el té como el café es una estimulación en la secreción de la insulina.

Se le permite a usted tomar té. Pero siempre advierto a los grandes bebedores de té, tal como lo haría con los grandes bebedores de café, que se aseguren de que está *diluido*, y que no es una mezcla muy fuerte. En este caso, todo va bien.

Ojo con los tés instantáneos. Incluso aunque se diga que son bajos en calorías, pueden contener maltidextrina y tener hidratos de carbono. Sólo podrá diferenciarlos leyendo la etiqueta. En la mayor parte de las cafeterías sirven un té helado que es instantáneo y contiene maltidextrina. Esto puede introducir el suficiente carbohidrato (en particular en un verano cálido y pegajoso) como para destrozar toda su dieta.

T. Tiroides

P. *Pierdo peso con su dieta con más lentitud que la demás gente. ¿Puede ser mi tiroides?*

R. Es casi seguro que es su tiroides. Tengo que administrar tiroides a un paciente de cada cinco. A menudo es bueno una prueba terapéutica de la tiroides cuando los tests sanguíneos rutinarios para la tiroides parecen ser normales. Los excelentes estudios del doctor Irving Perlstein acerca de los anticuerpos contra la hormona tiroidal nos muestran cómo puede producirse esto. El «péndulo» médico está volviendo de nuevo al uso de la hormona tiroides en el tratamiento de la obesidad.

Si es usted un perdedor lento y sufre letargo, piel seca o incapacidad de mantener su cuerpo lo bastante caliente, debería ir a ver a un doctor para que le estudiase la tiroides siguiendo los tests más modernos y elaborados, que demuestran qué cantidad de sus secreciones se hallan presentes en realidad en su riego sanguíneo (lo cual difiere bastante de los viejos tests para la tiroides).

T. Tiroides, test

P. *¿Qué pasó con el viejo test del metabolismo basal?*

R. Es básicamente inexacto. Puede ser menos 20 un día y más 20 al siguiente. Es mucho mejor determinar la actuación de la tiroides mediante los tests que miden la cantidad de secreciones de esta glándula que hay en la sangre. En nuestra consulta también usamos el fotomotograma, que mide la velocidad de relajación del reflejo de sacudida del tobillo. Esto suministra una información reproducible y, en mi opinión, muy significativa acerca de la función tiroidea.

T. Toronja

P. *¿Por qué no la toronja? La dieta de la toronja tiene mucho éxito.*

R. A pesar del éxito de esta dieta de 45 gramos (cada media toronja contiene unos 15 gramos de carbohidrato) no se ha demostrado científicamente ninguna cualidad especial en la toronja para estimular la pérdida de peso, pero ha sido probado en muchas ocasiones que el restringirse a 45 gramos de carbohidratos por día sirve para *retardar* la ganancia de peso.

T. Trampas

P. *¿Por qué no puedo hacer trampas en esta dieta?*

R. Porque en esta dieta, el hacer trampas significa añadir carbohidratos, y los hidratos de carbono estimulan el apetito y le hacen que coma considerablemente más de lo que hubiera comido de otro modo. En otras palabras, una mayor toma de carbohidratos casi siempre lleva a una mayor toma de calorías.

U. Últimos kilos

P. *¿Por qué es tanto más difícil el perder esos últimos kilos?*

R. Hay varias razones. Su dieta ha ido evolucionando y se ha convertido en menos dura que al principio. Usted se ha vuelto más condescendiente, o al menos no está tan desesperado, y por consiguiente se toma algunas libertades más con la dieta. Y, lo que es más importante, cuanto más lejos se halla usted de su peso máximo, más lejos está del peso que se ha convertido en natural para su ahora distorsionado metabolismo y tiene menos grasas fácilmente movilizables en su cuerpo.

V. Variación de dietas

P. *¿Puedo pasar de esta dieta a otra?*

R. Muchas personas han usado esta técnica con éxito; muchas más han fracasado al intentarlo. No cabe duda de que hay dietas de restricción de calorías que también pueden permitirle perder peso. El problema surge cuando, tras estar acostumbrado a no sentir nunca hambre, usted vuelve a tomar carbohidratos, que estimulan su apetito y le hacen difícil mantenerse en su régimen de pocas calorías. Si usted decide ir variando de dieta, le aconsejo que evite tomar carbohidratos refinados por motivos de salud, y que no cambie demasiado a menudo de régimen, porque el día que cambia está comiendo una mezcla, y no una dieta.

V. Visión

P. *He leído que el azúcar es esencial para tener una visión adecuada... algo llamado «función retinal normal», y que también se necesita para el cerebro y los nervios. ¿Es eso cierto?*

R. Deje que le haga una pregunta: si el azúcar es necesario para esto, ¿cómo vio el hombre durante todos esos millones de años de su existencia antes de 1800, cuando el azúcar entró en su dieta?

Como ya he dicho en otras partes, lo que

necesitan los ojos, el cerebro y el sistema nervioso central no es azúcar en la dieta sino azúcar en el *riego sanguíneo*. Y el cuerpo tiene una capacidad más que adecuada para convertir la grasa almacenada en glucosa.

V. Vitaminas

P. *En su dieta, ¿son importantes las vitaminas?*

R. Mucho. Yo creo que se acostumbra a infravalorar su papel en el mantenimiento de un buen estado de salud. Vemos ciertas respuestas clínicas beneficiosas cuando se ingieren vitaminas B, C y E en megadosis... lo que significa hasta cien veces el requerimiento mínimo diario. Uno de los principales problemas de los doctores en el trato de sus pacientes hipoglicémicos es mantener un nivel de azúcar en la sangre estabilizado. Durante mis años de experiencia, he averiguado que parece ser que las megadosis de vitaminas, sobre todo de la E, estabilizan el nivel de azúcar en la sangre.

V. Vitaminas, B

P. *¿No puedo limitarme a tomar levadura de cerveza (que es mucho menos cara) para obtener mis vitaminas B?*

R. Dado que la levadura contiene también algo de carbohidrato (30 gramos contienen 3 gramos) yo esperaría hasta la segunda semana de la dieta para añadirla, y me aseguraría, mediante una cuidadosa observación, de que la cantidad que toma *no* frena su pérdida de peso.

Z. Zumo de naranja

P. *¿Realmente espera que me pase sin un vaso de zumo de naranja todo el resto de mi vida?*

R. Si tiene usted el tipo de deficiencia de azúcar en la sangre que causa los síntomas ya dichos, espero que así lo haga. Una taza de zumo de naranja contiene unos 25 gramos de carbohidratos; eso es un golpe más fuerte de lo que puede soportar su páncreas sin inundar de insulina su sangre. Y si todo lo que tiene es un problema de peso, aún así debe aceptar que 25 gramos de azúcar de fruta pueden hacerle ganar medio kilo cuando está usted bajo una estricta restricción de carbohidratos.

19

PORQUÉ NECESITAMOS UNA REVOLUCIÓN Y NO UNA SIMPLE DIETA

Espero que lea este capítulo cuando ya haya estado algún tiempo bajo el régimen. Pues creo que por ese entonces pensará usted como mis pacientes y yo. Se encontrará diciéndose a sí mismo, tal como yo me dije: «¿Cómo pueden haberme engañado durante todos estos años, para hacerme creer que podía controlar mi peso eliminando calorías, pasando hambre o dejando de comer?»

El hecho de que exista este monstruoso engaño indica que es preciso realizar una acción espectacular a escala nacional, para que cambien las cosas. Deben ser cambiadas nuestras leyes, para que le faciliten a todo el mundo una forma adecuada de comer.

Creo en esto con todas mis fuerzas, porque sé

que mi trabajo no estará jamás terminado hasta que esté a punto de llevarse a cabo una Revolución de las Dietas en toda la nación.

LA ACCIÓN POLÍTICA PUEDE ELIMINAR LOS CARBOHIDRATOS PARA USTED. Como en cualquier revolución, es necesario que en la Revolución de las Dietas haya una presión por parte de los consumidores que sea apoyada por la comunidad política. Es esto lo que ocasiona los cambios. La acción política y la protesta por parte de usted puede ayudar a revolucionar la industria de los alimentos, obligándola a descarbohidratar muchos alimentos (tal como se han descalorizado algunos...) ¡*pero eso con una ley federal que respalde este cambio!*

Creo que en este momento usted ya sabe que la teoría de las calorías está equivocada. Le niega a usted la oportunidad de comer unos alimentos tan variados y sustanciosos como necesita para sentirse satisfecho... y aun así mantener controlado su peso, estabilizado el azúcar de su sangre y alto su nivel de energía. Y, sin embargo, la teoría de las calorías es ley en el país.

Sí, esto es literal. ¡Mediante un acto legislativo! ¿Sabía usted que según la ley federal las comidas «de dieta» (una industria multimillonaria en dólares) sólo pueden ser etiquetadas «dietéticas» si son reducidas en calorías? ¡Y no hay ninguna ley que diga que deben ser reducidas en hidratos de carbono! Debería existir esta ley. Porque es mucho más importante una reducción de carbohidratos no sólo para obtener una pérdida de peso que tenga éxito, sino para protegernos contra algunas de las enfermedades más mortíferas.

¡NOS HAN ROBADO LOS CICLAMATOS! El ejemplo más asombroso del poder político de los defensores de la teoría de las calorías fue el demostrado por la abrupta y trágica retirada de los ciclamatos (ese sustituto del azúcar tan maravillosamente agradable) del mercado.

Aquellos de entre nosotros a los que nos afectó ese drama, y que seguimos afectados, nos damos cuenta de la influencia política que manejó la industria del azúcar para desacreditar los ciclamatos, su competidor relativamente seguro y agradable. Pero esto fue aceptado como un interés que buscaba un beneficio material y, como tal, compatible con las mejores tradiciones estadounidenses.

Los ciclamatos han sido consumidos durante más de dos décadas por millones de personas, sin restricciones, y sin que se conozca un solo caso de una reacción desfavorable entre los humanos. Y, no obstante, cuando fue posible exagerar un único estudio, no reproducible ni válido, que mostraba que se podía considerar los ciclamatos como causa del cáncer cuando se les administraba unas dosis totalmente fuera de la realidad a unas ratas de laboratorio seleccionadas y predispuestas, el Secretario de Salud, Educación y Bienestar los eliminó, de repente, del mercado.

Naturalmente, millones de personas volvieron a beber bebidas refrescantes no alcohólicas endulzadas con azúcar. El Comité Consultivo Médico del Secretario debió de llegar al razonamiento de que las 144 calorías contenidas en dos latas de refresco de cola de dieta endulzado con azúcar, que son el promedio diario de la persona normal que sigue un régimen, no podían tener mucho impacto en una dieta reductora media de 1.500 calorías. Lo que el Comité, partidario de la teoría de las calorías, no advirtió fue que los 36 gramos de azúcar que contienen las dos latas *son suficientes para impedir una pérdida de peso en casi cualquiera que use una dieta baja en carbohidratos.* Y también podían precipitar a cualquiera del millón de hipoglicémicos que hay en este país a una serie anonadante de síntomas. ¡Adicionalmente, podían impedir, de un modo efectivo, la remisión de su enfermedad en varios millones de diabéticos precoces y a punto de serlo declaradamente!

LA TEORÍA DE LA DIETA CON BAJO NIVEL DE CALORÍAS AÚN DOMINA DEMASIADOS GRANDES GRUPOS MÉDICOS. La Asociación Estadounidense del Corazón recomienda una toma reducida de grasas para los ciudadanos obesos, pero no recomienda una reducción en los carbohidratos. La declaración de política dietética de la Asociación Estadounidense de la Diabetes ni siquiera pide una restricción de carbohidratos *para los diabéticos*, a pesar de que se sabe desde hace mucho tiempo que la restricción de carbohidratos puede alterar de un modo espectacular el curso de esa enfermedad.

TUVE UN SUEÑO... Martin Luther King tuvo un sueño. También yo tengo otro. Yo sueño en un mundo en el que nadie tenga que hacer dieta. Un mundo en el que los hidratos de carbono refinados, que nos hacen engordar, hayan sido excluidos de la dieta. Nuestra tecnología alimentaria ha avanzado hasta un punto en el que *podemos* hacer dulces sin azúcar y pan sin fécula. Esto ha sido llevado a cabo experimentalmente, pero el mercado debería estar lleno de tales productos, para que todo el mundo pudiese comprarlos, libremente. Esto es parte de la Revolución de las Dietas que a mí me gustaría llegar a ver.

¡Si viviésemos en una cultura en que los carbohidratos estuviesen en su punto mínimo, todos podríamos comer lo que quisiésemos de cualquier cosa, volver a ser juvenilmente delgados, si lo necesitásemos, y permanecer así!

Si se realizase mi sueño, existiría para el que está a dieta todo un mundo de alimentos que podría comer y disfrutar en cualquier parte y con cualquiera... alimentos que ahora o son hidratos de carbono o los contienen, pero que serían modificados para eliminarlos. En tal mundo, incluso los comilones más descuidados podrían estar delgados. En este momento, el que está a dieta se halla en un mundo hostil, lleno de gente que trata de conseguir que rompa su régimen. Proseguir ese régimen puede ser algo que muchísimas veces le hará sentirse muy solitario.

CÓMO PUEDE USTED AYUDAR A QUE SE INICIE ESTA REVOLUCIÓN DE LAS DIETAS. Si sigue las instrucciones especificadas en este libro, tendrá éxito en su lucha contra la obesidad, y sabrá que yo le he ayudado. A cambio, le pido su ayuda en la promoción de la Revolución de las Dietas.

Cuando oiga a un amigo insistir en que todas las dietas son iguales, no se quede callado. ¡Discuta! Discuta con él hasta que le haya convencido de que eso no es cierto. Ayude a rechazar esa legislación tan poco ecuánime. Escriba a sus senadores y congresistas y pídales que cambien la ley que prohíbe los sustitutos artificiales del azúcar. Ayude a reunir los fondos necesarios para investigaciones médicas destinadas a probar los puntos que tienen que ser probados. Colabore en impedir que los comedores escolares sigan llenando a nuestros hijos con una dieta barata compuesta principalmente de hidratos de carbono refinados. Combata para que coman de una forma más adecuada de lo que la mayor parte de nosotros hicimos a su edad. Y combata por leyes que exijan que los alimentos de dieta sean *bajos en carbohidratos, tal como lo son en calorías.*

¡Con su ayuda, puede producirse realmente una Revolución Dietética!

APENDICE 1

PESOS DESEABLES PARA LOS HOMBRES DE 25 AÑOS Y MÁS

en kilos, según su estatura y complexión,
en ropa interior y zapatos

ESTATURA	COMPLEXIÓN DELGADA	COMPLEXIÓN MEDIANA	COMPLEXIÓN ROBUSTA
		HOMBRES	
1,55	50-54	53-58	57-64
1,57	52-56	55-60	58-65
1,60	53-57	56-61	60-67
1,62	55-58	57-63	61-69
1,65	56-60	59-65	62-70
1,68	58-62	61-66	64-73
1,70	60-64	62-69	66-75
1,73	61-65	64-70	68-77
1,75	63-68	66-72	70-79
1,78	65-70	68-75	72-81
1,80	67-71	70-77	74-83
1,82	69-73	71-79	76-85
1,85	70-75	73-81	78-88
1,87	72-77	75-84	80-90
1,90	74-79	78-86	82-92

APENDICE 2

PESOS DESEABLES PARA LAS MUJERES DE 25 AÑOS Y MÁS

en kilcs, según su estatura y complexion,
en ropa interior y zapatos

Estatura	Complexión Delgada	Complexión Mediana	Complexión Robusta
	MUJERES		
1,45	41-44	43-48	47-54
1,48	42-46	44-50	48-55
1,50	43-47	46-51	49-56
1,52	45-48	47-52	51-58
1,55	46-50	48-54	52-59
1,57	47-51	50-55	53-60
1,60	49-52	51-57	55-62
1,63	50-54	52-59	56-64
1,65	51-56	54-61	58-66
1,68	53-57	56-63	60-68
1,70	55-59	58-65	62-70
1,73	57-61	60-66	64-71
1,75	59-63	62-68	65-74
1,78	60-65	63-70	67-76
1,80	62-67	65-72	69-78